手术室护理

主　编 ◎ 张志丽

副主编 ◎ 谢海英　李学坤　方　亮

清华大学出版社
北京

内 容 简 介

本书共十四章，内容体现思政育人，以岗位任务为驱动，以职业能力为导向，突出手术室护理安全的重要性；护理技术教程以临床案例作引导，与医院手术室护理岗位需求零距离衔接，同时通过知识链接构建知识网络体系。通过本书的学习，学习者不仅可以掌握手术室护理的基本理论、基本知识、基本技术，而且能提高分析问题、解决问题的临床思维能力，符合医学职业教育理念。

本书可作为高职高专护理专业学生的手术室护理课程专用教材，也可作为手术室专科护士的工具书。

图书在版编目（CIP）数据

手术室护理 / 张志丽主编. —北京：清华大学出版社，2024.4
ISBN 978-7-302-65462-9

Ⅰ.①手… Ⅱ.①张… Ⅲ.①手术室－护理－教材 Ⅳ.①R472.3

中国国家版本馆CIP数据核字（2024）第044661号

责任编辑：陈凌云
封面设计：张鑫洋
责任校对：刘 静
责任印制：宋 林

出版发行：清华大学出版社
　　　网　　址：https://www.tup.com.cn, https://www.wqxuetang.com
　　　地　　址：北京清华大学学研大厦A座　　　　邮　　编：100084
　　　社 总 机：010-83470000　　　　　　　　　邮　　购：010-62786544
　　　投稿与读者服务：010-62776969, c-service@tup.tsinghua.edu.cn
　　　质量反馈：010-62772015, zhiliang@tup.tsinghua.edu.cn
　　　课件下载：https://www.tup.com.cn, 010-83470410
印 装 者：三河市龙大印装有限公司
经　　销：全国新华书店
开　　本：185mm×260mm　　　印　张：18.5　　　字　数：432 千字
版　　次：2024 年 4 月第 1 版　　　　　　　　印　次：2024 年 4 月第 1 次印刷
定　　价：56.00 元

产品编号：102573-01

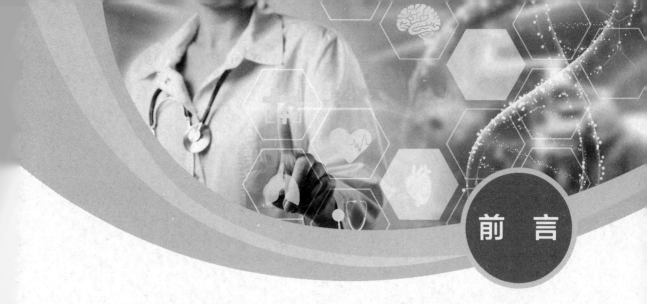

前 言

　　"手术室护理"是护理专业（手术室方向）的专业必修与核心课程。本书编写坚持以立德树人为根本，以习近平新时代中国特色社会主义思想为指导，突出"产教融合，校企协同育人"的育人理念，并融入党的二十大精神，培养学生强烈的爱国情怀和生命至上、爱岗敬业、甘于奉献的职业精神。通过本书的学习，可帮助学生熟练掌握手术室护理的基本知识和技能，培养良好的职业道德和创新意识，提高分析问题、解决问题、独立思考和批判性思维能力，逐步提升学生的职业素养和专业能力，树立正确的世界观、价值观和人生观，为今后从事手术室护理工作奠定坚实的基础。

　　随着外科技术的飞速发展和手术室布局的现代化，运用显微技术、腔镜技术、微创技术等技术的外科手术变得越来越细微，难度越来越大，对手术室护理的要求也越来越高，促使手术室护理向更专业化、更现代化的方向发展。为了满足手术室护理岗位专业化的需求，以培养高素质手术室护理人才为目标，并结合我校护理专业培养目标和多年的教学经验，教材编写团队特邀请了6名临床经验丰富的护理专家合作编写，促使专业课程与手术室护理岗位需求零距离衔接，充分体现了教学内容与临床实践的有机结合。

　　本书分十四章，附有专科技术操作流程和评价标准，将操作评估、准备、核对、解释沟通、人文素养等非技术性内容纳入考核标准，有助于培养学生的综合素养。本书内容编写符合职业院校学生学情，循序渐进，贴合手术室护理专业的发展理念，与时俱进，符合临床发展趋势。本书在编写过程中，坚持"做、学、教"一体化的课程设计理念，充分体现教师在做中教，学生在做中学，将技能与素养融于学习任务中，鼓励学生主动探索、自主学习，培养学生的自信心和成就感。本书在编写中体现了教材的科学性、实用性和前沿性，内容精炼、文字简明、可操作性强，可作为高职高专护理专业学生的手术室护理课程专用教材，也可作为手术室专科护士的工具书。

　　本书的编写以2022版《手术室护理实践指南》为指导，参阅了大量专业文献，并参考吸收了有关教材的优点。限于编者的水平，书中难免有疏漏之处，恳请使用本书的广大师生、读者和同仁批评指正。

编　者
2023 年 11 月

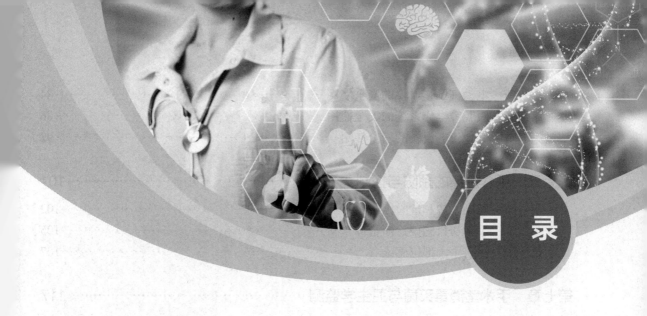

目　录

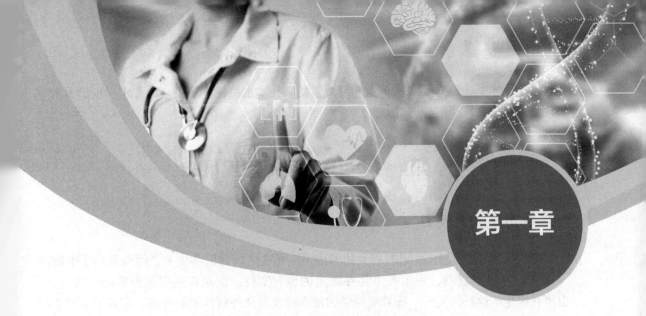

第一章

手术室护理概论

🩺 学习目标

1. 掌握手术室的发展经历及特点。
2. 熟悉手术室护理的发展史。
3. 了解现代一体化手术室的发展现状。
4. 具有良好的职业态度，爱岗敬业、严谨求实。

👨‍⚕️ 情景导入

大一新生小王准备参加手术室护理方向班面试，因为对手术室的发展史和手术室护理的发展史、手术室护理专业组织等一些基本知识不了解，所以查阅了大量有关手术室护理的相关资料。看完后小王仍然感到困惑，于是她向专业老师请教。

🩺 思考：

1. 手术室经历了几代发展？每一代手术室的特点是什么？
2. 中华护理学会手术室专业委员会是哪一年在哪里正式成立的？

手术室是外科手术治疗和急危重症抢救的重要场所，是医院的重要技术部门。护理工作具有其特殊性，管理模式也不同于其他科室。随着医学科学的逐步发展和医疗技术的更新完善，外科手术治疗的理念、范围和领域也不断扩大，越来越多的医学高科技产品和设备应用于手术室，这对手术室护士的专业素质和技术水平提出了更高的要求，也给手术室护理管理工作带来了不少挑战。

第一节　手术室护理发展史

一、手术室的发展史

现代手术室源于 16 世纪的意大利和法国，在这之前的医学史上，很少提到手术室这一概念。19 世纪以前，手术并不是在固定的地方实行，而是在病房或患者家中实行的，也可在医生的诊所内实行。随着解剖学的建立和发展及外科技术的提高，出现了手术室的雏形，最早建立的永久性手术室是意大利解剖学家法布里修斯（Fabricius）的圆形剧场式手术室（图 1-1）。这种圆形剧场不是供医生为活着的人做手术，而是用来对尸体进行解剖的。到了 17 世纪，一些有名望的医生开始把外科手术搬到圆形剧场来完成。实际上，在这样的情况下，手术室很难有新的发展，其作用主要是使手术环境更安静。随着越来越多的手术开始在圆形剧场实施，外科所用的圆形剧场也被建设得更加宽敞且华丽，外科手术也变成了一种公开的活动。

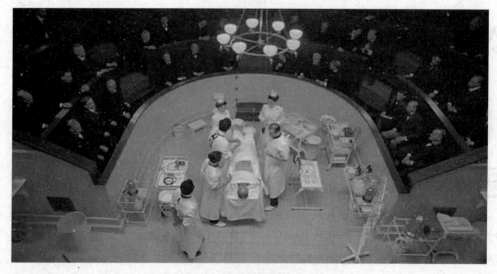

图 1-1　圆形剧场式手术室

19 世纪，麻醉学诞生，1846 年在美国麻省总医院图书馆的阶梯教室内，由口腔科医生威廉·汤姆斯·格林·莫顿（William T. G. Morton）演示在乙醚麻醉下实施无痛拔牙，这是首例成功的麻醉下的手术，也由此揭开了手术室发展史的序幕。手术室的发展经历了四代。

（一）第一代手术室

第一代手术室又称创世纪简易型手术室。其特点是手术多在自然环境下进行，没有采用防止空气污染和接触污染的措施，手术感染率高。这一时期推动手术室发展的重要历史事件包括：1885 年，德国的古斯塔夫·诺埃伯（Gustav Neuber）医生设计并建造了第一间消毒灭菌的手术室，并大胆地引进了感染控制的新概念；1886 年，细菌被发现，由此诞生了蒸汽灭菌法；1887 年，洗手法建立；1897 年，手术时开始使用口罩；1898 年，手术时开始使用手术衣；1890 年，手术时开始使用灭菌橡胶手套，至此，无菌技术趋于完善。

在 19 世纪后期，限制手术发展的三个主要障碍——疼痛、出血和感染，都因麻醉术和无菌技术的发现而解决，从而使止血法和精细的手术得以实施，这标志着剧场式的手术室被弃用，医生们开始启用更安全的手术室。

（二）第二代手术室

第二代手术室又称分散型手术室。其特点是拥有专门建造、非封闭建筑的相关手术室，有供暖、通风措施，使用了消毒灭菌技术，这使得手术感染率明显下降。

第一、二次世界大战促进了外科技术及手术室的发展，20 世纪的欧洲在手术室建设方面取得了更加令人瞩目的进步，医院在分散的各个病房内开始配置各自相关的手术室。在 1937 年法国巴黎万国博览会上，现代模式的手术室正式创立。

（三）第三代手术室

第三代手术室又称集中型手术室。其特点是具有建筑分区保护和密闭的空调，手术环境的改善，使术后感染率在药物的控制下进一步降低。

20 世纪中期，伴随病房的集中化，1955 年，日本东京大学集中型的中心手术部正式开设，揭开了日本集中型手术室发展的帷幕；1963 年，中央供应型手术室平面布局在美国诞生；1969 年，英国卫生部推荐的手术室平面布局，就是今天被广泛使用的污物回收型手术室的雏形。

（四）第四代手术室

第四代手术室又称洁净手术室。随着外科学和科学技术的飞速发展，手术室从建筑设计、用料和仪器设备的配备，到手术人员的组织结构和职能，都进入一个新的发展阶段。高效过滤器出现，室内装修布局更加合理，手术室洁净度大幅度提高，医疗环境安全卫生又舒适。1966 年，美国的巴顿纪念医院建立了世界上第一间层流洁净手术室；1986 年，解放军总医院建立了我国第一间层流洁净手术室。

第四代手术室的发展趋势体现在以下几个方面：①手术室相对集中，功能完全独立；②能应对各种类型的手术，同时适应各种特殊手术，如移植手术、内镜手术等；③具有信息化、智能化、数字化的特点；④较高的安全性，包括空调系统安全、电气安全、医疗气体安全、放射线安全等；⑤设计合理，降低医疗成本；⑥采用循环设计理念（Evidenee Based Design）；⑦手术室—供应室一体化管理。

第四代手术室是手术室发展的转折点，这种手术室不再依赖化学药品的消毒方式除去室内细菌，而是采用最新的净化技术，过滤空气，除去污染物。随着人们生活水平的提高，对医疗服务也提出了更高要求，洁净手术室不断发展，出现了百级、千级层流超净化手术室，使手术后的感染率进一步降低，人们的健康更有保障。

二、手术室护理的发展史

（一）手术室护理发展进程

手术室护理专业具有悠久的历史，伴随着手术相关学科的发展和先进理念的传播，手术室护理也不断发展和完善。手术室护士最早的雏形出现在古希腊，这是最早有关手术助手的记录。1875 年，美国约翰·霍普金斯大学开始向护士讲授"手术中外科器械的准备"，让护生参观手术室，了解手术中护士的职责。19 世纪后期对手术室护士的特征描述开始出现，例如，具备灵活的头脑和锐利的眼睛；拥有不容易激动或混乱的心境；具备判断不寻常情况的能力；能够提供最大限度的帮助等。

美国麻省总医院附属波士顿训练学校让护生参观手术室，并将刷手等无菌技术设立为护生的护理教程。由于受过外科训练的护士很少，护士往往从病房开始陪同患者，到手术室后又协助医生执行手术，同时教导护生，手术结束后又陪患者返回病房。长此以往，随着手术患者的增多，医生开始意识到手术中护士协助的重要性，护士不只是看手术，而是要在手术过程中预知所有需求并提供所需要的用物，但此时仍没有针对手术室护士这一角色的定义。

（二）手术团队与手术室全期护理概念的提出

1894 年在约翰·霍普金斯外科医生亨特·罗宾（Hunter Robb）的建议下，首次提出"手术团队"概念，团队中资深护士担任器械（洗手）护士，年轻护士或学生担任巡回护士。1910 年，美国护士学会（American Nurses Association，ANA）提出巡回护士须由有经验的护士担任，而器械护士由于其工作是以技术为导向，所以不需要具备较多经验。现今美国的巡回护士由注册护士担任，而器械护士由注册护士或外科技师担任。

1984 年美国手术室护士协会将手术室护理提供的术前、术中、术后的连续护理定义为全期护理。手术室全期护理（Perioperative Nursing）是用来描述在手术全期护理工作的目的和范围的，也就是护理人员运用所学的知识和技能，针对患者存在的健康问题和需要，提供患者在手术前、中、后期的各项专业及持续性的护理活动，如提供安全的环境、给予必要的保护，以及随时了解、评估患者的生理和心理需求等。美国护士学会确立手术室全期护理工作的目的是协助手术患者，满足其不同的个体需求。护理工作的范围包括：手术前的护理评估和准备工作、手术时的护理措施及手术后的评价。

第二节　现代特殊手术间的发展

一、现代一体化手术室的发展现状

（一）基本概念

现代一体化手术室（也称数字化手术室）是在洁净手术室基础上，通过现代一体化悬吊系统将手术相关的设备进行集成（如内窥镜系统、麻醉机、手术导航系统、血管造影、达芬奇机器人等），通过音频视频传输、记录系统、设备控制系统等，将手术室设备与医院信息化系统相连接，并完成手术室信息化管理的新型手术室（图1-2）。

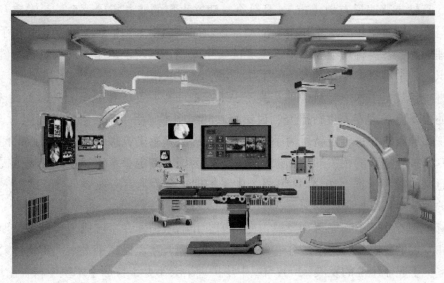

图1-2　数字一体化手术室

（二）发展现状

现代一体化手术室是随着微创手术技术及信息化技术的发展而发展起来的。它最早出现在1992年的美国，当时为了更好地规划手术流程，提高效率、空间利用率，减少感染风险，提高手术的标准化，降低医护人员的职业伤害，通过悬吊系统、信号控制系统进行各类手术相关设备的重新整合，完成了世界上第一间一体化手术室的建设。在接下来的十年里，一体化手术室迅速进入欧美顶级医院。随着外科手术对术中诊断信息要求的提高，以及信息技术的进一步发展，一体化手术室已发展成复合手术室。手术者可以在触摸屏上自行操作控制所使用的设备，对手术信息进行集中管理，实现信息共享、手术观摩、远程教学及学术交流等功能。复合手术室除具备手术室的基本功能特点外，还在手术室内直接安装了大型医学影像设备，如CT、MRI、DSA等。美国加州大学洛杉矶分校于2007年新建的里根总统纪念医院拥有当时世界上技术最先进的一体化手术室，凭借尖端的录音和控制系统，外科医生通过简单的声音命令或按键即可控制外科手术设备。自2002年以来，北京、上海、武汉等地率先进行了现代一体化手术室的建设，集洁净化、数字化、人性化于一体，取得了良好的效果，实现了精准化治疗，"以患者为中心"的新型医疗模式也初步建立。

二、手术室护理专业组织

（一）中华护理学会手术室专业委员会的成立

中华护理学会于1909年8月在江西牯岭成立，1937年在南京建成永久会所，1952年定址北京。新中国成立后，特别是改革开放以来，学会组织不断发展壮大，根据学科发展需要逐步成立了各类专业委员会。手术室专业委员会的前身是隶属外科护理专业委员会的手术室专业组，1997年，中华护理学会手术室专业委员会在北京正式成立，并在各省、自治区、直辖市普遍设有地（市）、县分会，建立直接的业务指导关系。手术室专业委员会成立至今，通过每年的学术年会等活动，逐步向国内手术室护理专业人员介绍手术室全期的护理理念、各类管理经验、手术患者的安全问题，以及手术室护理人员自身健康等方面的知识，为手术室护理专业人员的工作提供了权威的指引。

为进一步规范手术室专科护理实践，手术室护理专业委员会组织了全国31个省、市、自治区的手术室护理专家进行研究、讨论，共同编制了《手术室护理实践指南》，于2014年5月正式颁布，并每年更新，为手术医务人员、医院感染管理者和卫生行政部门提供了手术室专科护理技术的相关知识和操作规范，也为国家制定手术室相关标准规范提供了具有实践意义的参考依据。2014年10月，中华护理学会手术室专业委员会正式加入亚洲围手术期护理学会，以加强国际交流。

随着护理专业的不断完善和发展，专科护士和临床护理专家已成为全世界护理专业人才培养和发展的总趋势。为了培养专业的手术室护理人才，提高手术室护士整体素质，促进手术室护士职业生涯的发展，2009年，中华护理学会举办了首届手术室专科护士培训班，至今已完成15期，为全国各地开展专科护士培训拉开了序幕。学员们通过培训，经考核合格后可取得手术室专科护士资格证书，他们将前沿的护理理念、扎实的护理知识和实用的护理技能带回到各自的工作岗位上，发挥了专科护士的优势，带动了当地手术室护理的发展，进一步提升了手术室临床护理水平。

（二）国外手术室护士专业组织的成立

20世纪40年代后期，美国成立了第一个手术室护士的专业组织——美国手术室护士学会（Association of Operating Room Nurses，AORN），并于1969年对手术室护理进行了专业定义。1964年，英国成立全国手术室护士学会（NATN）。这两个手术室护士学会的成立是手术室护理发展史上的重要标志，确定了手术室的护理标准和护理要求。1975年，美国护士学会（ANA）和美国手术室护士学会（AORN）出版了《手术室护理实施基准》，使手术室护理工作趋向系统化、理论化、科学化和规范化。在随后的年代里，欧洲的许多国家相继成立了类似的专业学会组织，并于1980年成立了欧洲手术室护士学会（EORNA）。手术室护理被认为是护理的第一专业。

🔍 知识链接

达芬奇手术机器人

达芬奇外科手术系统是一种高级机器人平台（图1-3），其设计理念是通过使用微创的方法，实施复杂的外科手术。达芬奇机器人由三部分组成：外科医生控制台、床旁机械臂系统和成像系统。主刀医生坐在控制台中，位于手术室无菌区之外，使用双手（通过操作两个主控制器）和脚（通过脚踏板）来控制器械和一个三维高清内窥镜；助手医生在无菌区内的床旁机械臂系统边工作，负责更换器械和内窥镜，协助主刀医生完成手术。达芬奇手术机器人适用于成人和儿童的普通外科、胸外科、泌尿外科、妇产科、头颈外科及心脏手术。

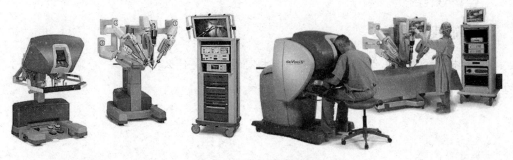

图 1-3　达芬奇手术机器人

思考与练习

一、选择题

1. 中华护理学会手术室专业委员会成立于（　　）。
   A. 1995 年，天津　　　　　　　　　B. 1997 年，北京
   C. 1997 年，天津　　　　　　　　　D. 1998 年，北京
   E. 1998 年，天津

2. 手术室护理工作的主要内容有（　　）。
   A. 手术前的护理评估　　　　　　　B. 准备工作
   C. 手术时的护理措施　　　　　　　D. 手术后的评价
   E. 以上都是

3. 世界上第一间层流洁净手术室建立于（　　）。
   A. 1966 年，中国　　　　　　　　　B. 1966 年，美国
   C. 1966 年，英国　　　　　　　　　D. 1986 年，美国
   E. 1986 年，英国

4. 我国第一间层流洁净手术室建立于（　　）。
   A. 1985 年　　　　　　　　　　　　B. 1986 年
   C. 1987 年　　　　　　　　　　　　D. 1988 年
   E. 1996 年

5. 第四代手术室的特点是（　　）。
   A. 手术室相对集中，功能又完全独立　B. 能应对各种类型手术
   C. 信息化、智能化、数字化　　　　　D. 安全性
   E. 以上都是

6. 美国手术室护士协会在（　　）将手术室护理提供的术前、术中、术后的连续护理定义为全期护理。

A. 1934 年   B. 1944 年

C. 1954 年   D. 1974 年

E. 1984 年

二、简答题

1. 手术室经历了几代发展？每一代手术室的特点是什么？
2. 第四代手术室采用什么方式除去手术室内细菌？

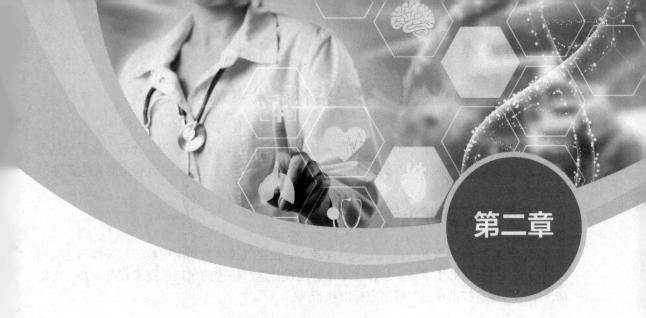

第二章

手术室环境

学习目标

1. 掌握洁净手术室分区原则和净化标准。
2. 熟悉洁净手术室环境要求及洁净手术室的管理。
3. 了解洁净手术室的用途及手术室供应室一体化管理。
4. 具有强烈的专业学习动力，为将来成为一名专业的手术室护士打好基础。

情景导入

　　小白今天刚进入手术室实习，由张老师带教，先做入科宣教，参观手术室，熟悉手术室环境和布局。跟着张老师一圈走下来，小白转晕了：工作人员通道、患者通道；内走廊、外走廊；洁净区、准洁净区、非洁净区；手术间、设备间、标本间……仿佛置身于迷宫，茫然不知所措。手术室为何要这样建设？手术室环境如何达到洁净要求，该如何管理？

思考：

1. 手术室该如何分区？
2. 洁净手术室是如何保持空气洁净度的，有哪些净化标准如何？
3. 如何管理洁净手术室？

第一节　洁净手术室环境

手术室是进行外科手术的重要场所，其环境设计和布局必须规范、合理，高质量的手术环境是保证手术顺利进行、提高手术质量、防止术后感染、保证患者安全的先决条件。

一、洁净手术室环境设计要求

洁净手术室是指采取一定的空气洁净技术，使空气菌落数和尘埃粒子数等指标达到相应洁净度等级标准的手术室。洁净手术室环境设计应严格遵照《消毒技术规范》及《医院洁净手术部建筑技术规范》等国家标准执行。

（一）建筑规划要求

（1）手术室应设在与手术科室、病理科、血库、影像诊断科和实验诊断科等相邻近的区域。

（2）手术室不宜设在首层或顶层。

（3）洁净区与非洁净区之间应设面积不小于 $3m^2$ 的缓冲室，其洁净度级别应与洁净区同级，且不高于 1000 级。

（4）洁净手术室应远离污染源，避免噪声。

（5）手术室的净高宜 2.8～3m，走廊 2.2～2.5m，便于平车运转及避免来往人员碰撞。

（6）手术间与手术科室的病床数之比为 1∶30 至 1∶40 之间。

（7）手术间的面积要求为普通手术室 30～40m^2，特殊手术室 60m^2，小手术室 20～30m^2。

（二）地面及墙面要求

1. 地面

洁净手术室的地面要求平整，应采用耐磨、耐腐蚀、防滑、不起尘、易清洗、防静电、抗菌、防火的橡胶地板或 PVC 地板。

2. 墙面

洁净手术室的墙壁及吊顶应光滑、无缝、耐湿、保温、防火、隔音良好、不易着色、易于清洗。色彩要温和、淡雅，宜选用浅绿、淡蓝或采用大理石暗纹，以缓解手术者视觉疲劳感。墙壁与天花板或地面衔接处砌成弧形，可防止尘埃堆积、便于清洁。

（三）光源、电源及供水要求

1. 光源

手术室需要足够的光线，其光源分为室内照明灯和无影灯两种。室内照明灯要求光线分布均匀，不易导致眼睛疲劳，有利于手术的进行；无影灯要求必须与日光相近，无影、光线均匀而集中、没有反光、可以调整焦距、不产生大量热量的冷光源灯，并易清洁消毒。手术室应避免阳光直接照射。

2. 电源

手术室内必须有自动切换的双路供电电源；手术室内用电应与辅助用房分开；手术室内医疗设备及装置的配电总负荷应满足设计要求，不小于 8kVA（千伏安）。手术室还应安装足够的符合国家标准和建筑标准的电源插座，不可超载。

3. 供水

手术室内部给水必须有双路供水系统，并设有冷热水，水质必须符合饮用水标准，洗手用水应进行灭菌处理，热水储存应防止细菌滋生；同时手术室内应设置消防栓给水系统、手提式气体灭火器及烟雾感应探测器。

二、洁净手术室的分区

（一）平面布局

（1）手术室平面布局应符合洁净手术室管理要求，遵循无菌技术，有明确的人流、物流通道，洁、污分开。

（2）洁净手术室的布局应体现流线简明、快捷、高效的原则，所有人流、物流的工作轨迹和环节都能及时、周到、方便。

（3）洁净手术室的内部平面设计是以洁净手术间为核心，配置必要的辅助用房，组合起来满足医疗护理操作要求。

（4）洁净手术室应有严格的分区，洁净区与非洁净区的用房及通道处理应符合《医院洁净手术部建筑技术规范》，避免交叉感染。

（二）手术室通道设置

手术室设有三条通道，即工作人员通道、手术患者通道、物品供应通道。三条通道应尽量区分，避免交叉污染。

1. 工作人员通道

工作人员入口处应设更鞋室，男女更衣室应设两个出入口，一端通更鞋室，另一端通手术区域。

2. 手术患者通道

手术室应设有手术患者专用电梯，配有手术室专用的内外交接车接送手术患者。

3. 物品供应通道

手术室物品出入的专用通道。

（三）手术室分区

洁净手术室分区的目的是控制无菌手术区域的洁净度，减少各区之间的相互干扰，使各区的空气质量达到卫生部手术室空气净化标准，防止院内感染。

洁净手术室分为三个区，即洁净区、准洁净区和非洁净区。

1. 洁净区

洁净区包括手术间、洗手间、手术室内走廊、无菌物品间、药品间、麻醉预备室等。

2. 准洁净区

准洁净区包括器械室、敷料室、洗涤室、消毒室、手术室外走廊、恢复室、石膏室等。

3. 非洁净区

非洁净区包括办公室、会议室、实验室、标本室、污物室、资料室、电视教学室、值班室、更衣室、更鞋室、医护人员休息室、手术患者家属等候室等。

三、洁净手术室的空气调节与净化

（一）洁净手术室的空气调节与净化设备

手术室的空气调节技术是通过采用科学设计的初、中、高效三级空气过滤系统，最大限度地清除悬浮于空气中的微粒及微生物，并有效阻止室外粒子进入室内，是创造洁净环境的有效手段（图 2-1）。

洁净手术室的空气调节系统主要包括空气处理器，初、中、高效过滤器（图 2-2），加压风机，空气加温器，回风口与送风口等。空气过滤器是最有效、安全、经济和方便的除菌设备，采用合适的过滤器能保证送风气流达到要求的尘埃浓度和细菌浓度。

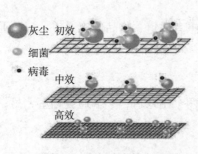

图 2-1　空气洁净技术的原理

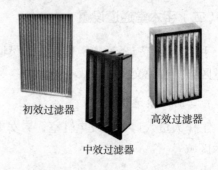

图 2-2　初、中、高效过滤器

1. 初、中、高效过滤器

初效过滤器为一级过滤，设在新风口，其对空气中 ≥ 5μm 的微粒滤除率在 50% 以上；中效过滤器为二级过滤，设在回风口，其对手术室回流空气中 ≥ 1μm 的微粒滤除率在 50% 以上；高效过滤器为三级过滤，设在送风口，其对新风、回风中 ≥ 0.5μm 的微粒滤除率在 95% 以上。经过高效过滤的超净空气，其洁净度可达 99.998%。空气在进入手术室之前要进行过滤处理，以保证达到所要求的尘埃浓度和细菌浓度标准，应用空气过滤装置可使外科手术切口感染率大幅下降。

2. 送风口

送风口集中布置于Ⅰ～Ⅲ级洁净手术室的手术台上方，使得包括手术台在内的一定区域处于洁净气流形成的主流区内。

3. 回风口

洁净手术室应采用双侧下部回风，在双侧距离不超过 3m 时，可在一侧下部回风。下部回风口洞口上边高度不应超过地面之上 0.5m，洞口下边离地面不应低于 0.1m。

（二）洁净手术室的空气调节与净化技术

洁净手术室的空气调节和空气净化系统可严格控制室内温度、湿度及气流分布，清除悬浮于空气中的微粒及有害气体，使室外有害粒子在入室前得到有效地控制和阻止，为洁净手术室创造安全洁净的环境。

1. 净化空气的处理流程

通过回风口及新风口进入的空气经处理器进行混合处理，初效和中效过滤器对混合后的空气进行过滤，加压风机、空气加温器等对过滤后的空气进行湿度和温度的处理，再将处理后的空气经送风口和风管输送至净化送风天花，而后经高效过滤器对空气进行终末处理，最终使其达到均压均流的状态，输送至手术室使用（图 2-3、图 2-4）。

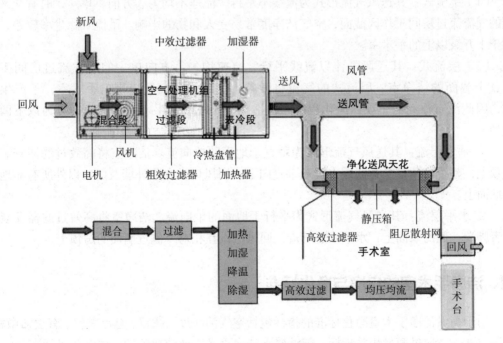

图 2-3 净化空气处理流程示意图

13

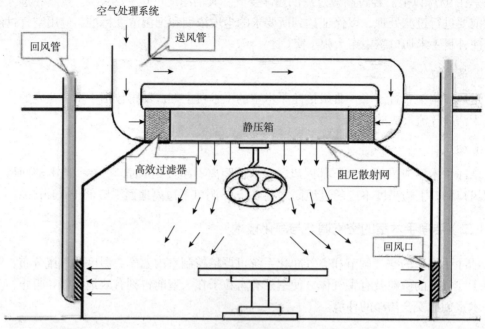

图 2-4 空气气流组织示意

2. 净化空气的气流畅通

通过采用不同气流方式和换气次数，可以使进入室内的空气达到一定的净化级别。净化空气的气流方式可分为两种。

（1）乱流式：其送风气流形式为流线不平行、流速不均匀、方向不单一，时有交叉回旋的气流流过房间工作区截面，空气洁净度常易受人和物的影响。乱流式除尘率较差，适用于 1 万级以上的手术室。

（2）层流式：其送风气流以流线平行、流速均匀、方向单一的形式流过房间工作区整个截面的洁净室。层流式的气流将微粒、尘埃通过回风口带出手术室，不产生涡流，因此没有浮动的尘埃，净化程度强，适用于 100 级的手术室。层流式分为以下两种类型。

① 垂直层流：其送风气流形式为垂直于地面的单向流。洁净室将高效过滤器安装在房顶上，整个房顶都是过滤层，气流垂直向下，回风口设在除外墙及门口以外所有靠地坪的墙面上。

② 水平层流：其送风气流形式为平行于地面的单向流。洁净室将高效过滤器安装在患者脚端一侧的墙面上，水平吹送气流，回风口设在相对一侧近墙面的房顶上。

四、洁净手术室的自净与净化标准

用于衡量洁净手术室净化标准的指标包括空气洁净度、微粒、悬浮颗粒、有生命微粒、细菌浓度等，通过衡量相关指标，能够建立洁净手术室及洁净辅助用房的等级标准。

（一）相关概念

1. 洁净手术部

洁净手术部是由洁净手术室、洁净辅助用房和非洁净辅助用房组成的自成体系的功能区域。

2. 微粒

微粒又称气溶胶粒子，指悬浮在大气中的固态质点或液态小滴等物质，除由水汽变成的水滴和冰晶外，主要指大气尘埃和悬浮在空气中的其他杂质。

3. 悬浮微粒

悬浮微粒是可长时间飘浮在空气中的小颗粒物，一般粒径大于 50μm 的颗粒物受重力作用会很快降到地面，悬浮微粒的粒径小于 100μm。

4. 有生命微粒

有生命微粒指有生命的有机体，在一定条件下能繁殖生长，如细菌、细胞、病毒等。

5. 空气洁净度

空气洁净度表示空气洁净的程度，以含有的微粒（无生命微粒和有生命微粒）浓度衡量，浓度高则洁净度低，浓度低则洁净度高。

6. 浮游法细菌浓度

浮游法细菌浓度简称浮游菌浓度。在空气中随机采样，对采样培养基经过培养得出的菌落数（CFU），代表空气中的浮游菌数，其单位为个 /m³。

7. 沉降法细菌浓度

沉降法细菌浓度简称沉降菌浓度。用直径 90mm 的培养皿在空气中暴露 30min，盖好培养皿后经过培养得出的菌落数，代表空气中可以沉降下来的细菌数，其单位为个 / 皿。

8. 手术区

手术区指需要特别保护的手术台及其周围区域，Ⅰ级手术室的手术区是指手术台两侧边各外推 0.9m、两端各外推至少 0.4m 后（包括手术台）的区域；Ⅱ级手术室的手术区是指手术台两边各外推至少 0.6m、两端各外推至少 0.4m 后（包括手术台）的区域；Ⅲ级手术室的手术区是指手术台四边各外推至少 0.4m 后（包括手术台）的区域；Ⅳ级手术室不分手术区和周边区；Ⅰ级眼科专用手术室手术区每边不小于 1.2m。

9. 周边区

周边区指洁净手术室内除去手术区以外的其他区域。

（二）洁净手术室的净化标准与自净

1. 洁净手术室的净化标准

空气洁净的程度是以含尘浓度来衡量的，如表 2-1 所示，含尘浓度越高则洁净度越低，反之则越高；其中数字越大，净化级别越低。

表 2-1　洁净手术室净化标准

环境级别	用　途	静态空气洁净度级别		浮游菌浓度（菌落数 /m³）①	沉降菌浓度 φ90mm，30min（菌落数 / 皿）②
		级别	≥ 0.5μm 微粒数（粒 /m³）		
I	特别洁净手术室	100	≤ 3500	≤ 5	≤ 1
II	标准洁净手术室	1000	≤ 3.5 万	≤ 25	≤ 1
		1 万	≤ 35 万	≤ 75	≤ 2
III	一般洁净手术室	10 万	≤ 350 万	≤ 150	≤ 4
IV	准洁净手术室和辅助用房	30 万	≤ 1050 万	≤ 175	≤ 5

注：① 浮游菌浓度是指经过培养得出的单位体积空气中的菌落数，单位为个 /m³。

　　② 沉降菌浓度是指用直径 90mm 培养皿静置室内 30min，培养得出的每个皿的菌落数。

2. 洁净手术室的自净要求

　　每日手术开始前，根据手术室的不同级别，提前开启净化空调系统称为自净。如表 2-2 所示，自净时间是指一间手术室在空调净化系统开始运行后，室内空气的含尘浓度从开始的一个高数值下降到一个稳定的数值所需的时间。手术室空调系统的净化效果，是通过用净化空调系统处理的洁净空气不断置换室内的污染空气达到的。如果不提前开启净化空调系统，短时间内手术室无法达到所要求的洁净度，很难保证手术的洁净要求，具体要求如表 2-3 所示。

表 2-2　洁净手术室的自净时间

手术室级别	自净时间
特别洁净手术室（I 级）	≥ 15min
标准洁净手术室（II 级）	≥ 25min
一般洁净手术室（III 级）	≥ 30min
准洁净手术室（IV 级）	≥ 40min

表 2-3　手术室细菌菌落总数卫生标准（GB 15982—2012）

环境级别	标　准		
	空气	物体表面	手
I	≤ 10	≤ 5	≤ 5
II	≤ 200	≤ 5	≤ 5
III	≤ 500	≤ 10	≤ 10
IV	—	≤ 15	≤ 15

不同环境污染风险区域也有不同的卫生等级管理要求，具体如表 2-4 所示。

表 2-4 不同等级的环境污染风险区域的日常清洁与消毒管理

环境污染风险分类	不同环境污染风险区域划分	环境清洁等级分类	方 式	频 率	标 准
低度环境污染风险区域	无菌物品储存间、药品间、库房、仪器设备间、办公室、生活区等	清洁级	湿式卫生	1~2 次 / 天	要求达到区域内环境干净、干燥、无尘、无污垢、无碎屑、无异味等
中度环境污染风险区域	手术患者出入门口、患者等候区、走廊、术前准备间、复苏室、病理间等	卫生级	湿式卫生，可采用清洁剂辅助清洁	1. 物表 1~2 次 / 天 2. 地面视污染程度制定拖擦频率，不少于 2~3 次 / 天	要求达到区域内环境表面细菌菌落总数 ≤10cfu/cm², 或自然菌减少 1 个对数值以上
高度环境污染风险区域	手术间、污物间等	消毒级	1. 湿式卫生，可采用清洁剂辅助清洁 2. 高频接触的环境表面，实施中、低水平消毒	1. 接台手术结束后 2. 当天手术全部结束后	要求达到区域内环境表面菌落总数符合 GB 15982—2012 要求，不得检出目标微生物

注：各类风险区域的环境表面一旦发生患者体液、血液、排泄物、分泌物等污染时应立即实施污点清洁与消毒。

五、洁净手术室的用途

根据手术室净化级别的不同，其用途也各有不同。不同净化级别手术室的用途如表 2-5 所示。洁净手术室辅助用房的适用范围如表 2-6 所示。

表 2-5 不同净化级别手术室的用途

洁 净 等 级	适用手术种类	用 房 安 排
100 级（Ⅰ级特别洁净）	瓣膜置换手术、心脏手术、器官移植手术、人工关节置换手术、神经外科手术等感染率大的手术	手术间
1000 级（Ⅱ级标准洁净）	眼外科、整形外科、非全身烧伤、骨科、普外科中的Ⅰ类手术、肝胆手术	手术间、体外循环灌注准备间
10000 级（Ⅲ级一般洁净）	胸外科、泌尿外科、妇产科、耳鼻咽喉科、普外科（除去Ⅰ类手术）	手术间、无菌物品间、洗手间、麻醉诱导间
300000 级（Ⅳ级准洁净）	肛肠外科、污染手术	走廊、麻醉复苏间

表 2-6　洁净手术室辅助用房的适用范围

级　别	适　用　范　围
Ⅰ级洁净辅助用房	生物实验室等需要无菌操作的特殊实验室
Ⅱ级洁净辅助用房	体外循环灌注准备
Ⅲ级洁净辅助用房	洗手、手术准备、无菌敷料与器械，一次性物品和精密仪器的存放，还包括护理站及洁净走廊
Ⅳ级洁净辅助用房	恢复室、清洁走廊等准洁净的场所
非洁净辅助用房	医生护士休息室、值班室、麻醉办公室、冷冻切片室、暗室、教学用房、家属等候处、更鞋室、更衣室、浴厕和净化空调室等设备用房

第二节　洁净手术室配套设施

洁净手术室是以手术室为中心，再配备其他辅助用房组合成的为外科手术和治疗服务的相对独立的医疗功能单元。

一、手术室的配置

（一）洁净手术室基本装备

1. 手术室基本装备

手术室基本装备是指为洁净手术室配备的与手术室平面布置和建筑安装有关的（不包括专业用的、移动的医疗仪器设备）基本配置（图 2-5），是在手术过程中必不可少的辅助设备，应符合表 2-7 所示的要求。

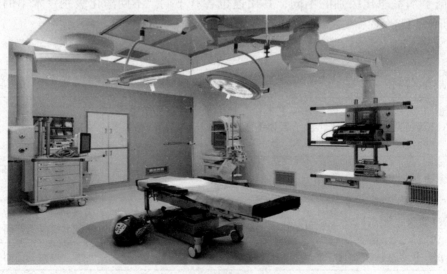

图 2-5　洁净手术室全貌

表 2-7　洁净手术室基本装备

装 备 名 称	最 少 配 置	装 备 名 称	最 少 配 置
无影灯	1 套／间	药品柜（嵌入式）	1 个／间
手术台	1 台／间	器械柜（嵌入式）	1 个／间
计时器	1 只／间	麻醉柜（嵌入式）	1 个／间
医用气源装置	2 套／间	观片灯	3 联／小型间 4 联／中型间 6 联／大型间
麻醉气体排放装置	1 套／间	记录板	1 块／间
免提对讲电话	1 部／间	输液天轨	1 套／间

2. 中央控制面板

手术室中央控制面板为平面触摸式，由时钟、计时器、温湿度控制、中央主控制面板等组成（图 2-6），有手术灯带照明、启动和关闭空调机组并显示系统状态、启动和关闭麻醉废气排放泵并显示系统工作状态、显示净化送风天花内高效过滤器状态等功能。

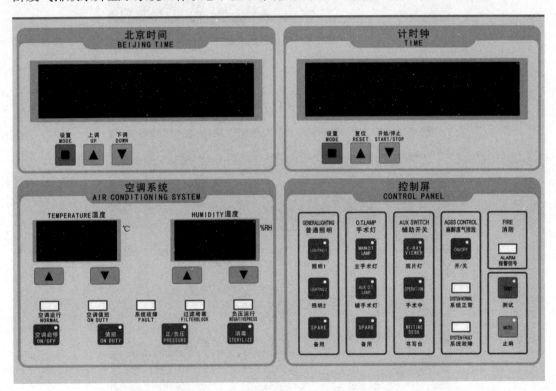

图 2-6　手术室中央控制面板

3. 医用气体报警面板

医用气体报警面板可显示医用气体压力状态，当压力超过设定参数范围时进行报警。

4. 对讲面板

对讲面板提供手术室之间或手术室与中心护士站之间的对话。

5. 净化送风天花

洁净空气由净化送风天花送入手术室内,由高速过滤器、静压箱等组成(图 2-7)。

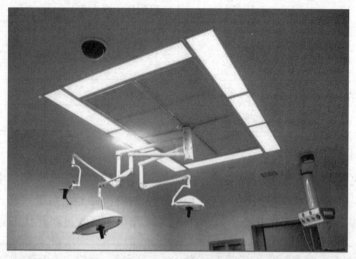

图 2-7 净化送风天花

6. 洁净手术室的门

洁净手术室采用电动感应门,净宽不小于 1.4m,并配有自动延时关闭装置(图 2-8)。

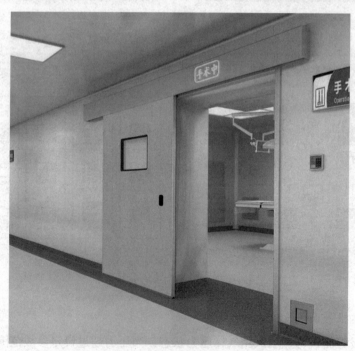

图 2-8 洁净手术室电动感应门

7. 医用气体终端

医用气体终端是医用气体通道的输出口（图 2-9）。根据安装位置的不同分为藏墙式、设备带安装式、吊塔安装式等。手术室的医用气体包括氧气、压缩空气、一氧化二氮（笑气）、二氧化碳等。另外，医用气体终端还安装有麻醉废气排放系统。

8. 弱电系统

弱电系统包括医护对讲系统、闭路电视监控系统、火灾报警系统、电视教学系统、净化空调自动控制系统、门禁系统（医护人员入口）、有线电视系统（家属等候区、值班室）等。

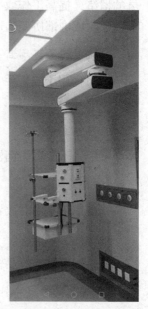

图 2-9 医用气体终端

（二）洁净手术间的医疗设备及物品的配置

手术间内设置要求简洁，只允许放置必需的器具和物品。每一个手术间除了必备的基础设施外，不同的手术科室根据各自的专业还应有相应的医疗设备和物品。

1. 手术床及附件

手术床可在手术过程中支撑手术患者，分为显微手术床、多功能手术床、骨科牵引床等。手术床配有很多附件，支臂板供手术患者手臂输液及侧卧位手术时支撑手臂；头架可遮挡患者头部，维护无菌区域，便于观察病情；支腿架用于截石位手术；床顶用于固定侧卧位手术。

2. 无影灯

无影灯可尽量消除阴影，便于手术照明。

3. 墙壁式和吊塔式中心供应系统

中心供应系统包括中心吸引系统、中心供氧系统、压缩空气系统、麻醉系统、供电系统。一般手术间配 2~3 套。

4. 麻醉机

麻醉机供手术监测时吸入性麻醉使用，需备有麻醉记录单、记录笔、各种监测导线及电极。

5. 高频电刀

高频电刀用于手术切割、凝血（分单极、双极、氩气）。

6. 闭路电视系统

闭路电视系统通过主机将手术操作时的画面传输到主监视器上，可供学生同步观摩。

7. 背景音乐装置、报警装置的具体用途

背景音乐装置可增加手术室的温馨感，减轻手术患者的心理压力，同时可调节手术人

员的情绪，提高工作效率；报警装置用于紧急情况的报警，如火灾、泄漏等，同时用于可求助呼叫或内部协调沟通等。

8. 墙壁折叠式书写台

书写台用于放置手术清点单、收费单、护理记录单、记录笔及杂用盒等物，并有照明供护士书写与记录用。

9. 嵌入式壁柜

壁柜用于放置无菌器械、敷料、输液液体、手术用物、药品。

10. 托盘

托盘用于手术时放置无菌器械。

11. 输液天轨

天轨用于输液时吊输液瓶。

12. 带温湿度电子钟

电子钟用于在手术过程中记录时间及观察了解室内温度、湿度。

13. 防逆吸引瓶

防逆吸引瓶用于收集冲洗液及痰液等。

14. 纱布清点架

纱布清点架用于放置使用过的纱布和纱垫。

15. 治疗桌

治疗桌用于放置手术所需的碘伏、镊子罐、注射盒、注射器、刀片和针头回收盒等物。

16. 污物桶

污物桶用于盛污水、医用垃圾。

17. 转凳

转凳用于坐势手术。

18. 脚凳

脚凳供手术人员深部手术时使用，分高、中、低三种。

这些设备和物品应合理放置在手术室内，以手术床为中心安置，避开回风口，以保证层流效果。

二、手术室辅助用房的设置

（一）手术室辅助用房

手术室辅助用房包括卫生通过室、刷手间、无菌物品间、器械室、敷料准备室、麻醉用房、会诊室、电视教学室、亲属等候区、生活办公用房等。

1. 卫生通过室

卫生通过室通常设在手术室入口处，以便于进入手术室的医师和护士使用。卫生通过室包括换鞋处、更衣室、淋浴室、风淋室、卫生间等。更衣室分男、女更衣室，室内置衣柜、鞋柜及各种尺码的手术室内用鞋。手术人员进入手术室须首先换鞋，再进非洁净区更换手术室衣裤，戴好帽子、口罩后方可进入洁净区。手术室的衣裤及鞋子不可穿出室外。更衣室内设有淋浴室、卫生间等。

2. 刷手间

刷手间（图 2-10）宜分散设置，每 2～4 间手术室应单独设立一间刷手间，并设在洁净区内。刷手间内设有洗手池、感应式自动出水龙头或脚踏式水龙头、皂液、消毒洗手刷及外科消毒洗手液，并放置有计时钟，便于刷手、消毒计时。

3. 无菌物品间

无菌物品间（图 2-11）应设在离各手术室较近的洁净区内，其内部安装有空气净化装置，用于存放各种手术无菌敷料、布类、器械包、一次性无菌物品、引流用品、手套、无菌缝针、缝线、急诊手术包，还可存放手术中的各种急需物品、特殊器械、敷料等物资。室内可采用移动式物品架，以便按有效日期顺序随时移动调整使用无菌物品，避免灭菌物品堆积过期。备用的物品应标志醒目，便于检查补充。

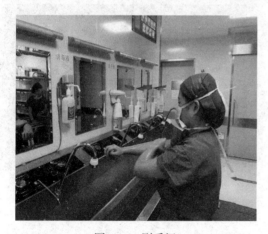

图 2-10　刷手间

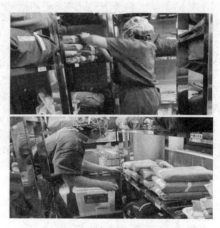

图 2-11　无菌物品间

4. 麻醉用房

（1）麻醉准备室：应设有药品柜、冰箱、喉镜导管、插管用具、呼吸囊、急救箱等，作为麻醉前的用物准备。另外，最好设有麻醉诱导间，让患者先进行麻醉诱导再进入手术室，以缩短连台手术的等待时间，提高手术室的利用率。

（2）麻醉恢复室：手术室可设立麻醉恢复室（图 2-12），由麻醉医师和护理人员管理。备有必要的仪器设备和急救药品，观察护理全麻手术后患者至完全清醒后送重症监护室或回病室。

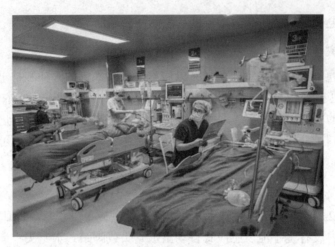

图 2-12　麻醉恢复室

5. 生活办公用房

生活办公用房包括护士办公室、麻醉医师办公室、教学用房、值班休息室、餐饮室等。

6. 其他辅助用房

其他辅助用房包括库房、污物间、亲属等候区（图 2-13）、换车间（图 2-14）等。

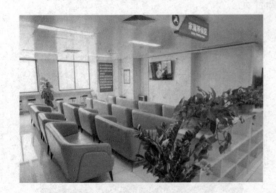

图 2-13　亲属等候区

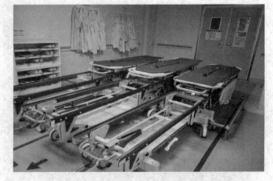

图 2-14　换车间

（二）负压手术室的设置

负压手术室指通过特殊通风装置，使室内的空气由清洁区向污染区流动，让手术室内的气压低于室外气压。手术室所排出的空气需经处理，确保对环境无害。

洁净手术室应建立负压洁净手术室或采用正、负压切换形式的特殊感染手术室，当进行传染性疾病手术或为可疑传染病患者进行手术时，应在负压手术室中进行。负压手术室应自成一区，有独立出入口，室内布置应洁污分流，配备专用的无菌储物间、清洗消毒间及清洁走廊。负压手术室与洁净手术室内的洁净通道应设置隔离门及缓冲区，以便于对负压手术室隔离封闭。负压手术室的整体设置及流程应遵循传染病管理办法。

第三节　洁净手术室的管理

洁净手术室满足了外科手术发展的需要，要有效创建并维持理想的洁净手术室环境需通过采取人员管理、环境管理等管理措施。

一、人员管理

（一）医务人员管理

（1）凡进入手术室的工作人员必须按规范着装。

（2）严格遵守消毒灭菌制度和无菌技术操作规程。

（3）有上呼吸道感染、面部、颈部、手部感染者不宜参加手术。

（4）每年进行一次体检，按规定注射乙肝疫苗，患有传染病者不得入室工作。

（二）第三方人员管理

（1）非本室人员及非手术人员未经许可不得入内。

（2）院外来参观、学习、实习者须经医教科或护理部批准，经手术室护士长同意后，由手术室门卫发放参观牌，按着装要求方可进入手术室。

（3）参观人员数量必须严格限制，每个手术室内参观者不得超过3人，参观时应站在距离手术无菌区30cm以外。

（4）保洁员应进行上岗培训和定期继续教育，队伍应保持稳定，人力配备应能满足需求。

二、环境及无菌物品管理

（一）清洁管理

（1）严格分离洁污流线，避免交叉污染。

（2）洁净手术室内的一切清洁工作必须采用湿式打扫，在净化空调系统低运行中进行。

（3）每天手术后应进行湿式打扫，清洁工作完成后，手术室净化空调系统应继续运行，直到恢复规定的洁净程度级别为止，一般不短于该手术室的自净时间。

（4）无影灯、手术床、器械车、壁柜表面及地面应在每天手术前、后用消毒液、清水各擦拭1次。

（5）洁净手术间回风口过滤网应每周清洁1次。

（6）手术室应每周进行彻底卫生清扫1次，对吊顶、墙壁等进行擦拭；每月再进行卫生大扫除1次。

（7）每月应对洁净手术室的空气、物体表面、手术人员的手进行细菌培养，并对空气灰尘粒子数、噪声、温湿度进行监测1次，并将结果上报备案。

（8）不同级别的手术室的清扫工具不得混用，防止交叉感染。

（二）手术室温度和湿度控制

（1）手术室的温度应控制在 21～25℃，这个温度不仅能减少空气中的细菌繁殖，也可减少手术患者及医护人员经汗腺排出细菌，降低手术切口的感染率。温度调节时要注意每次调节 2～3℃，逐渐调节到所需温度。

（2）手术室的相对湿度应控制在 30%～60%。相对湿度选择依据四个原则：防止金属器械锈蚀，防止室内产生静电，满足人体的舒适要求，不利于空气中微生物的生存。

（三）手术室运行管理

（1）手术前 1h 应将洁净空调开关调至低速运行状态，手术前 30min 将开关调至高速运行状态，手术完毕再调回低速运行状态，以进行室内卫生清洁。

（2）长期不用的手术室，使用前除做好风口等清洁工作外，应提前 3h 开机工作。

（3）应急手术室、洁净区内走廊的净化空调应 24h 处于低速运行状态。

（4）接台手术中间必须间隔一定的时间，使空调系统连续运行，以达到不同级别手术室自净要求，尽量排尽上台手术污染的尘粒，保证手术室空气质量。

（5）手术中保持电动门和通向污物走廊的门处于关闭状态，尽量减少开关次数，严禁开门手术，保证手术室内正压控制。

（6）手术室内所有仪器设备不得堵住回风口，防止形成涡流。

（四）无菌物品的管理

（1）无菌物品应在独立区域分类、分架放置，并标识清楚。

（2）一次性无菌物品进入洁净区或手术室时，须脱去外包装方可入内。

（3）无菌物品的存放环境、无菌包大小及重量规格、包内外监测方法、无菌物品使用有效期等应符合《医院消毒供应中心第 3 部分：清洗消毒及灭菌效果监测标准》（WS 310.3—2016）的要求。

（4）无菌物品的使用应遵循先进先出的原则。

（5）无菌物品疑似或已经被污染的应立即更换。

（6）一次性无菌物品禁止重复灭菌使用。

（7）可复用物品应采用全程质量信息追溯，保障物品回收、清洗、检查、包装、灭菌、储存、发放、使用等环节质量安全。

（8）每日由专人清点无菌物品的有效期及数量。

（9）清点无菌物品前先行手卫生，宜采取非手触式；若必须手触清点，宜轻拿轻放。

（10）使用无菌物品前，检查物品名称、有效期、有无潮湿、包装有无破损，并确认灭菌方式与化学指示物标识是否一致、有效。

（11）无菌物品一旦出现过期或未注明有效期、包装松散或有破洞、包布潮湿、有污渍、器械有锈迹、化学指示胶带及包内化学指示卡未变色或变色不均匀中任何一项情况，应禁止使用并立即重新消毒灭菌。

第四节　手术室供应室一体化管理

手术室是医院控制院内感染的重要部门，手术室无菌物品的管理成功与否直接影响手术的质量。为了保证术后器械的洁净度，便于手术器械的管理，提高手术室和供应室护士的专业素质，越来越多的医院采用手术室与供应室（又称消毒供应中心）一体化运作管理模式。

一、手术室供应室一体化管理模式简介

手术室供应室一体化管理模式是指将手术室供应部和消毒供应中心在物流供应的操作流程上融合起来，形成一体化运作和管理。其优势在于资源共享、高效利用，可提升各自专业水平和护理质量，减少手术室污染，降低医院感染机会，有利于器械清洗、灭菌及器械的维护与保养。与常规手术室和供应室独立运作的模式相比，一体化模式中的供应室承担了手术室所有物品消毒、灭菌和供应的工作内容，并重组了流程，既保证了手术器械的灭菌质量，又强化了院内感染控制。因此在建筑布局上，需要保证手术室和供应室之间的密切配合和专用物流通道的畅通，并在人员、设备、管理等各方面予以配套，以充分发挥一体化模式的管理优势。

二、一体化模式中的消毒供应中心运作要求

（一）建筑要求

（1）消毒供应中心承担着包括手术室在内的医院各科室所有重复使用的诊疗器械、器具和物品的清洗、消毒、灭菌工作，是无菌物品的供应部门。

（2）一体化的消毒供应中心区域划分应明确，层流净化环境要求达到 10 万 ~ 30 万级。

（3）手术室的无菌区与消毒供应中心的无菌物品存放区，手术室的污染区与消毒供应中心的污物处置室应分别通过专用传送装置相连接，这样既方便物品传送，又可避免无菌物品受污染和污染物对环境造成二次污染。

（二）区域分布

消毒供应中心按照要求分为去污区、检查包装及灭菌区、无菌物品存放区。

1. 去污区

去污区负责对重复使用的诊疗器械、器具和物品等进行回收、分类、清洗、消毒，为污染区域。

2. 检查包装及灭菌区

检查包装及灭菌区负责对去污后的诊疗器械、器具和物品进行检查、装配、包装及灭

菌，为清洁区域。

3. 无菌物品存放区

无菌物品存放区负责消毒、灭菌后物品的存放、保管和发放，为清洁区域。

（三）设备要求

消毒供应中心不仅为手术室提供无菌物品，还承担全院医疗器械的供应。根据其不同区域功能，应配备相应的设备。

（1）去污区应设置污物回收台、分类台、手工清洗池、压力水枪、全自动器械清洗消毒器、超声波清洗机。

（2）检查包装区应配备器械检查台、器械柜、敷料柜、包装材料切割机、医用热封机、带光源的放大镜等。

（3）灭菌区应设置干燥柜、预真空压力蒸汽灭菌器、过氧化氢低温等离子灭菌器、环氧乙烷灭菌器。

（四）人员配备

（1）《医院消毒供应中心第1部分：管理规定》（WS 310.1—2016）规定："医院应根据消毒供应中心的工作量及岗位需求，科学、合理配置具有职业资格的护士、消毒员和其他工作人员。"

（2）为保证手术供应一体化的开展，在运行初期可安排手术室护士至消毒供应中心辅导消毒供应中心护士进行手术室器械的接收、清点工作培训，培训结束后可由消毒供应中心护士完成此项工作。

（五）工作流程

一体化模式中消毒供应中心的工作流程分为四个步骤：手术后器械预处理 → 移交器械 → 器械消毒灭菌处理 → 发放器械。

1. 手术后器械预处理

手术结束后，器械护士再次清点手术器械无误，用 1 : 250 多酶清洗液浸泡 5 分钟，初步冲洗器械上的血迹和污物，摆放整齐，在手术器械清点单上签上手术室房间号和姓名后将器械放在污物处理间。

2. 移交器械

污物处理间工作人员按照规定时间将器械送至消毒供应中心。消毒供应中心去污区的工作人员按照手术器械清点单进行物品清点、装载、清洗。

3. 器械消毒灭菌处理

器械清洗结束后，手术器械间工作人员按照器械清点单检查包装器械，消毒员按照物品的性质选择灭菌方式，进行灭菌处理。

4.发放器械

消毒供应中心按照第二天手术通知单进行器械发放。

（六）个人防护

根据工作岗位的不同，应配备相应的个人防护用品，包括圆帽、口罩、隔离衣 / 防水围裙、手套、专用鞋、护目镜、面罩等。不同区域防护着装要求，如表 2-8 所示。

表 2-8　不同区域防护着装要求

区　　域	操　　作	防 护 着 装					
		圆帽	口罩	隔离衣 / 防水围裙	专用鞋	手套	护目镜 / 面罩
病房	污染物品回收	√	△			√	
去污区	污染器械分类、核对、机械清洗装载	√	√	√	√	√	△
	手工清洗器械和用具	√	√	√	√	√	√
检查、包装及灭菌区	器械检查、包装	√	△		√	△	
	灭菌物品装载	√			√	△ #	
	灭菌物品卸载	√			√		
无菌物品发放区	无菌物品发放	√			√		

注：√—应使用，△—可使用，△ #—具有防烫功能的手套。

（七）器械管理

（1）消毒供应中心应建立手术器械档案，记录固定基数、更换或添加的数量、库存数量等。

（2）建立无菌物品召回制度，对不合格的物品进行召回，并分析原因进行整改。

（3）及时反馈回收器械的数量，并有器械缺失记录。

（4）消毒供应中心每月听取手术室各分管组长或手术医生的意见和建议，按照要求及时增添或更换手术器械，并做好记录。

（5）为保障手术物资的供应，消毒供应中心可建立物资供应系统，实时根据手术室耗材的消耗及资产管理部门的库存申领物资。

（八）岗位培训

消毒供应中心护理人员的培训分为岗前培训和在职培训。

1.岗前培训

岗前培训的目标是基本掌握消毒供应中心清洗、消毒、灭菌的基本理论、基本知识，能独立承担各区域各项操作和基本设备的使用。

2. 在职培训

在职培训的目标是提高各岗位专业知识，完善清洗、消毒、灭菌的理论知识，能指导工勤人员完成各项操作。在职培训一般每月一次，由护士长指导和安排。另外，消毒供应中心的工勤人员也应接受专业培训。

🔍 知识链接

手术室环境表面清洁与消毒

4.1 目的

提供手术室环境表面清洁与消毒的方法，确保手术患者安全。

4.2 管理基本要求

应结合本手术室的实际工作情况，建立组织管理体系、健全各项规章制度，明确各岗位人员的职责。

4.2.1 医院感染管理部门

应参与手术室环境表面清洁与消毒的质量监督，并定期对环境卫生服务机构人员进行业务指导。

4.2.2 手术室

应将手术室环境表面清洁与消毒的管理纳入手术室质量管理体系中。

设立专人负责管理，定期进行检查与检测，及时总结分析与反馈，发现问题应及时纠正。

4.2.3 医务人员：应熟悉手术室环境表面清洁与消毒的原理和方法，有责任参与、维护和监督管理。

负责使用中设备与仪器的日常清洁与消毒工作。

对手术过程中发生的小面积患者体液、血液等污染时应及时清洁与消毒。

负责监督、指导保洁员对仪器设备等进行清洁与消毒。

4.2.4 环境卫生服务机构（或单位内部承担部门）：

保洁队伍稳定，人力配备满足需求。

应对保洁员进行上岗培训和定期继续教育，包括医院感染预防与控制的基本知识与基本技能等。

应制定标准化的清洁与消毒方法操作规程，包括：工作流程、时间和频率，清洁剂与消毒剂名称、配置浓度、监测浓度方法、作用时间以及更换频率等。

保洁人员：负责除诊疗设备与仪器以外的所有环境表面的日常清洁与消毒，在医务人员指导下对设备与仪器等进行终末清洁与消毒。

（资料来源：郭莉.手术室护理实践指南[M].北京：人民卫生出版社，2022.）

思考与练习

一、选择题

1. 下列属于准洁净区的是（　　）。

　　A. 手术室外走廊　　　　　　　　　　B. 手术室内走廊

　　C. 手术间　　　　　　　　　　　　　D. 麻醉预备室

　　E. 值班室

2. 下列说法正确的是（　　）。

　　A. 初效过滤器设在回风口，是一级过滤

　　B. 初效过滤器对空气中≥5μm 的微粒滤除率在 30% 以上

　　C. 中效过滤器设在新风口，是一级过滤

　　D. 中效过滤器对手术室回流空气中≥1μm 的微粒滤除率在 80% 以上

　　E. 高效过滤器设在送风口，其对新风、回风中≥0.5μm 的微粒滤除率在 95% 以上

3. 手术室的空气净化技术通过几级过滤（　　）。

　　A. 二级　　　　　　　　　　　　　　B. 三级

　　C. 四级　　　　　　　　　　　　　　D. 五级

　　E. 不要求

4. 洁净手术室环境温湿度要求正确的是（　　）。

　　A. 温度 22~25℃，湿度 40%~60%　　B. 温度 21~25℃，湿度 40%~60%

　　C. 温度 21~25℃，湿度 30%~60%　　D. 温度 22~25℃，湿度 30%~60%

　　E. 温度 22~24℃，湿度 35%~55%

5. Ⅰ级洁净手术室适合的手术是（　　）。

　　A. 普外科的手术　　　　　　　　　　B. 整形外科手术

　　C. 妇产科手术　　　　　　　　　　　D. 器官移植

　　E. 泌外科手术

6. 空气洁净度以空气中（　　）的浓度来衡量。

　　A. 细菌　　　　　　　　　　　　　　B. 尘埃

　　C. 微粒　　　　　　　　　　　　　　D. 有菌物

　　E. 菌落

7. 根据洁净手术室的分区，以下属于准洁净区的是（　　）。

　　A. 手术间　　　　　　　　　　　　　B. 敷料室

　　C. 办公室　　　　　　　　　　　　　D. 无菌物品间

　　E. 资料室

8. Ⅲ级一般洁净手术室进行接台手术时，空气自净时间为（　　）。

　　A. 15min　　　　　　　　　　　　　B. 20min

　　C. 30min　　　　　　　　　　　　　D. 40min

　　E. 50min

9. I 级洁净手术室空气中细菌菌落总数控制的个数是（　　）。

    A. ≤ 10   B. ≤ 20

    C. ≤ 30   D. ≤ 40

    E. ≤ 50

10. 不宜设在准洁净区的是（　　）。

    A. 无菌药品间   B. 器械室

    C. 敷料室   D. 石膏室

    E. 手术室外走廊

二、简答题

1. 简述洁净手术室的三区划分，对每个区域进行举例说明。

2. 简述洁净手术室的净化级别及用途。

3. 洁净手术室通道流程有哪几种？

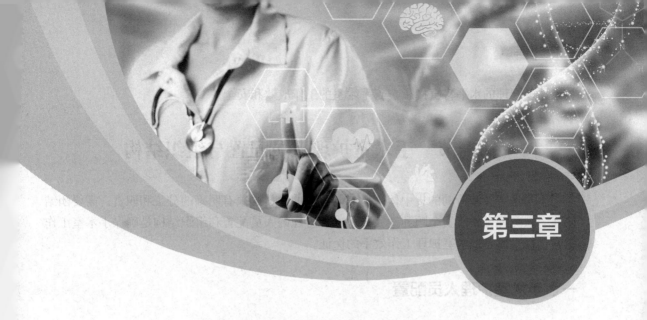

第三章

手术室组织结构与管理

学习目标

1. 掌握手术室器械护士与巡回护士的职责。
2. 熟悉手术人员出入手术室的管理要求。
3. 了解手术室护理人员的配置、组织结构。
4. 具有手术室护士应具备的素质和能力，严格要求自己。

情景导入

　　由于工作需要，护理部同意协调手术室增加2名护士。小王是新上任的手术室护士长，对手术室护理人员的配置、组织结构、职责不是特别清楚，对于该选什么样的护士，对护士有哪些素质要求等问题感到有些困惑，于是她查阅了大量手术室护理及手术室管理等方面的书籍，并认真学习。

思考：

1. 手术室护理人员的配置如何才能做到合理？
2. 手术室护士应具备哪些素质和能力？
3. 巡回护士和器械护士的工作职责分别是什么？

　　手术室管理的核心是人力资源的管理，手术室人员配置与人员管理主要依据组织的结构和目标，使组织能有足够的高品质护理专业人员，达到人尽其才、事尽其功的目标。人员素质及管理的水平将直接影响到手术室的工作成效和安全。

第一节 手术室护理人员配置与组织结构

手术是智慧和劳动的集中体现，参与手术的人员必须有明确的分工和职责，需要团结协作、默契配合才能安全顺利地完成手术。合理的人员配置和组织结构是确保手术室工作正常进行，提高手术室护理工作效率的保证。

一、手术室护理人员配置

手术室护理人员配置要根据本医院的实际工作量和工作目标决定。按照外科病床数、手术台使用率、急诊手术数、大手术量及科研、教学任务的不同而定。通常情况下，较大的综合性医院手术间与手术科室的床位比例为 1：30～1：40，手术室护士与手术台的比例为 2.5：1～3：1，教学医院比例相对较高，可达 3.5：1。

随着外科学的迅猛发展，对手术室护理人员的要求也越来越高。目前，仍有一些医院在手术室护士的人员组成上存在"兵"多"将"少的情况，即资历浅、工作经验少的新成员相对较多，资历深的技术骨干相对较少；在工作性质上"散"多"聚"少，即分散工作多，集中一起操作训练机会少，影响了护理质量的提高。另外，手术室工作繁忙，工作时"站"多"坐"少，医护人员常常连续作战，体能消耗大，对身体素质要求高。因此，在手术室护理人员配置上应注意以下几点。

1. 人才梯次的合理

手术室各级职称人员应按一定比例构成一个完整的人才结构，并随着学科的发展不断调整，做到能级对称，各尽其能，促进人才培养和发展。一般医院手术室护士的高、中、低级职称比例为 1：4：8，也可以设有高级职称人员；800 张床位的医院或教学医院比例为 1：3：6。

2. 年龄结构的合理

要保证手术室护理人员年龄的合理性，既要注意老、中、青结合，又要注意每个年龄段的人数不要过于集中。根据女护士的生理状况每 5 岁为一档拉开，避免婚育高峰期影响工作；也可选择男护士进入手术室工作。

3. 年资比例的合理

根据手术室护理工作的特点，按从事手术室专业的工作时间，可将手术室护士划分为高、中、低年资 3 个层次。高年资护士通常是指在手术室工作 10 年以上的护士，他们有丰富的临床经验，阅历丰富，观察敏捷，可从事培训、科研工作，还可协助护士长进行管理工作。中年资护士指在手术室工作 5～10 年的护士，他们是临床一线工作的骨干力量，年富力强，有开拓精神，可从事带教及安全管理工作。低年资护士指在手术室工作 5 年以下的护士，他们有朝气，精力充沛、思想活跃、行动敏捷、接受能力强，应多加指导和培养。因此，在手术室护理人员的配置结构上应注意新老搭配，一般高、中、低层次年资的比例为 1：5：10，有利于手术配合和人才培养，同时确保手术安全。

二、手术室的组织结构

手术室是患者手术治疗的重要场所，具有业务面广、技术性强、无菌操作要求严格等特点。手术室组织结构合理，才能确保外科手术的高效率和高质量。手术团队由外科医生、麻醉医生、手术室护士和其他技术人员组成。手术室护士包括巡回护士和器械护士（洗手护士）。手术团队成员利用各自的专业知识和技能协同工作，默契配合，为手术患者提供安全的治疗和护理，达到手术成功的共同目标。手术室及手术团队的组织结构如图 3-1、图 3-2 所示。

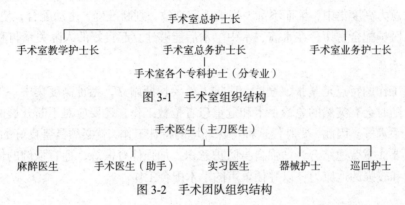

图 3-1 手术室组织结构

图 3-2 手术团队组织结构

第二节 手术室护理人员的素质要求

护士素质是指护士应具备的职业素养，它不仅体现在仪表风度、言谈举止等外在形象，更体现在护士的道德品质、业务能力等内在素质。手术室护理工作是医院护理工作的重要组成部分，专业性技术性强、无菌操作要求严格、工作紧张、责任重大，这就要求手术室护士在掌握专业知识的同时，还必须具备良好的综合素质与能力，自信自强、守正创新、踔厉奋发、勇毅前行。

一、手术室护士应具备的素质

手术室护理工作范围极广，因此，要求手术室护士应具有熟练的技能和丰富的知识，能充分发挥个人的主动性、积极性和创造性，与同事团结互助，共同完成任务。具体来说，手术室护士应具备以下四项素质。

1.思想素质

手术室护士应热爱护理专业，献身护理事业；树立正确的人生观，具有全心全意为患者服务的思想品德;具备良好的医德，崇高的奉献精神、慎独精神，能吃苦耐劳，自尊、自爱、自强;对患者有高度的责任感和同情心;工作中忠于职守、任劳任怨、遵章守纪,严格自律。

2. 业务素质

手术室护士应具备较完整的知识结构和过硬的操作技能;不断更新专业知识,刻苦学习、不断进取、精益求精、勇于实践、锐意改进;注重自我提高,深化自身知识内涵,拓宽护理知识面;熟悉各种抢救技术、各种仪器设备的应用;精通各专科手术的准备和操作技能,操作中做到轻、准、稳、快,医护配合默契;掌握患者术前、术中、术后的病情变化、心理状态,为患者手术的顺利开展及术后康复提供最优质的服务。

3. 心理素质

手术室护士应具有敏锐的观察力和灵活主动性;情绪稳定,应变能力强,遇突发意外情况时能沉着冷静、从容处理;态度和蔼、谦虚自重;主动关心患者,协调各种关系;手术进行中注意力高度集中,忙而不乱,病情观察细致,判断准确,主动配合,使医生信赖、患者放心;医护配合密切,在术前、术中、术后能够建立起良好的人际关系与和谐气氛。

4. 身体素质

手术室工作的特点是紧张、繁忙,医护人员要长期站立,精神高度集中,工作时间长且不规律,随时会有突然的急诊手术和危重患者抢救工作,还要应对不断开展的大型、复杂的高难度手术等。因此,要胜任这种特殊环境的特殊工作,就必须具备良好的身体素质。手术室护士要注意劳逸结合,增强自身防护意识,加强体育锻炼,拥有强健的体魄,保持良好的耐力和较强的适应力,以胜任繁重的手术配合工作。

二、手术室护士应具备的能力

随着现代医学的发展,医疗技术的提高,科技设备的进步,医学已经逐渐呈现出"内科外科化、外科微创化、麻醉普及化"的发展趋势。近年来,许多新技术、新疗法的不断引进,对手术室护士也提出了更高的要求,只有拥有高水平的护理能力,才能保证手术室护理工作的安全性。具体来说,手术室护士应具备以下六项能力。

1. 管理能力

手术室护士应做好对患者、环境、物品和仪器的管理,必须具有良好的应变能力和科学的管理能力。在术前访视中,护士应到病房阅读病历,了解患者情况,明确患者的需要及病情的发展过程,判断患者的健康问题,作出符合患者需要的整体性护理计划。

2. 协调能力

手术室护士要同多个科室的手术医生配合工作,这就要求护士必须具有良好的处理人际关系的能力和语言表达能力,能协调好各科室医务人员及手术室内人员的关系,妥善处理日常工作中的各种事务,最大限度地发挥团队凝聚力,把工作做好。

3. 沟通能力

手术室护士的沟通能力是在手术室护士与患者、患者家属、手术医生及其他医务工作人员的交往中表现出来的。一名优秀的手术室护士不仅要有过硬的专业知识与技能，还要有良好的沟通技巧，要利用良好的沟通技巧与患者交流，及时给予心理疏导，消除患者的紧张情绪和陌生感，调整患者的身心状态，减轻其心理压力，促进伤口愈合与身体康复。同时，与工作人员进行良好的沟通可营造良好的工作氛围，提高手术室的工作效率。

4. 学习能力

现代化的手术室装备，先进医疗技术的开展，如器官移植、心脏瓣膜置换、骨髓移植、显微外科手术等，给手术室护士带来巨大的挑战，这就要求手术室护士必须具有终身学习的能力，要努力钻研业务，不断学习新知识、新技能，总结经验，提升工作能力，以适应各类手术和新技术的需要，带动手术专科护理发展。

5. 紧急情况处置能力

手术室护士的急救能力应该包括以下几个方面：急救理论知识储备、危急病情观察能力、急救反应能力、急救处置能力及急救管理能力。可以说，急救能力是手术室护士最重要也是最基本的专业素质要求，如果在紧急情况下手术室护士不能及时、准确地发现患者的病情状况及走向，就可能对患者、医院甚至是整个医疗系统，造成严重的医疗纠纷与负面舆论影响。因此，手术室护士在手术过程中如遇到突发情况，应沉着应对，抢救时必须争分夺秒，迅速准确，忙而不乱。

6. 科研与教学能力

手术室护士在工作实践中要善于不断发现问题和提出问题，并通过科研攻关解决问题。各种新手术的开展，促使护理人员必须不断学习新的知识，从事科研活动，发展新理论，并将科研成果应用到实践中，不断提高手术室护理质量。手术室护士应具有教育学的知识，以身作则，因人施教，努力提高语言表达和操作示范能力，通过言传身教的教学方式传授护理实践经验，不断探索新的教学方法，提高教学水平，积极培养年轻一代护理人才。

第三节　手术室护理人员职责

一、护士长职责

（1）在护理部主任的指导下，负责手术室业务、教学、科研和管理工作。

（2）负责手术室工作计划和质量监控方案的制定、实施、检查和总结。

（3）负责手术室护理人员的排班，科学分工，密切配合医生完成手术；督促检查进入手术室的人员执行各项规章制度和常规技术操作，严格执行无菌操作、查对制度和交接班制度，预防差错和事故。

（4）指导护理人员做好各种手术配合和抢救工作。

（5）检查督促消毒、灭菌工作，定期进行空气、物品表面及手术人员手部的细菌培养，监测消毒、灭菌效果，预防医院内感染。

（6）负责手术室管理，保持各手术间的清洁、整齐、肃静和正常工作秩序。

（7）检查督促手术标本的正确留取和送检。

（8）组织业务学习和技术考核，定期进行护理跟班、护理查房和护理安全形势分析，确保护理安全。

（9）负责安排护理人员的进修、实习护士的培训，组织开展新业务和科研工作。

（10）掌握手术室人员的思想、业务能力和工作表现，提出考核、晋升、奖惩和培养使用意见。

（11）负责对外联系、科室之间协调和接待参观事宜。

二、各类护士职责

（一）手术室护士职责

（1）在手术室护士长的领导下担任器械、巡回、物品供应工作，负责术前准备、术中配合、术后整理和手术标本的留取、保管和送检。

（2）严格落实无菌技术操作和查对制度，预防差错、事故和医院内感染的发生。

（3）负责管理手术间，及时检查、清理、补充各种物品，并做好登记。

（4）负责监督手术人员的无菌技术操作，管理手术间工作环境。

（5）指导护理员进行手术物品消毒和手术间的清洁、整理工作。

（6）参加手术室值班。

（二）手术室值班护士职责

（1）负责值班期间的手术室管理工作，坚守岗位，履行职责，遇到特殊情况及时请示汇报，并于次日进行书面交班。

（2）除按照安排配合日常手术外，还负责配合急诊手术，并根据通知单检查补充次日的手术所需物品。

（3）交班并保管好急诊柜内的物品，确保急诊抢救顺利进行。

（4）核对病理标本。

（5）正确填写交班本并详细交班。

（三）器械护士（洗手护士）职责

1. 手术前

（1）查看手术通知单，了解拟实施手术的名称、麻醉方式及患者相关信息（过敏史、生化检查等）、手术特殊用物，必要时参加病例讨论、访视患者。

（2）备齐手术所需物品，包括无菌物品、外科洗手用品、脚蹬等。必要时请手术人员确认关键的器械和物品，如有疑问及时补充、更换。

（3）检查手术所需无菌物品及器械的灭菌标识和有效期。

（4）协助巡回护士安置患者、准备手术仪器设备等。

2. 手术中

（1）铺置无菌台前确认周边环境符合无菌技术操作要求；再次检查手术所需无菌物品

及器械的灭菌标识和有效期。

（2）执行外科手消毒，原则上应在手术前 15～30min 刷手。

（3）铺置无菌台后，检查手术器械的性能和完整性。

（4）严格执行手术物品清点制度，手术开始前、关闭体腔前、关闭体腔后、缝合皮肤后与巡回护士共同清点台上所用的各类物品，避免差错。

（5）遵循无菌技术操作原则，协助手术医生进行手术区域皮肤消毒、铺置无菌单、戴无菌手套。

（6）与巡回护士连接好各种手术仪器，如电刀、吸引器、超声刀、冷光源等。

（7）关注手术进程，掌握手术步骤及主刀医生习惯，提前准备并正确传递手术器械，及时擦拭器械上的血渍，传递前及使用后均需检查器械完整性。

（8）对正在使用的器械、纱布、纱垫、缝针等做到心中有数，用后及时收回。

（9）监督手术医生对特殊器械及电外科的安全使用。

（10）负责手术台上标本的管理，严格执行手术标本管理制度。

（11）监督手术台上人员的无菌技术操作，严格执行手术隔离制度；保持无菌区域干燥整洁、不被污染，如有或疑有污染时立即更换。

（12）做好标准预防，正确传递锐器，防止发生锐器伤。如为特殊感染手术，按感染类别执行《医疗机构消毒技术规范》（WS/T 367—2012）相关处理规定。

（13）术中原则上不调换器械护士，如遇特殊情况必须调换时，应严格执行交接班制度，现场交接。

（14）完成四次手术物品清点后，告知手术医生手术物品的名称数目、完整性。

3. 手术后

（1）协助手术医生包扎伤口，清洁手术区域皮肤，正确连接各种引流袋。

（2）按照手术标本管理制度来处理标本。

（3）遵循垃圾分类原则，锐器应放置于锐器盒内。

（4）做好器械整理，及时与消毒供应人员交接。

（四）巡回护士职责

1. 手术前

（1）查看手术通知单，了解拟实施手术的名称、麻醉方式及患者相关信息（过敏史、生化检查等），必要时参加病例讨论、访视患者，做好术前宣教。

（2）确认手术所需物品、仪器、设备、手术体位用物等，并确认其处于功能状态。

（3）检查手术间环境，确保其符合国家规范要求，包括温度、湿度、照明、清洁状况等，发现异常及时报修；清空上一台手术患者的物品、病历资料、垃圾等。

（4）遵循一间、一人、一病历原则，每个手术间只能安置一位患者，并只能存放该患者的病历、资料。

（5）执行手术患者交接制度，做好与病房护士的交接，检查所带药物、影像学检查结果等，确认患者有无义齿、饰品、植入物等，并在交接单上签名记录。

（6）核对手术患者身份，至少同时采用两种方法核对：腕带法、反问式核对法（患者或家属参与：自己说出姓名、手术部位等信息）。

（7）患者转移至手术床时，先确认手术床和手术平车的固定，再转移患者，告知患者不得随意移动，防止坠床。

（8）做好患者的心理护理，减轻患者焦虑。

2. 手术中

（1）根据手术及麻醉需要，选择静脉穿刺部位，按《静脉治疗护理技术操作规范》建立静脉通路，妥善固定；按相关要求给予术前抗菌药物。

（2）执行《手术安全核查制度》（具体如表3-1所示），在麻醉前、手术开始前、患者离室前，与麻醉医生、手术医生共同核对患者相关信息，确保正确的患者、正确的手术部位、正确的手术方式。

表3-1　手术安全核查单

科　别 _____　患者姓名 _____　性　别 _____　年　龄 _____ 岁
住院号 _____　麻醉方式 _____　手术者 _____
手术方式 _____　手术日期 _____ 年 _____ 月 _____ 日

麻醉实施前	手术开始前	患者离开手术室前
患者姓名、性别、年龄正确： □是　□否 手术方式确认：　□是　□否 手术部位与标识正确： □是　□否 手术知情同意：　□是　□否 麻醉知情同意：　□是　□否 麻醉方式确认：　□是　□否 麻醉设备安全检查完成： □是　□否 皮肤是否完整：　□是　□否 术野皮肤准备正确： □是　□否 静脉通道建立完成： □是　□否 患者是否有过敏史： □是　□否 抗菌药物皮试结果： □有　□无 术前备血：　□有　□无 假体□／体内植入物□／影像学资料□ 输血知情同意：　□是　□否 其他：	患者姓名、性别、年龄正确： □是　□否 手术方式确认：□是　□否 手术部位与标识确认： □是　□否 手术、麻醉风险预警： 手术医生陈述： □预计手术时间 □预计失血量 □手术关注点 □其他 麻醉医生陈述： □麻醉关注点 □其他 手术护士陈述： □物品灭菌合格 □仪器设备 □术前术中特殊 　用药情况 □其他 是否需要相关影像资料： □是　□否 其他：	患者姓名、性别、年龄正确： □是　□否 实际手术方式确认： □是　□否 手术用药、输血的核查： □是　□否 手术用物清点正确： □是　□否 手术标本确认：□是　□否 皮肤是否完整：□是　□否 各种管路： □中心静脉通路 □动脉通路 □气管插管 □伤口引流 □胃管 □尿管 □其他 患者去向： □麻醉恢复室 □病房 □ICU □急诊 □离院 其他：
手术医生签名 _____ 麻醉医生签名 _____ 巡回护士签名 _____	手术医生签名 _____ 麻醉医生签名 _____ 巡回护士签名 _____	手术医生签名 _____ 麻醉医生签名 _____ 巡回护士签名 _____

　　填表说明：①基本信息由临床医生填写；②各阶段的主持人负责主持核查，并实时完成打钩（可指定其他在场人员打钩）；③签名应在整个核查工作（三次核查）结束时统一完成。

（3）协助实施麻醉。

（4）协助洗手护士铺置无菌台，检查无菌物品的有效期、包装等，确保物品合格后，按流程打开无菌物品。

（5）执行手术物品清点制度，清点、核对手术中所需的物品，并签字记录。

（6）检查皮肤评估，遵循手术体位安置原则，与手术医生、麻醉医生共同安置手术体位，实施必要的保护和约束措施，避免受压、暴露等造成的损伤，防止患者坠床。

（7）减少不必要的暴露，保护患者隐私，做好保暖，保证患者舒适。

（8）随时提供手术所需的仪器、设备、手术器械、耗材等，正确连接、调试手术设备。

（9）严格执行查对制度，进行给药、输血等操作时须与手术医生或麻醉医生双人核对；抢救时协助麻醉医生给药；在执行口头医嘱时必须复述确认，并保留空安瓿至手术结束。

（10）及时供应术中所需物品，添加物品在双人清点后及时记录，掉落的物品应集中放于固定位置，以便清点。

（11）做好护理观察，包括出血、用药、输液、输血、尿量、手术体位等；发生异常情况时积极配合抢救。

（12）严格执行并监督手术间所有人员的无菌操作技术、消毒隔离技术、垃圾分类等各项规定的落实；控制参观人数，保持手术间环境整洁、门处于关闭状态。

（13）严格执行交接班制度，确保现场交接，交接的内容包括病情交接、皮肤交接、管路交接、用物交接，并做好交接记录。

（14）遵循手术标本管理制度，协助器械护士或手术医生核对病理及病理单的各项内容，确认标本来源的名称和数量，妥善管理手术标本，督促及时送检，并签字记录。

（15）执行护理文件书写规定，准确填写各种护理文件，并签字确认；特殊情况应在护理记录单上详细描述，必要时请主刀医生签字确认。

（16）巡视仪器和设备的运转情况，发现异常及时检查，必要时报修。

3. 手术后

（1）协助手术医生包扎伤口，保持患者皮肤清洁，衣物整齐，保护隐私、注意保暖。

（2）检查患者皮肤，如有损伤等异常情况，应与手术医生共同确认后记录在护理记录单上，并与手术医生、病房护士交接。

（3）整理管路，保持管路通畅，标识清楚，固定稳妥。

（4）整理患者所带物品及护理文件，将患者安全送离手术室。

（5）整理手术间，物归原处，并补充所需物品。

（6）执行不良事件上报制度，及时上报与患者安全相关的事件。

第四节　手术人员出入手术室的管理要求

一、手术人员出入手术室

（1）凡进入手术室的工作人员，必须规范着装，在指定区域内更换手术室专用的鞋帽、洗手衣裤及口罩，要求帽子完全遮盖头发，口罩遮盖口鼻面部。

（2）刷手服上衣应系入裤子内，内穿衣物不能外露于刷手服或参观衣外，如衣领、衣袖、裤腿等，刷手服应保持清洁、干燥。

（3）不应佩戴不能被刷手服遮盖的首饰（如戒指、手表、手镯、耳环等），不应化妆、美甲。

（4）进入手术室洁净区的非手术人员（如检查人员、医学工程师等）可穿着隔离衣，完全遮盖个人着装，更换手术室拖鞋并规范佩戴口罩、帽子。

（5）工作人员出手术室时（如送患者回病房等），应更换好外出衣和鞋。

二、注意事项

（1）刷手服及外科口罩一旦被污染或可疑污染时，须立即更换。

（2）外科口罩摘下后应及时丢弃，摘除口罩后应洗手。如需再次使用时，应将口罩内面对折后放在相对清洁的刷手服口袋内。

（3）当工作人员身体被血液、体液大范围污染时，应淋浴或洗澡后更换清洁刷手服。

（4）使用后的刷手服应每天更换，并统一回收进行清洗、消毒，而不应存放在个人物品柜中继续使用。

（5）手术帽应每天更换，污染时应立即更换。

（6）手术室内应穿防护拖鞋，防止足部被患者体液、血液污染，或被锐器损伤，做到"一人一用一消毒"。

（7）外出衣应保持清洁，定期更换、清洗、消毒。

🔍 知识链接

手术标本管理

《手术室护理实践指南》2022年版中第五篇6手术标本管理规定如下。

1. 任何人不得将手术标本随意取走。

2. 标本产生后洗手护士应立即与主刀医生核对标本来源。

3. 标本取出并核对无误后，巡回护士或其他标本处理者应即刻记录标本的来源、名称及数量。

4. 标本应尽快固定（用10%中性甲醛缓冲液固定，固定液的量不少于病理标本体积的3～5倍，并确保标本全部置于固定液之中）或送至病理科处理。

5. 标本产生时、标本处理时、标本交接时三个关键环节，对八项关键信息进行核对：患者姓名、住院号/病案号、标本申请单号、标本类型（常规、冰冻、体液等）、标本名称、标本数量、标本标识、标本处理方式（固定后送检、送新鲜标本等）。

6. 应有标本登记交接记录，记录内容包括患者的姓名、病案号、手术日期、送检日期及送检标本名称、数量、交接双方人员签字。

7. 标本送检时，应将标本放在密闭、不渗漏的容器内，与病理单一同送检。

（资料来源：郭莉.手术室护理实践指南[M].北京：人民卫生出版社，2022.）

思考与练习

一、单项选择题

1. 以下不是手术组的成员的是（　　）。

A. 主刀医生
B. 麻醉医生
C. 巡回护士
D. 器械护士
E. 工勤人员

2. 王女士，50岁，因患乳腺癌入院，今日进行乳腺癌根治手术，接患者入手术室后，给王女士安置体位的是（　　）。

A. 麻醉师和主刀医生
B. 器械护士和主刀医生
C. 器械护士和手术第一助手
D. 巡回护士、手术医生和麻醉师
E. 巡回护士或工勤人员和麻醉师

3. 患者潘某，女，44岁，因急性阑尾炎需急诊手术，她进入手术室后，巡回护士不需要核对患者的信息是（　　）。

A. 姓名、床号、性别
B. 手术名称、手术部位
C. 职业和子女就业情况
D. 手术间、患者腕带、科室
E. 术前用药和禁食情况

4. 患者高某，因车祸导致胸部外伤，需急诊手术，接其进入手术室时，不应带入手术室的物品是（　　）。

A. 术中使用的药物
B. 胸部 X 线片
C. 手表
D. 胸腔闭式引流瓶
E. 病历

5. 巡回护士的职责不包括（　　）。

A. 接患者入手术室
B. 安置手术体位
C. 器械台管理
D. 协助手术人员穿手术衣
E. 与手术护士清点器械物品

6. 器械护士与巡回护士共同完成的工作为（　　）。

A. 术中观察病情
B. 传递器械
C. 清点器械敷料
D. 安置手术体位
E. 术后清洗器械

7. 手术前一日，巡回护士最主要的工作为（　　）。

A. 手术前用物准备
B. 手术室环境准备
C. 术前访视
D. 协助麻醉
E. 安全检查手术室

8. 手术室查对患者的资料时，最关键的是要查对患者的（　　）。

A. 病房
B. 住院号
C. 姓名
D. 性别
E. 年龄

9. 患者女,30岁,卵巢囊肿切除术后4天,体温38.5℃,诉说伤口疼痛、无咳嗽、咳痰。

(1)该患者可能发生了（　　　）。

    A.伤口内出血   B.肺部感染

    C.肠梗阻   D.伤口感染

    E.切口裂开

(2)对此的处理方式是（　　　）。

    A.鼓励咳嗽、拍背   B.早下床活动

    C.镇静吸氧   D.蝶形胶布固定伤口

    E.定时换药应用抗生素

二、简答题

1. 手术室护士的职责有哪些?

2. 器械护士的职责有哪些?

3. 巡回护士的职责有哪些?

4. 手术室护理人员的配置应注意哪些事项?

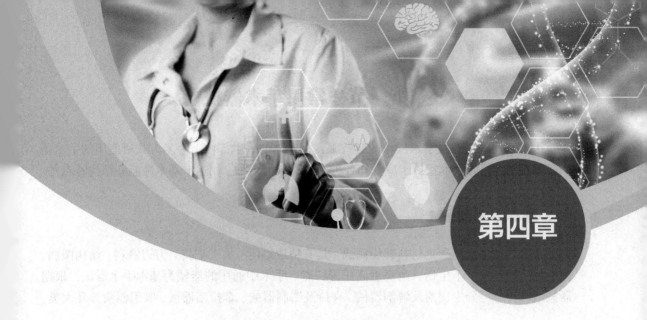

第四章

手术室常用物品

手术室常用物品包括手术器械、手术敷料、手术缝针、手术缝线,以及一些特殊物品等。这些物品通常需要提前准备,并且在急症手术时需要随时准备供应。

第一节 常用手术器械

手术室器械是外科手术操作的必备工具，不同的手术部位、手术方式所使用的手术器械各不相同，因此手术室护士应熟知各种手术器械的名称、用途、基本性能和结构特点等。

一、基本手术器械

手术器械多选用碳钢材料镀镍制成，具有精致轻便、易于把持、刀刃锋利、结构圆润、弹性好、韧性强、不生锈、耐高温高压等特点。手术中通用的器械为基本手术器械，根据器械结构特点可分为切割及解剖器械、夹持及钳制器械、牵拉用器械、吸引器头等几大类。

（一）切割及解剖器械

1. 手术刀

手术刀由刀柄和刀片组装而成，主要用于切割和解剖组织。刀柄及刀片种类很多，其末端都标有号码（图 4-1）。

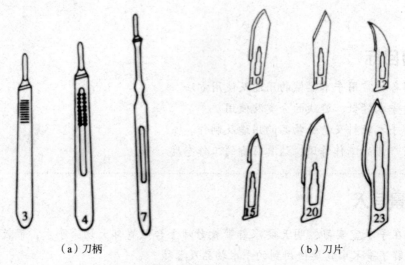

（a）刀柄　　　　　　　　　　　　　　（b）刀片

图 4-1　手术刀柄和刀片

（1）手术刀柄：刀柄主要有 3 号、4 号、7 号三种型号。其中，4 号刀柄安装 20～24 号刀片，3 号和 7 号刀柄安装 10 号、11 号、12 号、15 号刀片，刀柄的选择取决于切割组织的深浅。

（2）手术刀片：手术刀片为一次性使用，有圆头、尖头之分，常用型号有 11 号小尖刀、12 号小镰刀、15 号小圆刀、10 号中圆刀、22 号大圆刀等。

（3）手术刀片用途：20 号～24 号大圆刀和 10 号中圆刀用于切开皮肤、皮下组织、肌肉、骨膜等；15 号小圆刀用于深部组织及眼科、冠状动脉搭桥等组织切割；12 号小镰刀用于膝部、五官科手术；11 号小尖刀用于切开血管、神经、胃肠道及心脏组织。

（4）手术刀的装卸方法：安装手术刀片时，必须用持针钳夹持刀片安装在刀柄上；拆卸刀片时也必须用持针钳夹持刀片从刀柄上取下，不可用手拔取，以免割伤手指。

2. 手术剪

手术剪用于剪开组织、缝线或特殊材料，可分为组织剪、线剪、骨剪和钢丝剪四大类（图4-2）。根据其结构特点有长、短、直、弯、尖、钝各种类型；根据其用途不同又有不同命名，如眼科剪、扁桃体剪、血管剪、子宫剪、肋骨剪等。使用手术剪时，应注意保护刃面以免变钝。

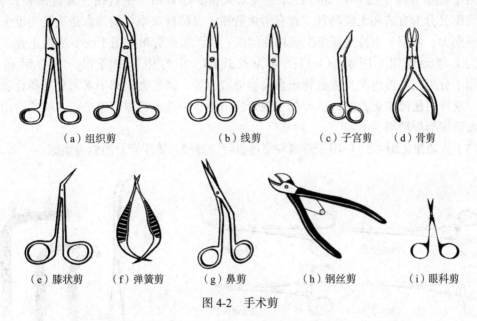

（a）组织剪　　　　（b）线剪　　　　（c）子宫剪　　（d）骨剪

（e）膝状剪　　（f）弹簧剪　　　（g）鼻剪　　　（h）钢丝剪　　　（i）眼科剪

图4-2　手术剪

（1）线剪：又称剪线剪，刃较钝厚，用来剪断缝线、敷料、引流物等。

（2）组织剪：组织剪的尖端较薄、锐利而精细，有直、弯两种类型，大小长短不一，主要用于解剖、剪断或分离剪开的组织。通常浅部手术操作用直组织剪，深部手术操作一般使用中号或长号弯组织剪。由于组织剪的刃锐薄，使用时不能图方便、贪快，以组织剪代替线剪，以致损坏刀刃，造成浪费。

（3）拆线剪：一页钝凹，一页直尖的直剪，用于拆除缝线。

（4）骨剪：用于剪断骨性组织。

（5）钢丝剪：用于剪截钢丝、克氏针等。

（6）使用方法：正确持剪刀法如图4-3所示，拇指和第四指分别插入剪刀柄的两环，中指放在第四指环的剪刀柄上，食指压在轴节处起稳定和向导作用，有利于操作。

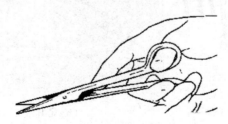

图4-3　正确持剪法

（二）夹持及钳制器械

1. 血管钳

血管钳又称止血钳，主要用于钳夹血管或出血点以达到止血的目的，也可用于分离组织、牵引缝线、把持或拔出缝针等。血管钳有直、弯之分，长短大小不同，种类很多，如蚊式血管钳、直血管钳、弯血管钳、有齿血管钳、无损伤血管钳等。

（1）直血管钳（图4-4（a））：分为直蚊式钳、小直钳、中直钳、大直钳和长直钳，直血管钳又分为有齿和无齿两种。直有齿血管钳（又称柯克钳）的特点是夹持力度大，对组织损伤大，多用于夹持坚韧组织或坏死组织；直无齿血管钳则用于皮下组织止血。

（2）弯血管钳（图4-4（b））：分为蚊式钳、小弯钳、中弯钳、大弯钳和长弯钳，用于分离、夹持组织，或血管止血及协助缝合等。医生会根据手术需要选择合适的血管钳，这样可使操作更方便，也有利于视野的清晰。中弯血管钳应用最广，蚊式钳用于脏器、血管成形等精细手术。

（3）直角钳（图4-5）：用于游离和绕过血管、神经、输尿管及胆囊等组织。

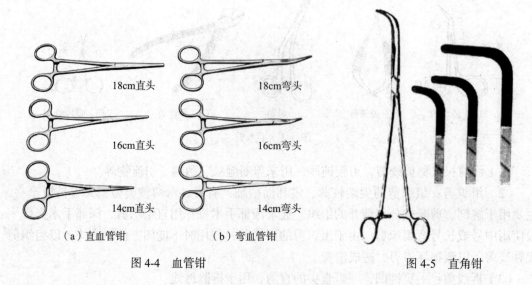

18cm直头	18cm弯头		
16cm直头	16cm弯头		
14cm直头	14cm弯头		
（a）直血管钳	（b）弯血管钳		

图4-4 血管钳　　　　　　　　　　　　图4-5 直角钳

（4）弧形钳（图4-6）：如肾蒂钳、心耳钳等主要用于特殊手术部位。

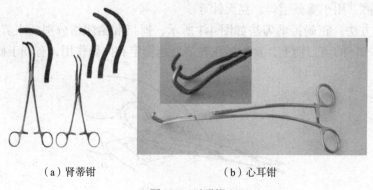

（a）肾蒂钳　　　　　　　　　　　（b）心耳钳

图4-6 弧形钳

（5）使用方法（图4-7）：血管钳的使用方法和手术剪大致相同，但应注意放开时需用拇指和食指持住血管钳的一个环口，用中指和无名指挡住另一环口，将拇指和无名指轻轻用力对顶即可。

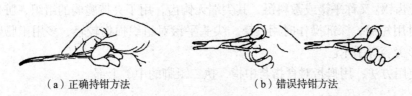

（a）正确持钳方法　　　　　　　（b）错误持钳方法

图4-7　持血管钳法

（6）注意事项：①血管钳扣紧时对组织有不同程度的压榨作用，因此不能直接用于皮肤、脏器及脆弱组织；②血管钳不得夹持皮肤、肠管等，以免组织坏死；③使用前应检查前端横形齿槽两页是否吻合，不吻合者不用，以防止血管钳夹持组织滑脱；④用于止血时尖端应与组织垂直，夹住出血血管断端，尽量少夹附近组织；⑤止血时只扣上一、二齿即可，要检查扣锁是否失灵，防止钳柄自动松开而造成出血。

2. 手术镊

手术镊用于夹持或提拉组织，以便协助分离、剪开或缝合操作，也可夹持缝针及敷料等。手术镊分为有齿镊和无齿镊两类，还有长短、粗细、尖钝、有损伤及无损伤之分（图4-8）。

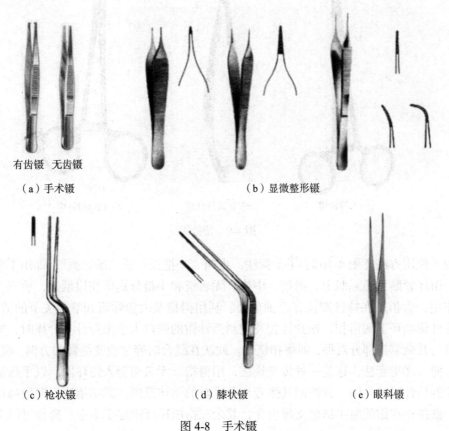

有齿镊　无齿镊

（a）手术镊　　　　　　　　　　（b）显微整形镊

（c）枪状镊　　　　　　（d）膝状镊　　　　　　（e）眼科镊

图4-8　手术镊

（1）有齿镊：又称组织镊，其尖端有齿，齿又分为粗齿与细齿。粗齿镊用于夹持较硬的组织，损伤性较大；细齿镊用于精细手术，如肌腱缝合、整形手术等。因尖端有钩齿，所以夹持牢固，但也对组织有一定损伤。

（2）无齿镊：又称平镊或敷料镊，其尖端无钩齿，用于夹持脆弱的组织、脏器及敷料。浅部操作时用短镊，深部操作时用长镊。尖头平镊对组织损伤较轻，多用于肠壁、血管、神经、整形美容等手术。

（3）使用方法：用拇指对食指与中指，执二镊脚的中、上部。

3. 持针钳

（1）作用与分类：持针钳又称持针器，用于夹持缝针缝合各种组织，也可用于协助缝线打结。持针钳前端有纵横交错的纹路或突出的细小颗粒形成粗糙面，以增加摩擦力，利于夹持缝针，保持稳定，不易滑脱。持针钳有长、短、弯、直不同规格，前端有粗、细之分。粗头持针钳持力大，夹持缝针稳，术中较为常用；细头持针钳持力相对小，缝合范围也小，多用于夹持小缝针或暴露不充分的深部手术。大多数手术都用直柄持针钳，但在特殊部位操作如心脏、肾门等处缝合时，需用弯柄持针钳以适应缝合角度（图4-9）。夹针时应用持针钳尖端夹住缝针的中、后 1/3 交界处。

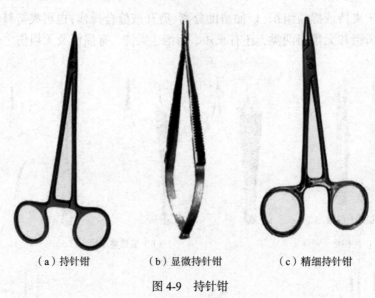

（a）持针钳　　　　　　（b）显微持针钳　　　　　（c）精细持针钳

图 4-9　持针钳

（2）使用方法（图4-10）：①掌握法，也叫"一把抓"或"满把握"，即用手掌握拿持针钳。钳环紧贴大鱼际肌上，拇指、中指、无名指和小指分别压在钳柄上，后三指并拢起固定作用，食指压在持针钳前部近轴节处。利用拇指及大鱼际肌和掌指关节的活动推展，张开持针钳柄环上的齿扣，松开齿扣及控制持针钳的张口大小来持针。合拢时，拇指及大鱼际肌与其余掌指部分对握，即将扣锁住。此法在缝合时容易改变缝针的方向，缝合稳健，操作方便。②指套法，这是一种传统执法，用拇指、无名指套入钳环内，以手指活动的力量来控制持针钳的开闭，并控制其张开与合拢时的动作范围。③掌指法，即用拇指套入钳环内，食指压在钳的前半部做支撑引导，其余三指压钳环固定于掌中。拇指可以上下开闭活动，控制持针钳的张开与合拢。

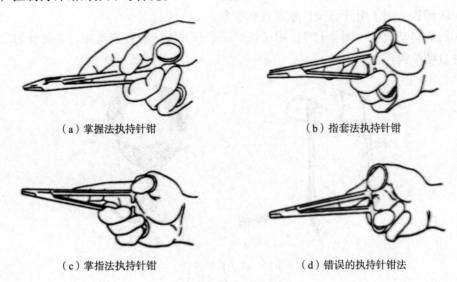

（a）掌握法执持针钳　　　　　　　　（b）指套法执持针钳

（c）掌指法执持针钳　　　　　　　　（d）错误的执持针钳法

图 4-10　持针钳使用方法

（三）牵拉用器械

牵拉用器械又称牵开器或拉钩，用来牵开不同层次和深度的组织、暴露术野。拉钩种类繁多，大小、形状不一，术中可根据手术部位及方式选择使用（图 4-11）。

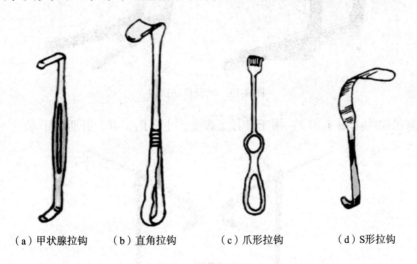

（a）甲状腺拉钩　　（b）直角拉钩　　　（c）爪形拉钩　　　（d）S形拉钩

图 4-11　各种拉钩

1. 拉钩的分类

（1）S 形拉钩：用于牵开腹腔脏器。

（2）直角拉钩：用于牵开腹壁。

（3）双头拉钩：用于牵开皮肤、肌肉、甲状腺。

（4）爪形拉钩：用于牵开皮肤、肌肉。

（5）甲状腺拉钩：用于浅部切口的牵开显露。

（6）压肠板：用于牵开肠段，暴露目标脏器。

（7）腹腔自动拉钩（图4-12）：用于长时间牵开并固定腹腔或盆腔，并可分为二翼和三翼两种自动拉钩。

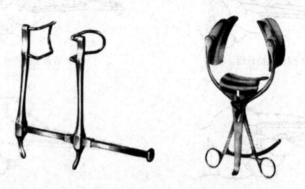

图 4-12　腹腔自动拉钩

（8）胸腔自动拉钩（图4-13）：用于胸腔、腰部切口的牵开显露。

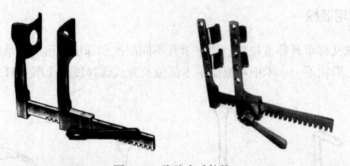

图 4-13　胸腔自动拉钩

（9）悬吊拉钩（图4-14）：用于牵开上腹壁，主要用于胃、肝胆胰手术。

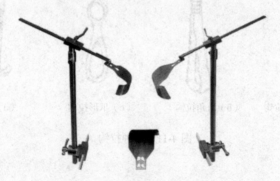

图 4-14　悬吊拉钩

（10）后颅窝牵开器（图4-15（a））：用于后颅窝、脊柱的牵开显露。

（11）乳突牵开器（图4-15（b））：用于撑开显露乳突、牵开头皮、牵开显露位于四肢的小切口。

（12）脑压板：用于牵压、保护脑组织。

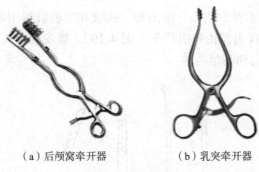

（a）后颅窝牵开器　　　　（b）乳突牵开器

图 4-15　牵开器

2. 使用方法

使用 S 形拉钩时，应以纱垫将拉钩与组织隔开，拉力应均匀，不应突然用力或用力过大，以免损伤组织。正确执拉钩的方法是掌心向上（图 4-16），可以持续较长时间。错误的执拉钩方法时间不易持久（图 4-17）。正确的甲状腺拉钩执法如图 4-18 所示。

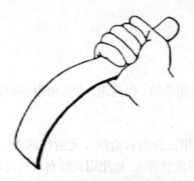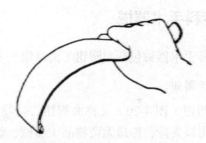

图 4-16　正确执 S 形拉钩法　　　　图 4-17　错误执 S 形拉钩法

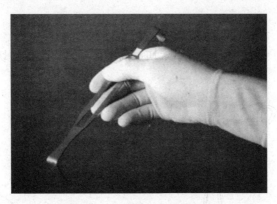

图 4-18　正确执甲状腺拉钩法

递拉钩前应先用生理盐水浸湿，防止损伤组织器官；自动牵开器使用前、后要检查有无螺丝松动，防止其遗留在体腔内；长时间使用拉钩时可用湿纱布将拉钩和组织隔开，避免组织器官受压损伤。

（四）吸引器头

吸引器头用于吸除术野中出血、渗出物、脓液和空腔脏器中的内容物，使术野清晰显露，减少污染机会。吸引器由吸引器头（图4-19）、橡皮管、玻璃接头、吸引瓶及动力部分组成。动力又分电力和脚踏两种。

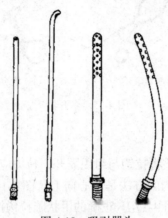

图4-19 吸引器头

二、专科手术器械

专科手术器械包括卵圆钳（消毒钳）、布巾钳、组织钳、柯克钳、大直角钳、肺叶钳等。

1. 卵圆钳

卵圆钳（图4-20）又称海绵钳、持物钳、环钳，分为有齿纹、无齿纹两种。有齿纹卵圆钳用以夹持、传递无菌物品（器械、敷料、引流管等），如用钳夹纱布进行皮肤消毒，或用于术野深处拭血。无齿纹卵圆钳用于夹提胃肠脏器、肺叶、子宫等，可协助暴露，但不能扣紧。

2. 布巾钳

布巾钳（图4-21）用于固定铺盖手术切口周围的手术巾，保护切口，使用时注意勿夹伤正常皮肤。

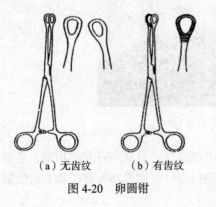

（a）无齿纹　（b）有齿纹

图4-20 卵圆钳

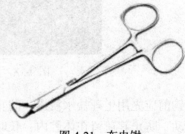

图4-21 布巾钳

3. 组织钳

组织钳（图 4-22）又称鼠齿钳、Allis 钳。组织钳对组织的压榨较血管钳更轻，一般用以夹持皮肤、皮下组织、筋膜等，不易滑脱，有时也用于固定纱布垫等。需注意禁止用其夹持面部皮肤切口。

4. 柯克钳

柯克钳（图 4-23）有直、弯、长、短之分。

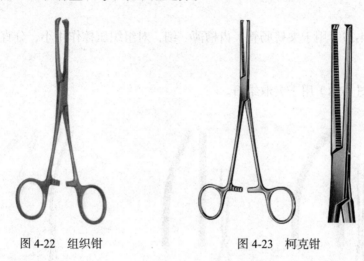

图 4-22　组织钳　　　　　　　　　　图 4-23　柯克钳

5. 大直角钳

大直角钳（图 4-24）又称无损伤支气管钳，用于离断气管、支气管及其他腔道组织。

6. 肺叶钳

肺叶钳（图 4-25）用于提夹、牵引肺叶，显露术野。

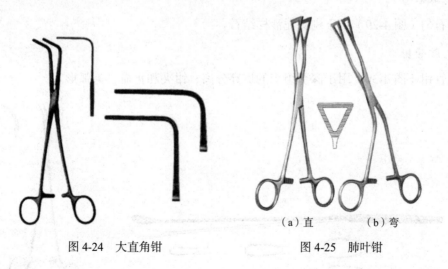

（a）直　　　　（b）弯

图 4-24　大直角钳　　　　　　　　图 4-25　肺叶钳

7. 胃钳

胃钳（图 4-26）又称胃幽门钳，用于钳夹胃或结肠残端。

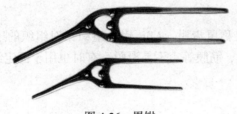

图 4-26　胃钳

8. 肠钳

肠钳（图 4-27）用于夹持肠管，齿槽薄、细，对组织压榨作用小，分直、弯两种。

9. 取石钳

取石钳（图 4-28）用于夹取结石。

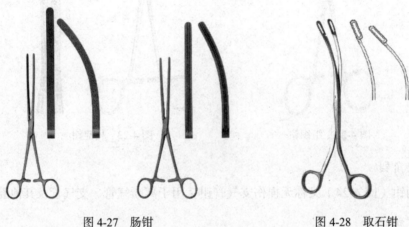

图 4-27　肠钳　　　　　　　　　　　图 4-28　取石钳

10. 取石勺

取石勺（图 4-29）用于剔除泥沙样结石。

11. 胆管钳

胆管钳（图 4-30）用于深部组织的贯穿分离、钳夹和止血，为弧形。

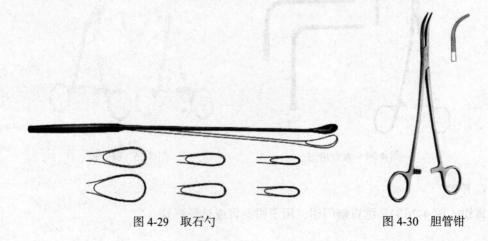

图 4-29　取石勺　　　　　　　　　　图 4-30　胆管钳

12. 骨凿

骨凿（图 4-31）用于除去骨痂、截除骨块，分为平凿、圆凿、铲凿、峨眉凿 4 类，前端为扁平面的骨凿又称为骨刀。

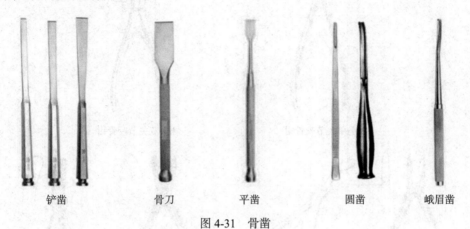

铲凿　　　骨刀　　　平凿　　　圆凿　　　峨眉凿

图 4-31　骨凿

13. 骨锤

骨锤（图 4-32）用于协助骨凿截骨及物体的植入或取出，常用的有 450g、270g、100g 三种重量，前者多用于骨科，后者多用于口腔科和耳鼻喉科。

14. 骨锉

骨锉（图 4-33）用于锉平骨断端。

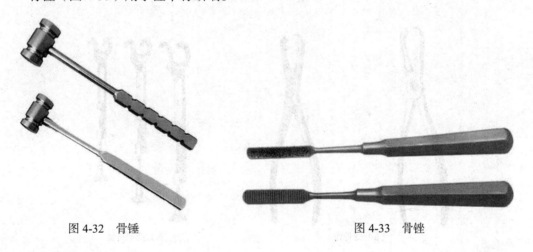

图 4-32　骨锤　　　　　　　　　　　图 4-33　骨锉

15. 咬骨钳

咬骨钳（图 4-34）分为单关节、双关节两大类，用于咬除骨组织，按前端形状分为尖嘴、鹰嘴、圆头、方头 4 种。

16. 持骨器

持骨器（图 4-35）分为持骨钳、骨把持器两种，用于固定骨断端、协助内固定，持骨钳一般用于固定长骨骨折的远端，骨把持器用于固定骨折处。

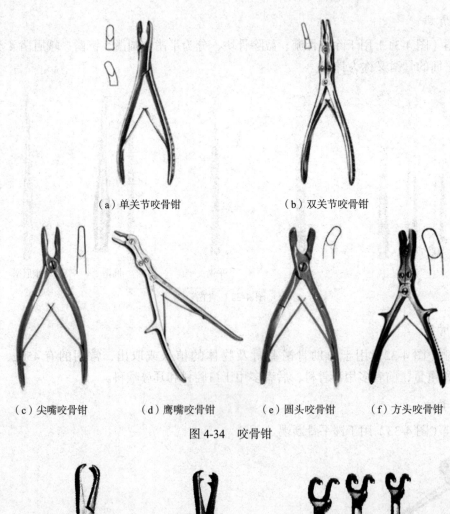

（a）单关节咬骨钳　　　　　　　　　　　　（b）双关节咬骨钳

（c）尖嘴咬骨钳　　　（d）鹰嘴咬骨钳　　　（e）圆头咬骨钳　　　（f）方头咬骨钳

图 4-34　咬骨钳

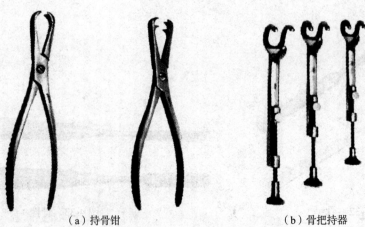

（a）持骨钳　　　　　　　　　　　　（b）骨把持器

图 4-35　持骨器

17. 螺丝刀

螺丝刀用于安装各种螺丝钉，分为一字、十字及内六角。

18. 骨钻

骨钻（图 4-36）用于骨钻孔，分为手摇钻、电钻、气钻、高速磨钻四种。

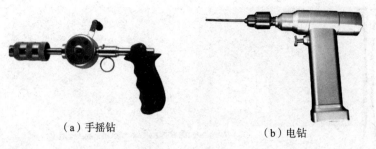

（a）手摇钻　　　　　　　　　　（b）电钻

图 4-36　骨钻

19. 椎板咬骨钳

椎板咬骨钳（图 4-37）用于咬除椎体组织、椎管周围的韧带，分为平面、斜面两种，头径有 2.5cm、3cm、3.5cm、4cm 四种。

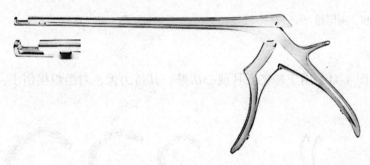

图 4-37　椎板咬骨钳

20. 髓核钳

髓核钳（图 4-38）用于摘除椎间盘或软组织肿瘤，有直头和翘头两种。

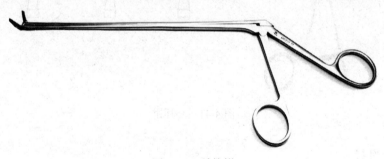

图 4-38　髓核钳

21. 阑尾钳

阑尾钳（图 4-39）又称小肠钳，用于夹提、固定阑尾或输尿管等组织，对组织损伤较小。

22. 取瘤钳

取瘤钳（图 4-40）用于夹取瘤组织，多用于颅内肿瘤手术，有大小、长短之分。

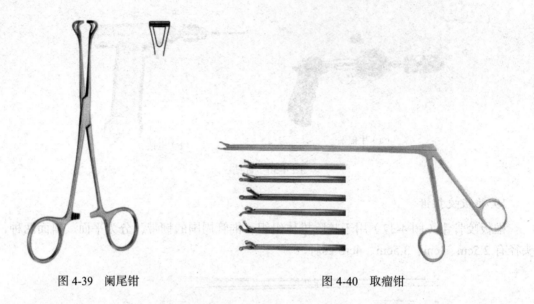

图 4-39　阑尾钳　　　　　　　　　　　　　图 4-40　取瘤钳

23. 心耳钳

心耳钳（图 4-41）用于持夹心耳或心房壁，其持力大，对组织损伤小，分为大、中、小三种。

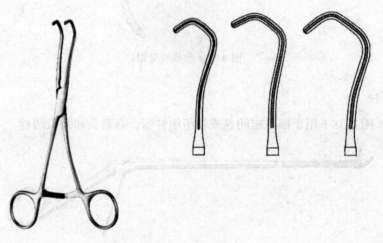

图 4-41　心耳钳

24. 鼻息肉钳

鼻息肉钳（图 4-42）用于夹取鼻息肉。

25. 刮匙（勺）

刮匙（勺）（图 4-43）用于刮除切口坏死组织、肉芽组织、死骨，也可用于刮取松质骨块，分为直、弯两型，有大小、锐钝之分。

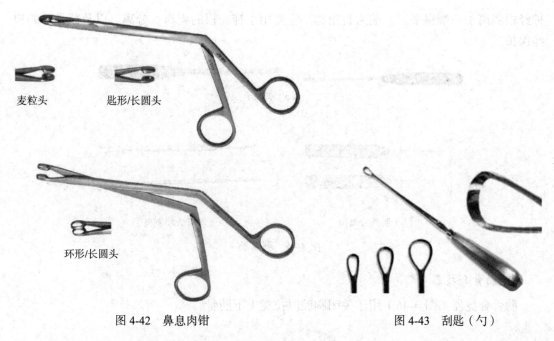

麦粒头　　　匙形/长圆头

环形/长圆头

图 4-42　鼻息肉钳　　　　　图 4-43　刮匙（勺）

26. 探针

探针（图 4-44）又称探条或探子，主要用于管道和腔隙的探查，一般分为普通探针和专用探针两类。普通探针用于窦道、瘘管深浅和方向的探查，又分为圆探针、有槽探针两种。圆探针又分为可弯压和不可弯压，其中可弯压探针能随意调整弯曲度，适应管道的走向。专用探针多指胆管探子（条）、宫颈探子（条）、尿道探子（条）、髓腔探孔条等，用于相应部位的探查。

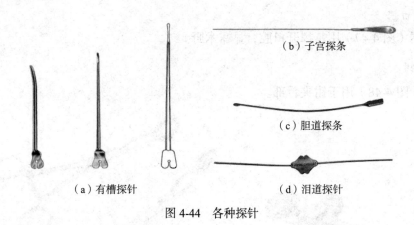

（b）子宫探条

（c）胆道探条

（a）有槽探针　　　　　（d）泪道探针

图 4-44　各种探针

27. 剥离子

剥离子（图 4-45）主要用于骨膜剥离，也用于其他组织的剥离。通常分为脑膜剥离子、骨膜剥离子、神经根剥离子三大类，各类均有大小、长短之分。脑膜剥离子两端平薄，质地较硬，还可以用于肾窦黏连组织的剥离，如剥离肾结石黏连边缘；骨膜剥离子又可分为肋骨骨膜剥离子和普通骨膜剥离子两种，前者分左、右侧，一套两把，后者分平头和尖头；

神经根剥离子一端扁平、一端为直角钩,主要用于神经根的剥离、分离,以及截骨时的神经保护。

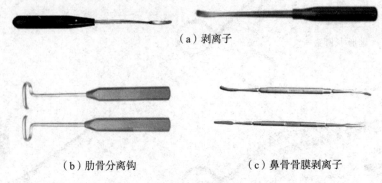

（a）剥离子

（b）肋骨分离钩　　　　　　　（c）鼻骨骨膜剥离子

图 4-45　剥离子

28. 肋骨合拢器

肋骨合拢器（图 4-46）用于关闭胸腔时拉拢上下肋骨。

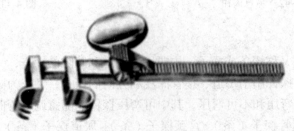

图 4-46　肋骨合拢器

29. 张口器

张口器（图 4-47）用于撑开口腔,显露术野。

30. 舌钳

舌钳（图 4-48）用于钳夹舌部。

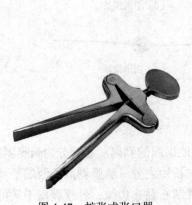
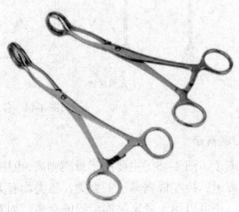

图 4-47　扩张式张口器　　　　　　　　图 4-48　舌钳

31. 压舌板

压舌板（图 4-49）用于按压舌部，显露术野。

32. 插管钳

插管钳（图 4-50）用于传送插入至咽喉部的气管导管入气管。

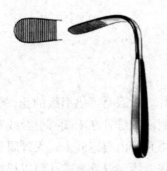

图 4-49　压舌板

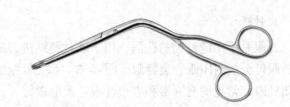

图 4-50　插管钳

33. 骨盆测量器

骨盆测量器（图 4-51）用于测量骨盆内、外径。

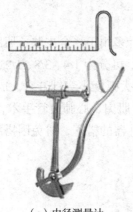

（a）内径测量计

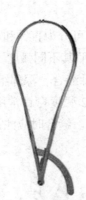

（b）外径测量计

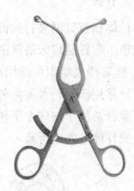

（c）钳式内径测量计

图 4-51　骨盆测量器

第二节　手术缝针和缝线

一、手术缝针

手术缝针（图 4-52）是用于各种组织缝合的器械，一般由不锈钢合金制成，主要分为三角针和圆针两大类。缝针由三个基本部分组成，即针眼、针体和针尖。

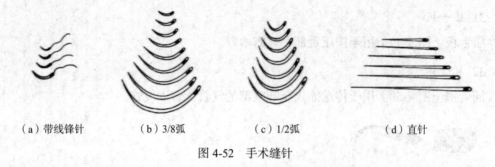

（a）带线锋针　　　　（b）3/8弧　　　　（c）1/2弧　　　　（d）直针

图 4-52　手术缝针

1. 针眼

针眼是手术缝针上的孔洞，用于通过缝线进行缝合操作。针眼是可供引线的孔，缝针按针眼可分为封闭眼、裂缝眼（图 4-53）和无针眼缝针。封闭眼缝针在末端有缝合线穿过封闭针眼，常见的有圆形和方形针眼；裂缝眼缝针，缝线可直接由裂缝嵌入；无针眼缝针又称连线针，它用激光在缝针末端纵向打孔，在显微镜下将缝线与缝针末端孔隙以机械性方式附着在一起，提供牢固平滑的结合点。无针眼缝针对组织牵拉小，创伤轻，可防针孔漏血，为一次性使用，可有效防止交叉感染，多用于吻合血管及管状组织的连续缝合，目前被广泛用于临床领域。

2. 针体

针体指持针器夹持的部分，按形态可分为直针和弯针。直针多用于缝合皮肤、肌腱和胃肠道。弯针是临床最常用的缝针，按照其不同弧度（图 4-54），可分为 1/4、3/8、1/2、5/8 等，通常浅表组织可选用小弧度大弯针缝合，深部组织可选用大弧度小弯针缝合。1/4 弧度弯针常用于眼科和显微外科手术，1/2 弧度弯针常用于胃肠、肌肉、心肺血管手术，5/8 弧度弯针常用于泌尿生殖科及盆腔手术。缝合时应注意针与持针器的搭配，避免因搭配不当造成针体弯曲或折断。

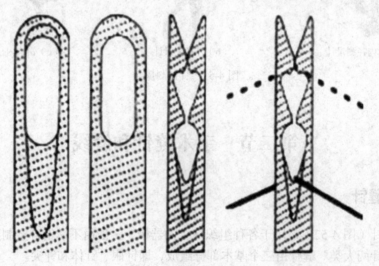

图 4-53　封闭眼和裂缝眼缝针

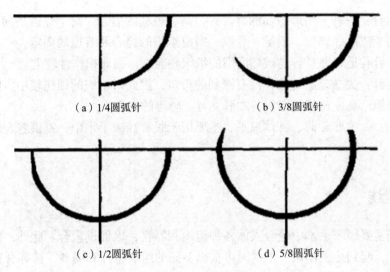

（a）1/4圆弧针　　　　　　　　（b）3/8圆弧针

（c）1/2圆弧针　　　　　　　　（d）5/8圆弧针

图 4-54　弯针弧度

3. 针尖

针尖是手术缝针的前端部分，用于穿过组织完成缝合操作。常见的针尖形状有圆针、三角针、圆钝针、铲针等（图 4-55）。选择合适的针尖形状可以提高手术缝合的效果，减少对组织的损伤。

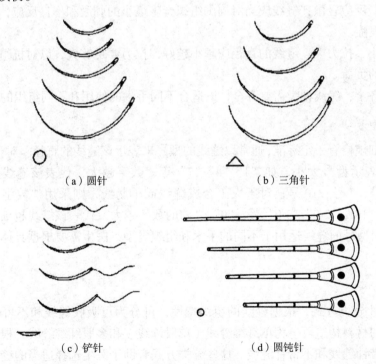

（a）圆针　　　　　　　　　　（b）三角针

（c）铲针　　　　　　　　　　（d）圆钝针

图 4-55　针尖形状

（1）圆针：一种呈现圆滑针体，除尖端外无锋利刃的缝合针，能轻易穿透组织，对组织损伤较少。常用于皮下组织、腹膜、脏器、血管和神经鞘等的缝合及胃肠道吻合。

（2）三角针：一种三角形截面的缝合针，具有锐利的边缘，易于穿透坚韧、难以穿刺的组织，常用于皮肤、韧带、肌腱、骨膜、瘢痕组织的缝合及管道的固定。三角针缝合后会留下较大的针孔道，并且容易破坏周围的组织和血管，因此损伤性较大。

（3）圆钝针：尖端是圆钝的，没有锋利的刃口，因此对组织的损伤较小。圆钝针常用于易碎脆性组织、高度血管化组织，如肝、肾、脾等的缝合。

（4）铲针：针尖非常薄，针体扁平，主要用于眼科显微手术中，提供缝合时的高度平稳性。

二、手术缝线

手术缝线主要用于手术中缝合人体各种组织和器官，以促进愈合。此外，也可用于结扎和缝合血管，起到止血作用。手术时可根据不同的组织特性和需要，选择合适的缝线种类和规格进行缝合，有利于各层组织的再修复和恢复正常功能。

1. 手术缝线应具备的条件

（1）无菌性：缝线需要在手术时保持无菌，以减少感染的风险。

（2）不易滑脱：缝线必须能够牢固地固定住组织，避免在术后、缝合打结后自行滑脱。

（3）对组织反应轻微：缝线应当对周围组织产生最小的刺激和不良反应，以便于愈合和预防术后并发症。

（4）直径小、拉力大：缝线的直径应越小越好，拉力要足够大，以对抗组织内的收缩和承受手术后的负荷。

（5）种类齐全：缝线种类需要齐全，以适合不同手术的使用和不同组织的缝合。

2. 缝线的型号

缝线的粗细规格有一定标准，通常以缝线的型号来表示该缝线的直径。对于传统丝线，一个数字即可表示型号大小，如"1""4""7"等，数字越大，代表该缝线越粗。常用的有 1 号、4 号、7 号、10 号；对于人工合成缝线或羊肠线，则采用"数字/0"的形式表示型号，如"1/0""2/0""3/0"等，"0"之前的数字越大，代表该缝线越细，常用的有1/0~10/0。不同型号的缝线适用于不同的手术和组织类型，医生需要根据具体情况选择合适的缝线型号。

3. 缝线的分类

缝线有多种分类方式，根据缝线的组织特性，可分为可吸收缝线和不可吸收缝线两类；根据缝线的材料构造可分为单纤维缝线（单股缝线）和多股纤维缝线；根据缝线是否带针，可分为带针缝线和不带针缝线。这些分类方式有助于医生选择适当的缝线种类，并确保手术缝合的效果。

（1）可吸收缝线：在植入组织后，会通过机体组织酶的作用被分解吸收或水解，随着时间推移逐渐消失。目前临床上常用的可吸收缝线主要包括羊肠线和人工合成可吸收缝线。

羊肠线是一种传统的可吸收缝线，由羊的小肠黏膜下层制成。羊肠线有普通与铬制两种，普通肠线吸收时间较短（6~12 天），铬制肠线吸收时间较长（10~20 天）。人工合成可吸收缝线与羊肠线相比，具有强度高、吸收时间长、稳定可预测、组织反应轻等优点，被广泛应用于各种手术缝合中。

可吸收缝线常用于胃肠道、胆道、子宫、膀胱、尿道等黏膜、肌层的缝合，以及皮内缝合等领域。

（2）不可吸收缝线：植入组织后不被机体组织酶分解吸收的缝线。例如，丝线、棉线、尼龙线、金属线、钽丝、银丝、麻线等数十种。常用不可吸收缝线的类型、特性和适用范围如表 4-1 所示。

表 4-1　常用不可吸收缝线的特性及用途

类　型	特　性	适用范围
有机不可吸收材料（医用丝线）	价廉、柔韧性好、抗张力强度较高、便于打结缝合；组织反应大	用于除胆道、泌尿道外，大部分组织的缝合
合成不可吸收材料（聚酯缝线、聚丙烯缝线、涤纶线）	强度高、具有良好的组织相容性，组织反应极低、维持时间长、不被吸收；打结易滑脱、价格较贵	适用于心血管、神经、心脏瓣膜、眼睛和整形手术等
金属丝线（钢丝）	强度高、拉力大、组织反应最小；不易打结、容易损伤软组织，包埋于组织中可能引起手术患者不适	适用于骨折、筋膜和肌腱接合，带针钢丝用于胸骨的固定；也适用于感染伤口、伤口裂开或加强缝合

第三节　手术敷料

手术敷料包括手术专用布类敷料和纱布、棉花类敷料。过去，手术敷料由手术室护士负责加工、制作、包装及灭菌，现在则是由厂家制作成品直接供应，其中不能高温灭菌的产品则在出厂前进行环氧乙烷灭菌，使用方便，减轻了护士的工作负担。

一、布类敷料

手术专用布类敷料是用于供应手术人员着装和铺盖术野四周皮肤的屏障材料，可使无菌区与有菌区绝对分开，以防止切口感染。理想的布质选择应符合以下条件：

（1）柔软、舒适、轻便，且有一定致密度；

（2）具有防湿性，不易被液体浸透；

（3）可经受 100 次以上的洗涤和高温灭菌处理；

（4）颜色为淡蓝色或淡绿色。

手术室布类敷料一般由医院供应室统一制作，可反复多次使用，并提供多种规格，具体如表 4-2 所示。

表 4-2 手术室常用布类敷料

名 称	规 格	用 途	折 叠 法
洗手衣	有大、中、小号，衣长 69~77cm，袖长 13~15cm，均为短袖	供进入手术室的工作人员穿着	常规叠衣法
洗手裤	有大、中、小号，裤长 105~120cm	供进入手术室的工作人员穿着	常规叠衣法
手术衣	有大、小型号，袖口有松紧，左右各有一长 70cm 腰带，胸腹部为双层布护手袋	遮盖参加手术人员的身体，起无菌隔离作用	衣身反面向外折叠，腰带打活结，衣袖顺身长方向摆平整，将衣身之后身两侧部分分别向正面内折叠两折，再对折使其重叠，然后将身长近 1/3 内折，领口在外
手术参观衣	有大、中、小号，后开口，有三对系带	供进入手术室参观的人员穿着，内穿洗手裤	常规叠衣法
手术巾	双层 80cm×50cm	覆盖手术切口周围皮肤等，用途广泛	两边以宽幅的 1/4 作扇形折叠，两端作两次对折
中单	双层 200cm×80cm	遮盖手术切口上下端及器械台和手术台等	两边做两个对折，两端也做两个对折
剖腹单（剖胸单、颈部手术单）	300cm×160cm，距剖腹单头端 150cm 处中心开一 25cm×7cm 椭圆孔，距周边 30cm 为单层，其余均为双层	用于腹部（胸部、颈部）手术，覆盖于手术巾及中单之上；开孔处对准手术切口，遮盖患者躯干部分有菌区，暴露手术野	以孔裂为中心，四周作扇形折叠。即先扇形折脚端于孔裂之上，再扇形折头端相继于其上，然后扇形左右两侧，并使两侧合缝于孔裂处，再以孔裂为折缘，将两侧对折
腿套	双层，90cm×34cm，上端开口，下端密闭	专供膀胱镜检查、会阴部手术用	常规叠衣法
小洞巾	80cm×50cm，正中开直径为 7~9cm 的圆孔，孔周 20cm 为双层	用于小手术、椎管麻醉及各种穿刺等	两边以宽幅的 1/3 扇形可折叠，两端做两次对折
包布	双层，可有各种型号	包裹手术用品及敷料	按无菌包打包法

目前，临床上有一次性无纺布制作并经灭菌处理的一次性手术衣、帽、布单等可直接使用，免去了清洗、折叠、消毒所需的人力、物力和时间，但是不能完全替代布类物品。

二、纱布和棉花类敷料

纱布和棉花类敷料通常由纯棉制成，吸水性强，主要用于术中止血、拭血及压迫、包扎等。棉花类敷料须用脱脂棉花制作，以增加吸水性。需要进入体腔和深部组织的纱布敷料，都应该使用带有纱布或纱垫和具有显影功能的一次性纱布敷料，这样在纱布或纱垫清点数量不对时，可以通过 X 线透视来查找是否有遗留在患者体内的纱布。纱布与敷料有不同规格及使用方法如表 4-3 所示。

表 4-3 手术室常用纱布和棉花类敷料

名　称	规　格	用　途
有带纱布垫	40cm×40cm，4 层，一角有一长 10cm 的布带，中间有一根长 40cm 的 X 光显影线	保护手术切口；生理盐水浸湿后保护术中显露的内脏，防止内脏损伤和干燥；用于术野的暴露
纱布（光边）	45cm×40cm，折成 45cm×10cm，4 层，中间有一根长 45cm 的 X 光显影线	用于小儿手术拭血
中纱布（光边）	55cm×40cm，折成 55cm×10cm，4 层，中间有一根长 55cm 的 X 光显影线	用于各种手术拭血
毛纱	40cm×10cm，折成 10cm×10cm，4 层，中间有一根长 40cm 的 X 光显影线	术中拭血，用 1∶2000 氯己定溶液浸湿，擦拭食管、胃肠道切口；检查深部是否有出血点
棉垫	19cm×24cm，中间的棉花厚 2cm	用于胸、腹、乳房、脑、四肢等手术的加压包扎
纱球	30cm×15cm，折成 4cm×4cm	用于皮肤消毒
剥离子（花生米）	5cm×5cm，将角向内折成球，直径约 0.6cm，有一定硬度	生理盐水浸湿，钝性剥离黏连组织，避免损伤
棉球	直径 2cm	消毒局部皮肤，扁桃体手术止血
五官科棉片	6cm×1.8cm	用于鼻腔黏膜麻醉及鼻腔、耳手术止血、拭血
脑棉	2.5cm×8cm，一端缝有 10cm 的黑线	用于神经、脊柱手术拭血，吸引时保护脑组织等不受损
凡士林纱布	15cm×20cm	用于烧伤、烫伤、皮肤感染、伤口引流等
碘仿纱条	100cm×12cm、60cm×6cm、30cm×2cm，三种规格	用于耳、鼻窦、阴式子宫手术及深部腔内填塞及止血
普通绷带	600cm×8cm、450cm×4.5cm	用于包扎伤口
弹力绷带	450cm×7.5cm	用于手术体位固定

第四节　常用的特殊物品

一、引流物品

　　引流是指将人体体腔中或组织间积聚的脓、血或其他液体引流到体外，以促进组织愈合，防止继发感染或加重感染。手术室各种引流管（物）种类繁多，可根据不同手术、手术部位、引流目的、引流物性质等选用合适的引流物品。常用引流物品包括引流管、纱布引流条、乳胶引流片及烟卷式引流条等，如表 4-4 所示。

表 4-4　各种引流物、导管的规格及用途

名　称	规　格	用　途
凡士林纱布	20cm×15cm	用于烧伤、烫伤、皮肤感染、伤口引流等
碘仿纱条	100cm×12cm、60cm×6cm、30cm×2cm，三种规格	用于耳、鼻窦、阴式子宫手术、深部腔内填塞及止血
烟卷引流条	20cm×2cm，用纱布松松卷成烟卷样，装入成品空心橡皮管内，一端别一别针，防止烟卷滑入深部组织	用于胆囊、肾脏及腹腔深部组织的引流
橡皮引流条	12cm×1.5cm，成品空心橡皮管	用于浅部切口的引流
T 形管	F12、14、16、18、20、22、24 号	用于胆道手术引流
菌状导管	F12、14、16、18、20、22、24、26、28 号	用于膀胱造瘘、胰肠吻合口、胆肠吻合口引流
橡胶导尿管	F8、10、12、14、16、18、20、22、24 号	用于膀胱及直肠手术时导尿或持续导尿
双腔引流管	其内套管为 F12 号导尿管，该管的末端 2cm 内剪 2 个小侧孔，外套管是管壁上布细孔直径约 1cm 的 F28 号菌状导尿管	多用于腹部手术引流
三腔管	由两根 F28 号菌状导尿管及 F12 号导尿管组成，其侧壁上均有细孔	用于坏死性胰腺炎手术后引流
胃管	F10、12、14、16、18、20 号	用于鼻饲、洗胃、胃肠减压
肛管	F16、18 号	用于灌肠、肛管排气
输尿管内支架引流管	F5、6、7 号	用于支撑输尿管、引流尿液
输尿管导管	F3、4、5、6 号	用于肾盂逆行造影、探查输尿管梗阻及暂时性尿引流
脑室引流管	20 号	用于神经科手术引流
脑室腹腔引流管	成人及小儿高、中、低压管	常用于脑室—腹腔分流手术脑室引流
胸腔引流管	F28、32 号	用于胸腔、心包、纵隔引流
气囊导尿管	F6、8、10、12、14、16 号为双腔，F18、20、22、24 号有双腔和三腔两种	用于膀胱造瘘、导尿、前列腺手术后压迫止血
负压引流球	100ml 或 200ml	用于乳腺癌根治手术、神经科手术等负压引流
吸引管	内径 1cm，长约 150cm	两端连接吸引器头和吸引器瓶，用于术中吸引

1. 引流管

引流管（图 4-56）分为普通单腔引流管、双腔和三腔引流管、T 形引流管、蘑菇状引流管。

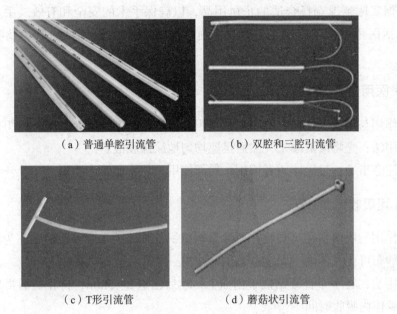

（a）普通单腔引流管　　　　　（b）双腔和三腔引流管

（c）T 形引流管　　　　　　（d）蘑菇状引流管

图 4-56　引流管

（1）普通单腔引流管：用于体腔引流，如胸腔、腹腔。

（2）双腔和三腔引流管：多用于盆腔或膈下等深部负压吸引引流，如腹腔脓肿、胃肠、胆或胰瘘的引流。

（3）T 形引流管：用于胆总管减压。

（4）蘑菇状引流管：用于膀胱及胆囊手术的引流。

2. 纱布引流条

纱布引流条包括干纱条、盐水纱条、凡士林纱条等。

3. 乳胶引流片

乳胶引流片一般用于浅部切口和小量渗液的引流。

4. 烟卷式引流条

烟卷式引流条用于腹腔或深部组织引流。

5. 一次性使用负压引流球

一次性使用负压引流球（图 4-57）供临床负压引流和贮存引流液用。

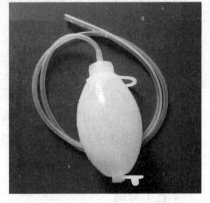

图 4-57　一次性使用负压引流球

二、止血物品

止血是手术中的关键步骤之一，不同的止血用品各具有其独特的功效和适应范围，术中要根据实际情况选择合适的止血用品，以确保手术的安全和有效。手术室常用的止血用品包括医用生物蛋白胶、可吸收止血纱布、ZT胶（医用粘涂胶）及吸收性明胶海绵等。

（一）医用生物蛋白胶

（1）作用与用途：止血，封闭缺损组织，促进组织创伤愈合，防止组织粘连。

（2）用法：先将渗液蘸干，然后迅速均匀地涂抹胶液。

（3）注意事项：过敏体质者慎用；局部使用，禁止血管内注射。

（二）可吸收止血纱布

（1）作用与用途：在可吸收止血纱布软组织及脏器手术中渗血时，作为局部止血剂使用。这种纱布可在人体内一周左右液化，并在一个月后被完全吸收。

（2）用法：将纱布直接贴敷于创面上，然后压迫3～5min，待止血后再取出多余的部分，以减少体内吸收时间。

（三）ZT胶（医用粘涂胶）

（1）作用与用途：用于各类手术切口渗血的止血和愈合，以及各类创面渗血的止血。

（2）用法：用干燥注射器或配置的塑料吸管抽吸，蘸干渗液，迅速将胶液均匀涂抹。

（3）注意事项：涂胶器要干燥，涂胶要均匀适量；未经处理的已感染伤口和创面禁止使用。

（四）吸收性明胶海绵

（1）作用与用途：可作为局部止血剂，常用于渗血区止血。

（2）用法：取出吸收性明胶海绵，切成需要的形状，轻轻揉搓后应用；或浸入无菌生理盐水中，轻揉使其湿透后，挤出多余液体，敷于出血处，按压至少2min，直到止血或者血液凝固。

（五）骨蜡

（1）作用与用途：通过封闭骨间的出血通路，控制骨损伤出血。用于颅脑外科、心脏外科、骨科等手术中的骨断面止血。

（2）用法：使用前先将手术部位清洗干净，去除碎骨和杂质；将骨蜡放入热水中加热软化，涂于骨渗血处，用力压实，达到止血的目的。

知识链接

智能电动腔镜吻合器

　　腔镜吻合器是腔镜手术的重要器械之一，利用钛钉对组织进行离断或吻合，可以一次性完成切割、止血、缝合等步骤，智能腔镜吻合器可以自动检测组织厚度来调节关闭的效果，对组织施加最为合适的压力，同时提供声音反馈，为每一次的安全切割提供了安心保障。此外，在手术操作的任何环节，智能腔镜吻合器仅需手指操作，操作简便、迅速，大大缩短了手术时间，它还使术野狭小、部位较深等手工操作困难的吻合变得容易，同时也更加准确、牢固可靠，明显降低了吻合口瘘的发生率。相较于手动吻合器，智能电动腔镜吻合器具有更好的止血效果。

思考与练习

一、选择题

1. 应用持针器夹持缝针的部位为（　　）。

    A. 中前 1/3　　　　　　　　　　B. 中后 1/3

    C. 中前 3/4　　　　　　　　　　D. 中后 3/4

    E. 中后 1/2

2. 圆针可用于穿透（　　）。

    A. 坚韧组织　　　　　　　　　　B. 柔软组织

    C. 软骨组织　　　　　　　　　　D. 皮肤组织

    E. 任何组织

3. T 形管多用于何种手术引流？（　　）

    A. 胆总管　　　　　　　　　　　B. 胃

    C. 胸腔闭式引流　　　　　　　　D. 子宫

    E. 脑室引流

4. 腹腔引流常用（　　）。

    A. 凡士林纱布　　　　　　　　　B. 橡皮片引流

    C. 烟卷式或硅胶管引流条　　　　D. T 形管引流

    E. 蘑菇状导管引流

5. 较长的皮肤切口及腹直肌前鞘的切开用的持刀方法是（　　）。

    A. 执笔式　　　　　　　　　　　B. 抓持式

    C. 执弓式　　　　　　　　　　　D. 反挑式

    E. 以上都是

6. 皮肤缝合常用（　　）。

    A. 小圆针　　　　　　　　　　　B. 矮胖针

    C. 大圆针　　　　　　　　　　　D. 三角针

E. 铲针

7. 用于缝合子宫的缝线是（　　）。

A. 尼龙线　　　　　　　　　　　　B. 丝线

C. 涤纶线　　　　　　　　　　　　D. 可吸收线

E. 钢丝线

8. 下列止血用物中，专用于骨间隙止血的是（　　）。

A. 骨蜡　　　　　　　　　　　　　B. 止血纱

C. 生物胶　　　　　　　　　　　　D. ZT 胶

E. 吸收性明胶海绵

9. 需要放置 T 形管引流的手术是（　　）。

A. 胆囊切除术　　　　　　　　　　B. 肝叶切除术

C. 胆总管探查术　　　　　　　　　D. 门 - 腔静脉吻合术

E. 胃部分切除术

10. 胆囊、肾脏及腹腔深部组织最常用的引流物品是（　　）。

A. 橡皮引流条　　　　　　　　　　B. 烟卷引流条

C. 凡士林纱布　　　　　　　　　　D. 负压引流球

E. 碘仿纱条

二、简答题

1. 在实物中辨认并写出你所认识的手术器械及其作用（20 种以上）。
2. 最常用的医用缝合丝线有哪几种型号？
3. 常用引流管有哪几类，有哪些用途？

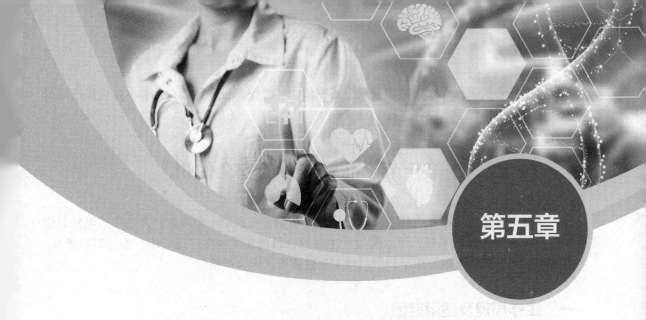

第五章

手术室常用仪器设备

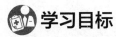

学习目标

1. 掌握手术室常用仪器设备的操作方法及使用安全注意事项。
2. 熟悉手术室常用仪器设备的适用范围。
3. 了解手术室常用仪器设备的工作原理、日常维护和保养。
4. 具有良好的学习能力和动手能力，积极进取，乐观向上。

情景导入

　　小李在手术室实习期间，由吴老师带教做巡回护士工作。今天小李把患者的无菌物品准备好，将腹腔镜设备推至床旁，准备连接高频电刀负极板。小李询问吴老师一次性负极板的粘贴部位、注意事项、气腹压力范围调节的知识。吴老师给予了详细的解答。

思考：

1. 使用高频电刀存在哪些安全问题及对策？
2. 为患者贴负极板有哪些注意事项？

　　手术室的仪器设备种类日趋增多，而且大多精密且贵重，如高清晰度显微镜、高频电刀、腹腔镜等，为外科手术提供更加精确的操作和更好的视野。因此，手术室护士应掌握不同仪器设备的工作原理及适用范围，正确操作各类仪器设备并妥善保养，最大限度降低损耗程度，以确保手术顺利进行。

第一节　高频电刀的安全使用

高频电刀是利用高频电流对人体组织进行切割、止血的一种高频、大功率的电外科设备。高频电刀止血效果好，可以缩短手术时间，目前在手术中广泛应用。由于其频率高、电流密度大、有效接触面积小，所以对安全性能要求十分严格。

一、工作原理及适用范围

（一）仪器的组成

高频电刀的基本组成有：主机、手柄、电刀头（十余种不同规格、不同形状的电刀头）、双极镊、负极板、脚踏开关，具体如图 5-1 所示。

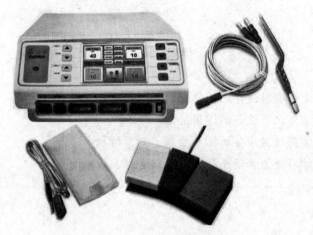

图 5-1　高频电刀及组件

（二）工作原理

高频电刀是利用高密度的高频电流对局部生物组织产生集中热效应，使组织或组织成分汽化或爆裂，从而达到凝固、切割等医疗手术目的。

高频电刀有以下两种主要的工作模式。

1. 单极模式

单极模式的高频电刀采用完整的循环电路来切割和凝固组织。该电路由高频电刀内的高频发生器、电极板、连接导线和电刀头组成。电流通过连接导线和电极穿过患者，再由电极板及其导线返回高频电刀的发生器。电刀头将高密度、高频电流聚集起来，产生高温，直接作用于所接触的组织，使蛋白质变性、血液凝固，从而达到切割、止血和杀菌的效果（图 5-2）。

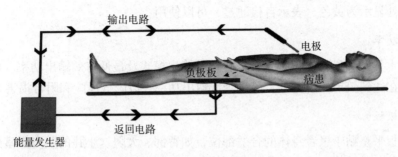

图 5-2　高频电刀工作原理

2. 双极模式

双极模式的高频电刀通过双极镊子的两个尖端向机体组织提供高频电能，使双极镊子两端之间的血管脱水而凝固，达到止血的目的。它的作用范围只限于镊子两端之间，对人体组织进行电凝止血时，不会对周围组织产生损伤，因此，在一些需要高度精准操作的手术中得到广泛应用，其原理如图 5-3 所示。

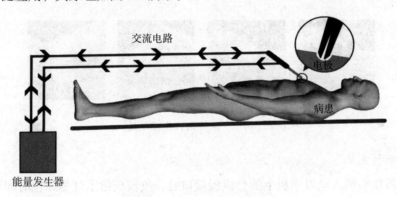

图 5-3　双极电凝工作原理

（三）适用范围

（1）单极模式：适用于普通外科、神经外科、显微外科、胸外科、骨科、妇产科、泌尿科、五官科、整形外科等各种外科手术和内镜手术。

（2）双极模式：适用于对小血管（直径＜4mm）和输卵管的封闭，每次电凝时间约15s，可重复多次，直至达到电凝效果，避免电凝过度。因此双极模式的高频电刀多用于脑外科、显微外科、五官科、妇产科及手外科等较为精细的手术中。

二、高频电刀的操作方法

1. 准备

准备高频电刀和电刀连线，将连接线端口插入高频电刀相应插口。

2. 开机自检

打开电源开关，显示器均显示"8"，所有指示灯均亮过一遍，同时伴有"嘟"的声音，负极板接口处显示为黄色，表示自检通过，可以使用。

3. 调节功率

根据手术类型和患者的年龄，选择合适的输出模式及最低有效输出功率。电刀功率选择的原则是在达到效果的情况下，尽量降低输出功率，以降低风险和附带损害。

4. 贴负极板

将负极板平整贴于患者身体的合适部位，如臀部、大腿、小腿的肌肉丰富处，靠近手术区。在粘贴负极板前先清洁皮肤，确保其与皮肤紧密贴合；注意负极板距离心电监护电极和手术切口 >15cm；同时避开毛发、瘢痕、骨突处（图 5-4）。

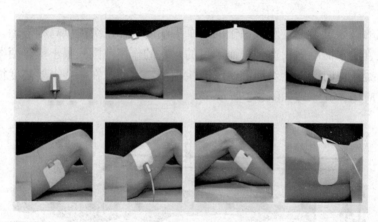

图 5-4　一次性负极板粘贴处

5. 负极板接主机

将负极板接头插入电刀主机上的负极板接口处，负极板指示灯为绿色时即可使用。

6. 电刀笔接主机

将高频电刀笔与主机相连，电刀连线固定时不能与其他导线盘绕，防止发生耦合效应；电刀笔不使用时将其置于绝缘的保护套内；为避免设备漏电或短路，勿将电线缠绕在金属物品上；有地线装置者应妥善连接。

7. 测试功率

利用手控或脚控方式测试电刀笔输出功率。

8. 关机流程

手术结束，将输出功率调至最低后，关闭主机电源，再拔出单极电刀连线，揭除回路负极板，拔出电源线，观察并清洁局部皮肤。

9. 整理归位

收好线路擦净后备用，将高频电刀放于固定位置。

三、使用高频电刀存在的安全问题及对策

使用高频电刀时可能会造成灼伤、烧伤，甚至火灾等安全风险。例如，负极板灼伤、极板夹短路灼伤、电刀笔灼伤、旁路灼伤和术野皮肤灼伤等。因此，电外科设备的操作人员需要接受相关的理论和实践专业培训，以避免安全事故的发生。下面具体讲解各种安全事故的发生原因及对策。

（一）负极板下的灼伤

1. 原因

（1）电刀负极板放置部位不合适，如放置在骨突处、瘢痕等部位。

（2）反复使用一次性负极板或质量差的负极板，由于其黏性差，造成负极板部分脱落或移位，导致接触面积不够，输出功率过大等。

（3）负极板不清洁，粘有毛发、皮屑、油脂等，造成导电不良。

（4）患者皮肤上毛发过多。

（5）随着手术时间延长，金属极板与皮肤的盐水纱布变干，使得接触电阻增加。

2. 对策

（1）选择质量合格的负极板。

（2）选择正确的负极板放置部位。

（3）正确粘贴负极板。

（4）选择毛发过多的部位时先进行脱毛。

（5）选择合适的输出功率。

（6）一次性使用的负极板禁止反复使用。

（7）移动患者时再次检查负极板接触面积或有无移位。

（8）金属负极板与皮肤之间的纱布要保湿。

（二）旁路灼伤

1. 原因

当患者肢体固定不当或暴露在外时，肢体直接与金属手术床或与接地金属接触，形成低电阻通路，容易发生旁路灼伤。常见的灼伤部位有手、腕、足等四肢部位。

2. 对策

手术前正确固定患者肢体，可用布类、手托固定板、啫喱垫等保护，避免患者肢体直接与金属接触；使用有漏电监测的电刀；手术床应干燥、绝缘，患者与金属床之间应至少保持有 4cm 厚度的绝缘层；用正确的方法在正确部位粘贴负极板。

（三）金属移植物处灼伤或烧伤

1. 原因

移植物位于电刀与负极板之间的电流通路上。

2.对策

更换负极板位置，使负极板尽量靠近手术部位，远离金属移植物处，同时注意控制电刀的功率。

（四）心电图（ECG）电极下的烧伤

1.原因

ECG电极太靠近电刀，负极板接触面积不够大。

2.对策

正确粘贴负极板，ECG电极离手术部位在15cm以上。

（五）干扰心脏起搏器

1.原因

起搏器位于高频电刀的电流通道上，可能引起室颤或停搏。

2.对策

术前请心内科医生评估患者起搏器情况，参考厂家说明，正确选择负极板放置位置；建议使用双极模式，必须使用单极模式时，回路负极板粘贴应尽量靠近工作电极，避免回路电流通过心脏及起搏器。

（六）机械性创伤

1.原因

患者皮肤状况较差或皮肤脆弱；负极板导电胶黏性不足；负极板揭取速度过快或方法不正确。

2.对策

在粘贴电刀负极板时，应选择皮肤完整或肌肉相对较丰富、平坦处进行粘贴；应顺着皮肤长轴和纹理方向缓慢揭取负极板，以减少皮肤牵拉和疼痛感，避免过度用力或快速撕扯，以免损伤皮肤。

四、高频电刀安全使用管理要点

（一）环境要求

（1）高频电刀在使用时会形成电弧，遇到易燃物时会燃烧或爆炸，所以应避免在有挥发性、易燃、易爆气体（如麻醉气体乙醚）的环境中使用。

（2）要保持氧气管道和麻醉废气排出管道的畅通，防止泄漏。禁止开放给氧，避免在高浓度氧气环境中使用电刀。若需要在气道部位手术时使用电刀，则需暂时移开氧气。

（二）设备常规管理

（1）制定操作指引，详细阅读操作指南及注意事项。

（2）定期检查设备性能。

（3）防止漏电或短路。

① 使用前检查线路、负极板夹头、电刀头、双极镊连接处有无断裂或缝隙，有无金属线外露。

② 手术床必须干燥、绝缘。

③ 应在手术前先连接好电源线。

④ 电刀笔连线不能缠绕在金属物品上，如布巾钳或止血钳等，否则会导致漏电的发生，引发意外。

⑤ 用过程中，不允许突然拔出或突然插上电源插头，尽可能不要另加插线板。

（4）正确选择负极板。

① 一般成人负极板面积应大于 $100cm^2$，有效导电面积为 $129cm^2$。

② 一般儿童负极板有效导电面积为 $65cm^2$，如负极板接触面积减少，电阻增大至不安全水平时，机器可自动报警并停止输出。

③ 婴儿负极板的接触部位应选择大腿、背部、腹部等平坦肌肉区，体重 15kg 以下的小儿，应选婴幼儿负极板。

（三）操作注意事项

（1）每次使用单极电刀时，原则上应避免长时间连续操作，因回路负极板不能及时分散电流，易致皮肤灼伤。

（2）使用含酒精的消毒液消毒皮肤时，应避免消毒液积聚于手术床，消毒后应待酒精挥发后再启用单极电刀，以免因电火花遇易燃液体而致患者皮肤灼伤。气道内手术使用电刀或电凝时应防止气道灼伤。

（3）如果在常规功率下无法正常工作或工作效果不佳，不可盲目加大输出功率，应首先检查负极板与患者的接触及连接情况；功率应由小到大逐渐调试。

（4）电刀操作时产生的烟雾和颗粒对人体有害，应及时吸净。

（5）暂时不用电刀笔或双极电凝时，应将其置于绝缘容器内，勿放置在妨碍医师操作的部位及患者暴露的体表，避免其被意外触发，引起患者或工作人员灼伤。

（6）保持手术切口布巾的干燥。

（7）及时清除刀头上的焦痂组织，保持电刀的清洁、干燥，保持良好的传导功能；电刀笔使用完毕后最好用湿布将污血擦净，避免直接用水泡洗。

（8）选择合适的负极板规格及型号，并放置在合适部位。一次性负极板禁止反复使用。

（9）安装心脏起搏器的患者不应使用高频单极电刀。

（10）禁止将报警系统消声，有异常声音发出时，应立即停止使用，检查原因。

第二节　超声止血刀的安全使用

超声止血刀是一种用于软组织切开与止血，并具有最少的热损伤的仪器。其优点是可精确控制切割和凝血，几乎无烟雾，焦痂产生很少，术野清晰，便于解剖。

一、工作原理及适用范围

1. 仪器的组成

超声止血刀的基本组成包括主机、脚踏开关及电缆线、超声止血刀手柄和扳手、刀头与各种型号的保护鞘等（图 5-5）。

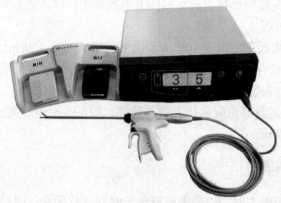

图 5-5　超声止血刀

2. 工作原理

超声止血刀是通过超声频率发生器作用于金属探头（刀头），使刀头发生机械振荡，促使组织内的水分汽化、蛋白氢键断裂、细胞崩解、血管闭合，从而达到切开和凝固止血的目的，可封闭直径达 5mm 的血管。使用过程中无传导性热损伤，刀头操作温度在50～80℃，减少了在组织表面形成的焦痂，对周围组织损伤小。由于在整个刀头的工作过程中没有电流通过人体，所以可避免传统的电刀给人体带来电损伤的隐患。因此，超声止血刀被广泛应用于手术中，旨在提高手术的安全性和效率。

3. 适用范围

超声止血刀适用于重要脏器附近的分离，与安装有心脏起搏器患者的手术，也广泛应用于普外科、妇科、肛肠科、内镜及其他科室，而且一个刀头可完成多项操作。

二、超声止血刀的操作方法

1. 连接电源

巡回护士正确连接主机电源及脚踏，并检查松紧度。

2. 连接手柄并安装刀头

器械护士连接手柄和无菌超声止血刀头（不同类型的超声刀机器须加装转化帽），并用扭力扳手旋紧刀头，须听到"喀、喀"两声。该步骤简称 ABC 步骤，即套转换帽（A）→上刀头（B）→用扳手拧紧（C）。

3. 连接手柄线与主机

巡回护士将手柄连接线与主机相连，并固定。

4. 开机自检

巡回护士打开机器进行自检，自检完毕后，调节合适的功率及音量，根据需要调节手控或脚控模式即可使用。

5. 术中清洗超声刀刀头

先将刀头张开，完全浸没于无菌蒸馏水中，利用脚控或手控开关启动超声刀清洁刀头，避免与容器边缘接触。如有焦痂难以清洗时，应用生理盐水纱布轻轻擦拭刀头，避免用力过猛损坏刀头。

6. 关机程序

手术结束，巡回护士关闭电源开关，器械护士按照生产厂家说明，卸除、分离超声止血刀手柄和刀头，分离手柄、脚踏开关与主机连接。

7. 整理归位

清洁整理超声刀设备，做好使用登记，放于固定位置。

三、超声止血刀的使用注意事项

（1）超声刀头应轻拿轻放，避免重压、不要碰撞硬物或落地，避免刀头变形损坏。

（2）安装固定刀头时不能使用暴力，要用专用的扭力扳手将其卡紧。

（3）检测刀头时始终保持钳嘴张开，不能闭合刀头空踩脚踏板。

（4）测试和使用过程中禁止用手触摸刀头或用超声刀头夹持金属物品及骨骼等硬性物质，不允许钳口在没有钳夹组织时激发输出。

（5）使用时用刀头前 2/3 部分夹持组织，不可夹持过多过厚。

（6）持续工作时间不应超过 10s，一般 7s 就要断开，再进行第二次工作。

（7）器械护士应每隔 10～15min 把刀头浸泡于无菌蒸馏水中，待刀头降温，通过脚控轻轻抖动，冲出刀头里的组织、血块以免堵塞刀头，保证切割、止血的有效性。

（8）手术完毕或术中需要更换刀头时，应关机或按备机状态键，用扭力扳手反方向卸下刀头。

（9）使用完毕后，将手柄头及时套回保护帽；手柄线用软布轻擦干净，防止损伤绝缘层，不宜用水冲洗，并顺其弧度保持 15～20cm 直径线圈盘绕存放，以防连接线折断。

第三节　电动气压止血仪的安全使用

电动气压止血仪通常被应用于四肢手术，可最大限度地制止创面出血，达到止血、暴露术野的目的，可缩短手术时间，减少或避免输血。但如果使用不当，可能会发生软组织压轧伤、神经、血管、皮肤的损伤等，甚至会造成患者伤残。因此，了解电动气压止血仪的功能、特性，掌握正确的止血带使用方法，提高止血带使用的安全性十分重要。

一、工作原理及适用范围

1. 仪器的组成

电动气压止血仪由主机（包含面板）、电源线、气囊止血带等部件组成。主机面板上通常有压力显示屏、时间显示屏、功能键、报警静音键等（图5-6）。

2. 工作原理

电动气压止血仪是通过高效气压泵快速泵气，充气于止血带，从而压迫并暂时性阻断肢体的血液循环，最大限度制止创面出血，减少手术出血量，以创造无血、清晰的术野，有助于手术操作；形成的"无血区"使肌腱、神经等微细结构清晰可辨，可提高手术效率和手术质量。

3. 适用范围

电动气压止血仪适用于骨科四肢手术和整形外科四肢手术，如骨折内固定手术；肢体肿块或囊肿切除手术；神经、肌腱、血管探查、修复吻合手术；膝、踝、肘、腕关节手术；关节镜手术；断肢、断指、断趾再植手术；截肢手术等。

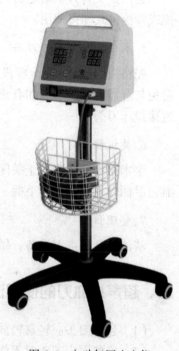

图 5-6　电动气压止血仪

二、电动气压止血仪操作方法

1. 操作前

（1）与手术医生确认手术是否使用电动气压止血带，并根据手术适应证准备气压止血带。

（2）评估患者皮肤是否完好，并根据患者肢体周长和形状选择合适型号止血带袖套。

（3）检查止血带装置是否功能正常、清洁，调节的模式、参数与手术要求相符。

（4）检查袖套外观是否清洁、衬垫是否平整、气囊及连接管是否完好，连接件有无破损、漏气；扣和绑带是否完整（非无菌性止血带）。

（5）准备止血带主机，放置在患侧绑止血带部位的上方（头侧）备用。

2. 操作时

（1）连接电源，开机自检。

（2）绑扎止血带应注意如下事项。

①止血带绑扎于肌肉丰富位置，一般上肢应置于上臂近端 1/3 处，下肢应置于大腿中上 1/3 处，距离手术部位 10～15cm 以上。

②衬垫置于使用止血带袖套部位，应软、无褶皱、全包裹。

③缠绕止血带时应轻微加压于保护衬垫外肢体肌肉较丰富部位，使用止血带锁扣或绑带缠绕固定止血带外层，松紧适宜，以能容纳一指为宜。

④止血带连接管朝头侧。若袖套接近无菌区域，应选择无菌袖套。

（3）止血带连接管与主机出气口紧密连接。

（4）设置止血带压力及时间参数值，止血带的气压由外科医生或麻醉医生根据患者手术部位、病情、手术时间、收缩压等决定。一般标准设定值为：上肢 200～250mmHg（40kPa）、时间小于 60min；下肢 300～350mmHg（60kPa）、时间小于 90min。例如，根据患者血压设定，上肢压力为患者收缩压加 50～75mmHg，下肢压力为患者收缩压加 100～150mmHg。

（5）驱血充气时，先抬高患侧肢体，驱血带彻底驱血后，缓慢充气，压力达到设定值停止充气，放平肢体，即可开始手术。四肢恶性肿瘤手术、开放性创伤手术禁止驱血。

（6）设定报警提示音，倒计时为 10min、5min、1min 时，应及时提醒医生。

（7）止血带放气应缓慢，逐步进行。如双侧肢体使用止血带时，不应同时放气。

3. 操作后

（1）检查患者皮肤有无损伤。

（2）关闭电源开关，整理电动气压止血仪及附件，放于固定位置。

（3）记录止血带使用情况。

三、电动气压止血仪的使用注意事项

（1）设备最好由专人负责管理，要定期进行检查，按使用说明进行操作。

（2）使用气压止血带应向手术医生、麻醉医生再次复述，核对确认，并记录时间。

（3）把握好使用止血带的部位及松紧度，并加以衬垫保护皮肤。

（4）使用止血带的禁忌症：①绑扎止血带部位的皮肤破溃、水肿者；②血栓性闭塞性脉管炎、静脉栓塞、严重动脉硬化、血管性疼痛患者；③血液病患者。

（5）严格掌握止血带使用禁忌症、压力和时间，避免发生止血带并发症；高原使用止血带时应严格控制使用时限和压力，时间最好缩短在 60min 之内。

（6）术中如需继续使用时，应先放气 10～15min 后再充气并重新计时。

（7）止血带应扎在肢体或物体上才能充气，否则止血带会损坏甚至破裂。将止血带扣紧后，用绷带加固，防止其充气后松脱。

（8）双侧肢体同时使用气压止血带时应将设备、线材标示清楚，气压止血带提示音应调至清晰可听到的音量。

（9）止血带放气时注意速度要缓慢，实时关注患者生命体征，遵医嘱调节输液速度。

（10）使用后的止血带均应及时清洁，无污垢、血迹残留。

第四节　腹腔镜操作系统的安全使用

腹腔镜技术是 20 世纪 90 年代发展起来的一种微创手术，主要用于检查、诊断、治疗各种疾病，具有手术创伤小、成功率高等优点，现已在临床上广泛应用。

一、腹腔镜设备与器械

腹腔镜设备是一种将现代电子、光学设备与手术器械融为一体的精密手术仪器。腹腔手术在密闭的体腔内进行，医生或借助于监视屏幕中的图像开展操作。因此，手术室护士必须掌握腹腔镜设备和器械的性能和保养，以确保手术的成功和患者的安全。

（一）腹腔镜设备

1. 腹腔镜

腹腔镜有两种类型，即诊断性腹腔镜和手术性腹腔镜（图 5-7）。两者各有不同类型的视角镜可供选择：① 0°镜；② 30°斜视镜；③ 45°斜视镜；④ 70°斜视镜。腹腔镜与摄像头相连接，它通过传导冷光源的光束照亮术野，同时又把术野图像传至摄像头。

2. 摄像系统

（1）监视器：接收摄像头和信号转换器输入的视频信号，便于医生在手术中观察电视图像进行操作，要求监视器具有高质量、高分辨率。

（2）摄像头：摄像头与腹腔镜目镜连接，将腹腔镜图像以电信号的方式输入到信号转换器。

（3）信号转换器：将腹腔镜图像的电信号转换成视频信号。

3. 冷光源系统

冷光源系统包括冷光源机和冷光源线，用于腹腔镜手术的光源输出功率均在 150W 以上。在使用过程中，尽量减少开关机的次数，保持亮度在适当范围内；暂时停止使用时，可以把旋钮调节到光输出的最小处来保护灯泡。

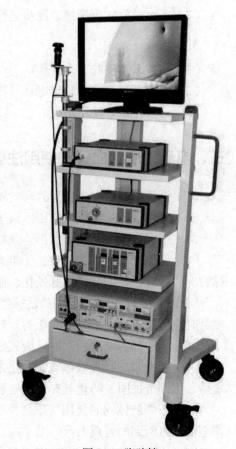

图 5-7　腹腔镜

4. 二氧化碳气腹系统

二氧化碳气腹系统由气腹机、二氧化碳钢瓶、2.5m长硅胶管和弹簧气腹针组成。建立气腹的目的是为检查、手术提供宽广的空间和视野，以避免意外损伤其他脏器，成人的腹内压力应 < 15mmHg，先用低流量进腹，再用中流量维持为宜。

5. 单、双极多功能高频电刀

腹腔镜手术所使用的单、双极高频电刀，可选用常规手术所用的电刀。功率一般为152～200W，最大输出功率不应超过200W，以保证患者的安全。

6. 冲洗、吸引装置

冲洗、吸引装置在腹腔镜设备中是非常重要的辅助设备。

7. 超声刀

超声刀是目前外科腔镜手术中最常用的能量切割器械，新型超声刀的出现极大地推动了腔镜外科的发展。其原理是通过高频的声波振荡产生机械能，使组织凝固变性，从而达到切割止血的目的。

8. LigaSureTM 血管闭合系统

LigaSureTM 血管闭合系统是一种新型的腹腔镜手术止血设备。其工作原理是使血管壁的胶原融合从而使血管封闭，可以封闭7mm直径以下的血管和组织束，闭合时速度较快、无烟雾、无须过多分离、不产生碳化。与双极电凝相比，LigaSureTM 血管闭合系统可以明显减轻组织热损伤。

9. 选配设备

录像机、盘式记录仪、镜像视频打印机、腹腔镜用超声波诊断装置、腹腔镜用纤维胆管镜、监控中心等为腹腔镜设备的选配设备。

（二）常用腹腔镜器械

手术室常用的腹腔镜器械包括气腹针、穿刺器、抓持器械、手术剪、止血用器械、冲洗管、吸引管等。

1. 气腹针

气腹针（图5-8）是通过前端一可弹性压入的钝头，建立气腹，防止建立气腹时意外损伤腹腔内脏器。它由钝头、带有弹簧的内芯和锐利的外套针组成。

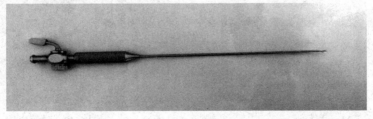

图 5-8　气腹针

2. 穿刺器

穿刺器（图 5-9）由针芯、外套管和尾端防漏气的阀门组成。手术医生在穿刺完毕后拔出穿刺器针芯，由外套管作为通道将腹腔镜器械引入腹腔或胸腔内进行操作。根据手术中置入手术器械的不同，其外径可以为 3~35mm。常用的配置是 10mm、5mm 套管穿刺器（trocar）各 2 个、10mm 转换器 1 个。

3. 抓持器械

抓持器械（图 5-10）是腹腔镜手术中最常用的器械，由把手、可旋转器械轴和各种工作头部组成。根据器械头端的形状和对组织是否造成损伤可分为有创和无创两类。

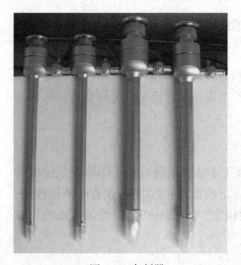

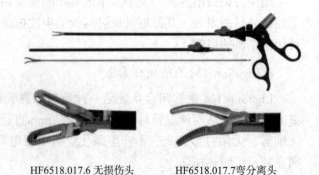

HF6518.017.6 无损伤头　　HF6518.017.7 弯分离头

图 5-9　穿刺器　　　　　　　　　　图 5-10　抓持器械

4. 手术剪

手术剪（图 5-11）用于腹腔镜下组织的锐性分离，包括弯分离剪、直分离剪。

5. 止血用器械

止血用器械包括单极电钩（图 5-12）、电凝棒（图 5-13）、双极电凝钳、钛夹和钛夹钳（图 5-14）、超声刀、血管结扎束等。

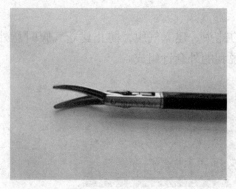

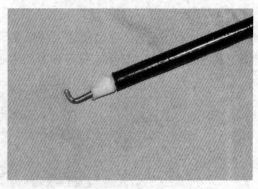

图 5-11　手术剪　　　　　　　　　　图 5-12　单极电钩

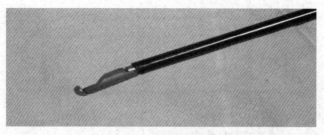

图 5-13　电凝棒

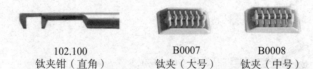

102.100　　　　　B0007　　　　　B0008
钛夹钳（直角）　　钛夹（大号）　　钛夹（中号）

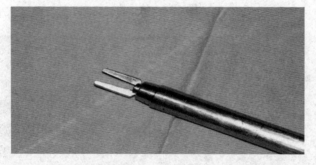

图 5-14　钛夹钳

6. 吸引管和冲洗管

吸引管（图 5-15）和冲洗管用于吸引和冲洗腹腔内的血液，以暴露术野。

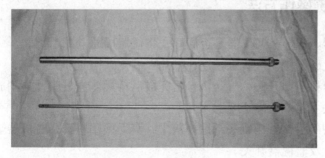

图 5-15　吸引管

7. 腹腔镜拉钩

腹腔镜拉钩包括扇形拉钩、库氏拉钩等。

8. 缝合和结扎器械

缝合和结扎器械包括持针钳（图 5-16）和打结钳（图 5-17）。

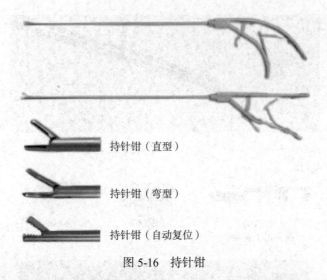

持针钳（直型）

持针钳（弯型）

持针钳（自动复位）

图 5-16 持针钳

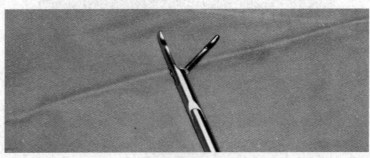

图 5-17 打结钳

二、腹腔镜系统操作方法

（1）检查仪器电源插头与仪器是否插好，将仪器接通电源。

（2）将二氧化碳钢瓶与气腹机相连，打开二氧化碳钢瓶开关。

（3）打开气腹机电源开关，气腹机自检完成后待用。当气腹针穿刺成功确定进入腹腔后，打开进气开关。

（4）将摄像头的目镜端用镜头纸擦掉灰尘，套无菌塑料套。将机器端水平插入机器接口中，打开摄像机及监视器开关。

（5）将导光纤维插入冷光源机的光纤接口中，打开电源开关。在镜头进入腹腔前，打开光源开关。

（6）将单极电刀负极板贴于患者身上肌肉丰厚处，将单极电凝线与单极电刀机器相连，打开电源开关。也可根据手术需要向上或向下调节电切或电凝输出。

（7）手术结束后，关闭单极电刀电源，拔掉单极电凝线和负极板线。

（8）关闭冷光源时，先将亮度调至最小，再关闭冷光源电源开关。

（9）关闭气腹机的步骤是：关闭进气开关 →关闭二氧化碳钢瓶开关 →打开气腹机进气开关 →放余气 →关闭进气开关 →关闭气腹机电源开关 →将二氧化碳钢瓶与气腹机分离。

（10）关闭摄像机、监视器的电源开关，切断仪器电源，将电源线盘好系于仪器后，将仪器归位。

三、腹腔镜手术器械的清洗与保养

腹腔镜手术器械精密而贵重，使用频繁，存在着交叉感染的风险，因此，器械的清洗、保养极为重要。腹腔镜器械结构复杂，并附有管腔和大小不一的配件，极易残留血渍和有机物碎片，既影响灭菌效果又影响腹腔镜器械的使用寿命，彻底清洗是保证腹腔镜器械灭菌成功的关键。

（一）器械清洗步骤

1. 拆卸

将腹腔镜器械彻底拆卸至最小化。

2. 初步清洗

用流动水冲洗腹腔镜器械表面明显的血渍和污渍。

3. 浸泡

将初步清洗过的器械放多酶洗液内浸泡 5min，多酶洗液浸泡可以快速分解器械上的蛋白及残留血渍、脂肪等有机物碎片。

4. 冲洗和刷洗

用清水冲洗器械，将表面残留的多酶清洗液冲净，使用高压水枪彻底冲洗腹腔镜管腔及各部件；同时在器械的轴节部、弯曲部、管腔内用软毛刷上下抽动 3 次达到彻底清洗。

5. 超声清洗

用自动超声清洗器清洗 5~10min。

6. 水洗

再次将器械用流动水彻底清洗。

7. 干燥

清洗结束后可用气枪吹干，也可采用烘干设备将器械进行烘干。然后涂上润滑剂，把拆卸的部分安装好。

8. 注意事项

禁止用自动超声清洗器清洗腹腔镜镜头，防止其损坏。可用脱脂棉球顺时针方向擦拭，不要用粗糙的布巾擦拭。以免划伤镜面，影响使用。

光源导线、电凝线不能在水下清洗，应用蘸有清洁液吸水性强的清洁软湿布，擦去上面的血迹、污渍。

（二）器械的保养

（1）器械在任何情况下均需轻取轻放，不得相互碰撞、投掷、摩擦，以及同时一手拿多样器械，防止滑落摔坏；保持轴节灵活，尖端合拢良好。

（2）保护好镜面，在清洗及摆放时均需首先把镜子处理好，以免发生碰撞、跌落等情况。

（3）光源导线存放时不可折叠，盘旋弯曲度应大于90°，以防光纤折损，影响使用效果及缩短使用寿命。

（4）清洗各类钳子时要检查关节上的小螺丝并拧紧，检查活动关节是否灵活，同时注意钳端的闭合情况，在关节处涂上专用润滑剂。

（5）穿刺针上的密封圈、橡皮帽清洗时要检查其是否有老化、裂开的情况，如有应及时更换，以免造成术中漏气而影响气腹效果。穿刺内芯在打包时要用纱垫包好，以免戳破其他器械。

四、腹腔镜手术护理要点

（1）镜下手术和直视手术操作在视觉、定向和运动协调上存在差别。为配合默契，手术中护士传递手术器械必须达到平面视觉的适应、定向和协调的适应，才能快速准确传递手术所需物品。

（2）手术护士应有高度的责任心，能熟练掌握各器械的名称、用途、拆洗和安装方法，能排除仪器的常见故障。

（3）手术中要爱护器械，使用得当。术后要用清水冲洗器械，气枪吹干后上油，防止其受潮生锈。

（4）手术室护士应掌握手术中仪器的使用方法和注意事项，以免在使用过程中因操作不当损坏仪器及器械，影响其正常使用。

（5）每次手术完毕后，应在逐一检查仪器性能是否完好后，再切断电源。保持仪器的清洁，监视器、录像设备、气腹机、电凝器等在手术完成后应擦净仪器上的灰尘，用防尘罩遮盖，妥善保存，防止其损坏。

（6）中转开腹时，器械护士应将台上的器械及时撤下，换上开腹器械，并与巡回护士清点纱布、器械等。撤下的器械不可拿出手术室，以便手术结束时查对。

（7）使用后的腹腔镜器械在做相应的处理后可采用高压灭菌，如果器械不耐高压则用环氧乙烷或低温等离子灭菌。

第五节　其他仪器设备的安全使用

一、手术无影灯的安全使用

手术无影灯用于手术部位照明，为切口和体腔中的人体组织和器官提供亮度高、色温佳、无影、聚焦好的照明设备。手术无影灯具有变压器和热过滤器，通过调节变压器的输出可以改变灯座的照度（无影度），并使用热过滤器降低无影灯的热效应。

　　无影灯根据光源类型可分为卤素灯和 LED 灯；从外形设计上，可分为吊顶式无影灯、壁挂式无影灯、移动式无影灯等；从功能需求上分，有单头无影灯、多头无影灯、双母无影灯、子母灯、双子灯、检查灯等，以及兼有摄像功能和多臂含显示器挂架等（图 5-18）。

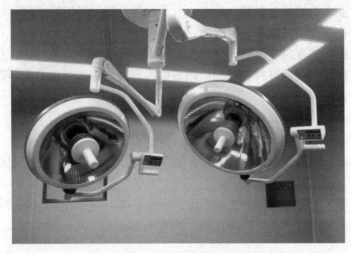

图 5-18　手术无影灯

（一）手术无影灯的特点

　　（1）灯的结构设计符合洁净手术室要求，确保手术室的净化空气能顺利对流循环，使手术区域保持无菌状态。

　　（2）无影、冷光、多反射系统设计，确保手术区域无影；有冷光源过滤器和冷光反射镜，最大程度减少热辐射。

　　（3）轻巧、调节范围广、稳定性好。

　　（4）照明调节方便，可拆装的调节灯柄方便手术者在术中随时调节；中央控制板面也可控制手术所需的照明。

　　（5）光线色彩逼真，接近自然光，可减少视觉疲劳。

　　（6）聚焦效果好，亮度可调节，清晰度高，便于辨别组织的细微差异。

　　（7）预留中央摄像系统，以供教学、科研及管理使用。

（二）手术无影灯的操作方法

　　（1）检查无影灯外观和各关节臂，确认功能是否正常。

　　（2）打开控制面板上的无影灯总电源开关。

　　（3）打开按键面板上的灯头开关。

　　（4）安装对应的灭菌手柄。

　　（5）根据手术部位调整无影灯位置，将灯头调到合适的位置和高度。

　　（6）根据手术者习惯或者手术类型的需求，调节合适的色温、光斑大小及亮度。

（7）手术结束后，先将亮度调小，再关闭灯头开关，最后关闭控制面板上的总电源开关；并将无影灯复位放置。

（三）手术无影灯的使用注意事项

（1）应由专业人员维修无影灯，非专业人员勿随意拆卸无影灯或控制电路。

（2）应经常检查无影灯螺丝是否松动，防止发生坠落。

（3）调节无影灯亮度时应由弱到强，禁止一下开到很亮，以免损坏灯泡。

（4）移动灯体时，应沿灯杆关节的运动方向进行转动，并遵循节力原则；勿碰撞吊塔或输液架等，防止损坏。

（5）手术结束应先将无影灯亮度调到最弱，再关闭电源开关。

（6）使用后的调节灯柄在进行低温灭菌后备用。

（7）每日术前、术后擦拭无影灯一次，确保无尘、无污迹；避免使用刺激性的化学消毒剂擦拭无影灯，避免腐蚀、损坏。

（8）清洁完毕，无影灯应固定在功能位，保持平衡，防止持重不同影响固定功能。

（9）连台手术使用时应暂时关闭控制面板的开关。

二、手术显微镜的安全使用

手术显微镜（图 5-19）是显微外科的必要设备，通过显微镜的高倍放大，可以清晰地显示组织的显微结构，这有利于外科医生进行精确、细致的手术操作，减轻手术的损伤，促进患者术后功能的恢复，提高手术治疗效果，使外科领域的高难度精细手术得以顺利进行。

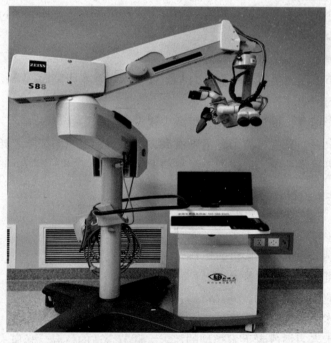

图 5-19　手术显微镜

（一）工作原理及适用范围

1. 仪器的组成

一般显微镜是由镜体、镜架、脚闸（脚踏）正式开关、电源及照明等部分组成。镜体包括目镜、变倍（可调节焦距）、分光镜（可引出助手镜、照相系统、录像系统、示教镜）、物镜（可根据需要更换不同焦距）；镜架上有旋钮，可调节 X-Y 方向；照明为冷光源；附件有镜头盖、镜套等。

2. 工作原理与性能

显微镜是利用光学原理高倍放大，清晰显现组织显微结构的光学仪器。

手术显微镜的光路由观察系统和照明系统两部分组成，为了实现立体成像，必须有两支独立的光路以一定夹角对物体进行成像，供双目观察，这样可以使得观察者看到一个真实的、立体的图像，从而更加清晰地观察和判断手术区域的情况。

在手术显微镜的光路中，因显微镜都有同轴光源，聚集的光线会经过棱镜、物镜到术野，手术者可在深窄的术野中获得立体观感而无阴影遮蔽。其放大倍数取决于物镜的焦距、镜筒长度、目镜放大镜放大倍数和分级或连变倍数。通过这些参数的不同设计和组合，可以实现不同的放大倍数，以便满足各种手术操作的需求。

3. 适用范围

手术显微镜适用于眼科、血管外科、整形外科、骨科、创伤外科、耳鼻外科、脑外科等精细手术，尤其是血管、神经、肌腱等精细部位手术。

（二）显微镜的操作方法

（1）松开底座刹车，移动显微镜至手术床旁合适位置并固定底座刹车。

（2）将制动手轮放松，根据手术部位安放显微镜，使显微镜位于可调节范围的中间位置，正对术野的中心，重新旋紧制动手轮。

（3）插上电源插座，摆放脚控开关，开启显微镜电源开关。

（4）光源的调节应从小的亮度开始调节至合适亮度。

（5）应根据术者的瞳距和眼睛的屈光度进行目镜调节，再调节物镜焦距达到最大清晰度。

（6）术中调节时应无菌操作，使用一次性无菌显微镜透明膜套住显微镜的镜头及前臂，剪去镜头下的薄膜，方便手术者观看；禁止包裹显微镜的光源，避免温度过高。

（7）可根据需要摄取目镜中所见影像。

（8）使用完毕后，应将亮度调至最小再关闭电源开关，以延长灯泡的使用寿命。

（三）显微镜的使用注意事项

（1）每次使用后，都要用擦镜纸擦净物镜和目镜。

（2）不要将各个螺丝和旋钮拧得过紧或过松。

（3）勿用乙醇、乙醚等有机溶剂擦拭镜身，可用软布或纸巾蘸取软质清洁剂和水擦拭。

（4）备好备用光源，光源损坏时随时更换。

（5）关闭显微镜时，先将光源旋钮旋到最小，关闭光源电源，再关闭显微镜电源开关。

（6）随时记录显微镜的使用情况、性能、故障及解决方法。

（7）显微镜应防止震动和撞击，放置的位置要相对固定，避免反复移动，每次使用完毕后收拢各节横臂，拧紧制动旋钮，锁好底座的固定装置。

（8）显微镜通常处于平衡状态，无特殊要求不要轻易调节。

（9）脚踏一般情况下不使用，挂于镜体上。

（10）显微镜应由专人负责检查，要设专用登记本，登记使用情况并签名。

三、手术床的安全使用

手术床又称手术台（图5-20），是进行麻醉和手术的设备平台，可以在手术过程中支撑患者，并根据手术操作需要调整体位。现代手术床有多功能、智能化的趋势，以适应不同外科手术的需要。坚固、可靠、耐用、安全、功能完备、操作简便、舒适省力是现代手术床的基本要求。手术床有电动手术床和液压手术床两种，前者通过电脑控制板调节，使用方便快捷，但价格较为昂贵。手术床按用途分类可分为多功能手术床、妇科手术床、骨科手术床等。

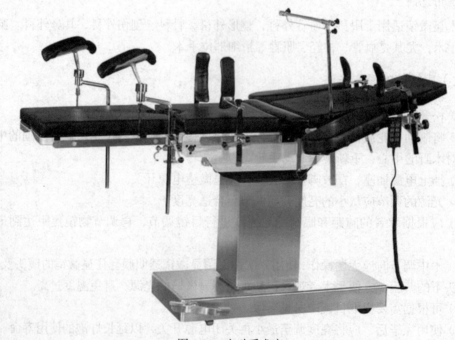

图5-20　电动手术床

（一）工作原理

电动手术床通过电机控制液压系统，由控制开关、调速阀和电磁阀组成主体的控制结构，通过电动液压齿轮泵提供液压动力源，控制各个双向液压油缸的往复运动，并通过手柄按键控制手术床进行各种位置的变换，如升降、左右倾、前后倾、腰背部升降、移动固定等功能，使之达到手术操作的要求。

（二）手术床的特点

（1）多功能手术床的配件、功能齐全，可由 4~8 个截面组成，可调节至各种不同的位置与姿态，满足手术需要。

（2）手术床设计符合人体解剖特点，坚固、可靠、耐用、操作简便。

（3）床体采用高质量不锈钢材料，耐高温、耐腐蚀。

（4）手术床床垫厚 8~10cm，采用无毒、无挥发的材料制成；床垫设计应适合患者体位变化，感觉舒适、易于拆卸清洗。

（5）手术床可透 X 线。

（6）床身底座采用 T 形设计，以保证手术床具有最高的稳定性，而且留下较大空间方便手术者站立。

（7）腿板轻便可拆卸。

（8）显微手术床最低可降至 48cm，床板可前后左右滑动 50cm。

（三）手术床的操作方法

（1）按下手按控制器面板上的电源开关，以进入操作准备阶段。

（2）正确启动与释放底座刹车；踏下底座旁的刹车踏板，并移动到固定杆下固定，以启动中央机械式刹车装置来固定手术台。

（3）利用液压和电动机部分来完成手术床的各种运动，包括前后移动、纵向移动、升降运动和床面自转等。

（4）通过电动手术床的手柄按键控制手术床进行各种位置的变换，如升降、左右倾、前后倾、腰背部升降、移动固定等。

（5）手术结束后，将手术床还原至初始状态，切断电源，对手术床及各个配件进行清洁与消毒，并放置在固定位置。

（四）手术床的使用注意事项

（1）电动手术床的操作要由经过生产厂家培训的医务人员进行，在使用电动手术床前，应做好各项检查工作，如电源线、电源开关指示灯是否正常等，确保使用的稳定性，要严格按照说明书操作。

（2）手术床底座及电源线上不应放置物品、配件或重物，防止其碾压电源线。

（3）勿让患者坐在手术床的头板、手臂板或腿板上，防止扭曲变形，配件损坏。手术床承受的重量不宜超过 150kg。

（4）防止意外伤害。

① 防止倾倒：打开底座刹车后，如果未锁定和未固定手术床，此时操作手术台或搬移转换患者，可能发生手术床移位、倾倒，或患者坠床等安全事故。所以完成调节操作后一定要锁定手术床。

②防止夹伤或压伤：当释放底座刹车时，请勿把脚放置在底座下。

③防止触电：当电器检修盖或控制零部件被移走时，请勿操作或维修手术台；插头接触到水时，请勿连接电源。

④防止灼伤：使用电刀时，防止患者皮肤接触手术床的金属部位，避免旁路灼伤。

⑤防止绊倒：电源线应放于适当的位置，避免行走时被绊倒；手按控制面板应挂在手术床侧面钢轨上；其线路布置要避免其被夹伤、压伤，防止线路损坏，勿放置重物于电源线上，或让推车碾过电源线。

⑥防止误碰：在调节电动手术台升降折转后，必须把手持操作面板放在医务人员不易接触的地方，以避免误操作，引起电动手术台移动或折转，造成患者意外伤害。

（5）每次手术后，应将电动手术台降至最低位置并使其台面保持水平，拔下电源插头以确保火线和零线都被切断，从而将手术台与电源完全分离。

（6）手术台应注意防潮，避免任何液体或溶液进入电机控制系统内部。此外，不应喷洒或冲洗底座，以防电控系统短路、零件生锈或故障。

（7）定期检查手术床的功能，由专业人员做好保养工作，确保手术需要，电动调节式手术床要按时充电，以方便手术中使用。

🔍 知识链接

驱血止血外固定套环

驱血止血外固定套环为一次性无菌套环，型号有 S、M1、M2、M3、L1、L2、L3、XL 八种，其原理是利用束紧环的机械压力驱赶血液，阻断肢体动脉血流。这种套环适用于在四肢外科手术时驱赶四肢中的血液，使用时应注意松紧度和工作时长，如手术时长超过 120min，应及时剪掉套环，在回血周期 20min 后，再使用一个新套环。当肢体感染或者恶变、患有外周供血不足、小腿和深静脉血栓时不可使用套环。

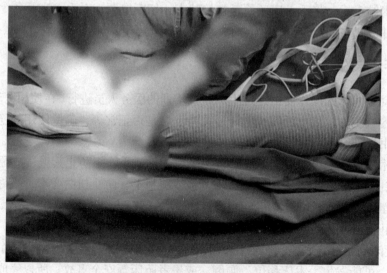

图 5-21　驱血止血外固定套环

思考与练习

一、选择题

1. 适合电刀负极板放置的部位是（　　）。

    A. 肌肉平坦，血管丰富，皮肤清洁干燥处

    B. 骨性隆起，关节处

    C. 脂肪丰富，毛发茂盛处

    D. 金属植入物附近

    E. 紧贴ECG电极片处

2. 在成人四肢手术中，止血带的正确绑扎部位描述正确的是（　　）。

    A. 上肢应绑扎在上臂近端1/3处，下肢应靠近大腿根部

    B. 上肢应绑在肱骨中段1/2处，下肢应绑在股骨中段1/2处

    C. 上肢应绑在肱骨下段1/3处，下肢应绑在股骨下段1/3处

    D. 紧靠切口上方8～10cm处

    E. 止血带绑扎越紧止血效果越好

3. 下列关于超声止血刀特点及优势描述错误的一项是（　　）。

    A. 组织损伤小   B. 切割速度快

    C. 安全性高   D. 凝血效果好

    E. 超声刀可以代替电刀

4. 显微镜使用时，下列关于显微镜使用的描述中错误的一项是（　　）。

    A. 选择单独电源插座，避免术中断电

    B. 防止振动和撞击，避免反复推动

    C. 经常拆卸各镜头，保持各部位的通风

    D. 镜头每日使用前后用擦镜纸清洁

    E. 关闭显微镜时，先将调节光源旋钮旋至最小，然后关闭电源开关

5. 止血带充气后，应注明时间，每次使用间隔的时间为（　　）。

    A. 5～10min   B. 30min

    C. 20min   D. 15min

    E. 40min

6. 下列关于选择、安放止血带的要求不正确的是（　　）。

    A. 选择合适的止血带型号

    B. 缚扎松紧适度，以能插入食指为宜

    C. 止血带安放一般距手术部位10～15cm

    D. 止血时间设置2h

    E. 缚扎止血带时预先在缚扎部位裹好绵纸，然后再缚扎止血带

7. 下列关于高频电刀保养和使用的注意事项不正确的是（　　）。

    A. 电刀笔使用前应进行电源测试，保证术中操作安全

B. 电刀笔用后不得用水冲洗，应顺势缠绕，不要打死折

C. 负极板的放置，应选择患者的大腿或臀部等肌肉丰富部位

D. 电刀头上的结痂手术后清理，以免影响手术进程

E. 负极板放置时，应避开毛发、瘢痕、骨突处

8. 下列关于无影灯的保养和使用的注意事项不正确的是（　　　）。

A. 无影灯不亮了，护士小王拆卸无影灯，检查电路

B. 避免刺激性的化学消毒剂损伤无影灯

C. 打开无影灯时应从弱到强，不要一下开得很大

D. 灯头操作手柄可采用环氧乙烷消毒

E. 无影灯使用完毕后，应先将亮度调至最低，再关闭电源

9. 手术床使用不当造成意外伤害不包括（　　　）。

A. 倾倒、绊倒　　　　　　　　B. 压疮

C. 夹伤、压伤　　　　　　　　D. 触电

E. 灼伤

10. 手术中调节无影灯位置时应避免（　　　）。

A. 将亮度调到最强

B. 碰撞吊塔或输液架

C. 开灯状态下调节

D. 无影灯螺丝松动

E. 手术中为了无菌应将灯头调得越高越好

二、简答题

1. 简述高频电刀使用流程和操作要点。

2. 简述高频电刀负极板应如何放置。

3. 简述超声止血刀的使用注意事项。

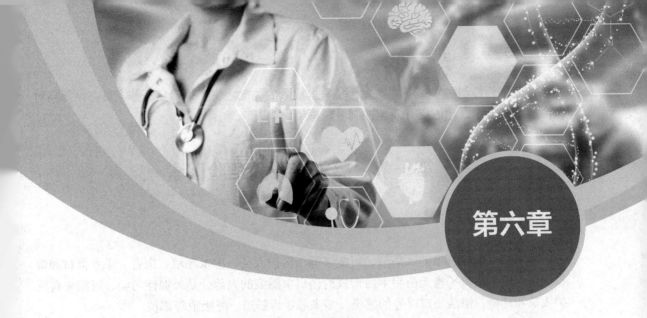

第六章

手术感染的预防与控制

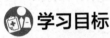

学习目标

1. 掌握手术室无菌技术原则及预防手术部位感染的措施。
2. 熟悉手术部位常见致病菌及来源、感染的危险因素。
3. 了解手术切口的分类、手术切口愈合的分级、手术部位感染分类。
4. 具有严格的无菌观念，以慎独精神要求自己。

情景导入

　　某医院手术室一天做了 10 例白内障手术。术后 10 名患者均出现感染情况，其中有 9 人被迫做了单眼眼球摘除手术。事故原因调查发现，在进行白内障手术前，这间手术室进行了一例中耳炎手术，患者在手术中排出了大量含绿脓杆菌的脓性分泌物，之后于上午 10 点，在这间手术室开始进行眼科手术，一直持续到下午 1 点多，10 位患者全部做完手术……

思考：

1. 导致患者出现感染的因素有哪些？应如何预防手术部位的感染？
2. 导致患者出现感染的主要致病菌是什么？其主要来源是什么？
3. 应如何进行预防和控制？

　　手术室是医院感染控制的重点科室，手术室的工作质量可直接影响到手术患者的预后及治疗效果。控制手术感染的发生，是手术成败的关键之一。手术室医务人员必须提高对医院感染的认识，才能更有效地控制医院感染。

第一节　感染来源和危险因素

一、感染来源

手术切口部位感染的致病菌，可能来源于医护人员、手术环境、患者、手术器材和敷料。引起清洁伤口（指无菌手术后形成的伤口）感染的大部分是外源性污染，可能来自医护人员和环境；清洁伤口以外的感染，多来源于胃肠道、呼吸道等部位。

（一）医护人员

手术团队各类成员的手是手术切口感染的潜在来源之一，通过洗手、有效的刷手、穿无菌手术衣和戴无菌手套，可对细菌形成有效的屏障。此外，人的皮肤、毛发和皮脂腺上寄生着大量微生物，以金黄色葡萄球菌最为常见，其感染的程度与皮肤、毛发的清洁度和毛发的长短有关。此外，鼻咽部的微生物也可能通过呼吸、说话、打喷嚏等方式传播到术野中，导致手术部位感染。因此，在手术室内要严格执行手术室的着装要求，保持洁净区域的清洁和无菌状态，以降低手术切口感染的风险。

（二）手术环境

空气中的飞沫、尘埃等微粒都可能携带微生物成为播散细菌的媒介。这些微粒可能来自上呼吸道或人员走动时的散布，而它们在空气中的存活时间取决于环境温度、湿度和阳光照射等因素。新鲜空气在室内流通，能降低微粒的密度，带菌的微粒可能直接落入伤口，或先落到器械物品上而后污染伤口。此外，由于重力的作用，微生物也容易聚集停留在地面上。因此，手术室在对层流净化系统进行有效管理和监测的基础上，应加强对环境清洁的管理，同时对工作人员的着装和行为进行控制，以确保手术室内始终保持正压状态，尽量减少工作人员的流动，从而控制手术室无菌环境，降低手术切口感染的风险。

（三）手术患者

1. 自身感染

患者自身的菌群是手术切口感染的重要来源之一。术前不正确的皮肤清洁、消毒，以及备皮过程中产生的皮肤破损，都可能导致细菌的侵入和感染；而对于那些需要切除空腔脏器或女性生殖道等部位的手术，如果隔离技术使用不当或未能及时更换无菌巾、手套或无菌器械等，则有可能造成邻近部位的感染；身体其他部位存在的感染也可能通过血液循环或淋巴播散，引起手术切口感染。此外，并发术后尿路感染也是手术伤口感染的来源之一。

2. 人体应对感染的三种防御机制

（1）皮肤和黏膜：皮脂腺分泌的物质可以抑制细菌的滋生，而汗水也可以冲刷掉细菌。此外，鼻腔、口腔和呼吸道的黏膜也能够清理细菌，并产生黏液和酸性物质来阻止细菌进一步扩散。然而，当皮肤发生破损时，这些防御机制就会出现障碍，导致细菌易于侵入身体并引起感染。

（2）炎症反应：当病原体侵入人体时，该部位的血流会增加，这有助于将免疫细胞（如中性粒细胞、单核细胞等）输送到该部位。这些免疫细胞可以通过吞噬和溶解病原体来抵御感染。如果感染得不到有效的控制，白细胞就会死亡，导致脓液的形成。

（3）细胞和体液免疫反应：指分别由 T 淋巴细胞和 B 淋巴细胞介导的免疫反应。手术和麻醉用药皆会不同程度地影响人体免疫系统的正常功能。

（四）手术器材和敷料

手术器械、医疗用品、药物等在使用时应保持无菌状态。勿用未灭菌的器械和敷料实施手术，否则会造成严重的手术切口感染。因此，对于与手术切口直接接触的物品，清洁是前提，无菌是关键。手术室应对物品的灭菌流程和存放进行严格的管理。

二、危险因素

手术部位发生感染是多因素共同作用的结果，其中主要的两大因素是与手术患者有关的因素和与手术有关的因素。

（一）与手术患者有关的危险因素

1. 年龄

婴幼儿免疫系统发育不完善；老年人免疫功能衰退，均易造成术后感染。

2. 疾病的影响

基础疾病严重的患者，如患有糖尿病、恶性肿瘤等，术后易发生感染。这可能与疾病造成患者免疫能力下降有关。

3. 对免疫功能产生影响的治疗

患者使用肾上腺糖皮质激素、放疗、化疗，均会导致术后感染率增高。

4. 肥胖

患者过度肥胖，体壁脂肪组织过多，使手术切口过大；或组织暴露困难，手术难度增大，手术时间延长；另外，脂肪组织的血液供应较肌层大为减少，因而肥胖者术后感染的危险性更高。

5. 植入物

体内有植入物的手术（如人工瓣膜的置换、人工器官的植入等），较普通手术术后感染的危险性要高，这是由于微生物通过吸引、黏附并定植于植入物表面引起感染。

6. 术前住院时间

术前住院日期越长，术后发生的感染率就越高。这是由于住院时间越长，医院内的耐药菌株在患者体内定植就越多，进而增加了术后感染的危险性。

（二）与手术有关的危险因素

1. 操作技巧

很多术后感染是手术过程中手术医生操作不当引发的，造成感染的不当操作有损害健康组织、未彻底清除坏死组织产生无效腔、滋生细菌等。

2. 手术时间

随着手术时间的延长，创面的细菌数量也会增加。此外，长时间的暴露干燥、牵拉损伤组织；出血、麻醉时间延长，导致机体免疫力下降；手术者因疲劳而疏于无菌技术操作，在理论上都会增加感染的机会。因此，手术持续时间越长，术后感染率就越高。

3. 术前备皮

研究显示，术前备皮是造成手术切口感染的一个危险因素，手术前一日备皮比手术日备皮更容易导致感染发生。使用剃刀备皮可能会对皮肤造成损伤和划痕，从而破坏了皮肤屏障，并增加真皮层细菌定植的风险。相比之下，使用脱毛剂（如脱毛霜、乳膏等）进行备皮可以降低感染的风险，因为这种方法不会损伤皮肤屏障。因此，术前备皮时应尽量避免使用剃刀，而是选择使用脱毛剂或其他无损伤皮肤的备皮工具，并严格按照操作规范执行，以减少手术切口感染的风险。

4. 手术类型

手术类型不同，感染率也不尽相同。根据资料显示，矫形外科手术的感染率相对较低，为0.8%左右，而心脏外科手术的感染率则较高，达到了2.5%左右。乳腺活检、肿块切除和乳房切除等手术的感染率更高，分别为3.3%、6.6%和19.0%。这些差异可能与手术部位、手术过程中使用的器械和药物、术前准备和个体差异等因素有关。因此，在手术前需要进行全面评估和风险分析，并采取适当的手术操作规范和预防措施，以降低手术切口感染的风险。

5. 抗菌药物的预防性应用

预防性应用抗菌药物可以有效降低术后手术部位感染的发生率，但必须在术前的短期内（通常为30min至1h）进行给药，以确保在术中和术后4h内抗菌药在血浆内达到有效浓度。这是因为预防性应用抗菌药物需要考虑到药品的安全性、有效性和合理使用等因素，并避免出现抗菌药物滥用、耐药性增加等问题。因此，在手术前需要根据手术类型、患者情况和药物特性等进行综合考虑，并根据临床指南和建议选择适当的抗菌药物和给药方案，以达到最佳的预防效果。

第二节　手术切口感染诊断指标

一、手术切口分类

根据创伤和手术中污染的可能性，可将手术切口分为四类。

1. 清洁切口

清洁切口通常用"Ⅰ"代表，指缝合的无菌切口，非外伤性的、未感染的伤口；手术未进入呼吸道、消化道、泌尿生殖道及口咽部位，如甲状腺手术、体表小肿瘤切除手术、择期骨科手术的切口等。切口感染率＜ 2%。

2. 清洁—污染切口

清洁—污染切口又称可能污染的切口，通常用"Ⅱ"代表，是指手术时可能带有污染的缝合切口，如择期胃肠道手术等。切口感染率为 5%～10%。

3. 污染切口

污染切口通常用"Ⅲ"代表，指邻近感染区或组织直接暴露于感染物的切口，手术进入急性炎症但未化脓区域，包括开放性创伤手术；胃肠道、尿路、胆道内容物及体液有大量溢出污染的手术切口；手术中有明显污染。如胃肠道手术中大量胃肠液外溢、阑尾穿孔、腹膜炎等。切口感染率为 15～30%。

4. 严重污染—感染切口

严重污染—感染切口又称感染切口，通常用"Ⅳ"代表，指有失活组织的陈旧创伤手术；术前已经化脓、有发热征象。如化脓性阑尾炎手术、肠梗阻坏死的手术、局部含有坏死组织的陈旧性创伤伤口等。切口感染率为 40% 左右。

二、手术切口愈合分级与记录

（一）手术切口愈合的分级

1. 甲级愈合

甲级愈合又叫一期愈合，用"甲"代表，是指正确对合两侧伤缘，愈合优良，没有不良反应的初期愈合。

2. 乙级愈合

乙级愈合又叫二期愈合，用"乙"代表，是指因伤时组织缺损较大或污染严重，导致愈合欠佳。愈合处有炎症反应，如红肿、硬结、血肿、积液等，但未化脓，会逐渐达到瘢痕组织修复。

3. 丙级愈合

丙级愈合又叫三期愈合，用"丙"代表，是指因切口化脓，需做切开引流。伤口呈开放状态，由肉芽组织逐步填充，经伤口收缩和上皮覆盖而闭合伤口。即清创后暂用引流，观察 3~5 日，作延期缝合。

（二）记录方法

如甲状腺大部切除术后愈合优良，则记以"Ⅰ – 甲"；胃大部切除术后切口发生血肿，则记以"Ⅱ – 乙"，以此类推。

三、手术部位医院感染的诊断标准

手术部位感染（surgical site infection，SSI），是指手术期发生在切口或手术深部器官或腔隙的感染。SSI 既包括切口感染，也包括手术曾涉及的器官和腔隙的感染，但不包括那些和手术没有直接关系的感染，如腹部手术后的肺炎、尿路感染等。国家卫生部 2001 年颁布的《医院感染诊断标准（试行）》中将手术部位感染分为三类，即表浅切口感染、深部切口感染和器官 / 腔隙感染。

（一）表浅切口感染

表浅切口感染是指感染仅限于切口涉及的皮肤和皮下组织的感染，通常发生于术后 30d 内。

1. 临床诊断

符合上述界定，并具有下列情况之一者，即为表浅切口感染。
（1）表浅切口有红、肿、热、痛，或有脓性分泌物。
（2）临床医师诊断的表浅切口感染。

2. 病原学诊断

在临床诊断基础上，细菌培养阳性者，即为表浅切口感染。
需注意以下情况不属于表浅切口感染。
（1）切口缝合针眼处有轻微炎症和少许分泌物。
（2）外阴切开手术或新生儿包皮环切手术后的感染。
（3）烧伤部位的感染。
（4）切口脂肪液化，液体清亮者。

（二）深部切口感染

深部切口感染是指无植入物手术后 30d 内、有植入物（如人工关节、人工心脏瓣膜、人工血管等）手术后 1 年内发生的与手术有关并涉及切口深部软组织（深筋膜和肌肉）的感染。

1. 临床诊断

符合上述界定，并具有下列情况之一者，可诊断为深部切口感染。

（1）从深部切口引流出或穿刺抽到脓液（感染手术引流液除外）。

（2）在自然裂开或由外科医师打开的切口，有脓性分泌物或有发热现象，温度高于38℃时，局部有疼痛或压痛。

（3）再次手术探查，经组织病理学或影像学检查发现涉及深部切口脓肿或其他感染证据。

（4）临床医师诊断的深部切口感染。

2.病原学诊断

在临床诊断的基础上，分泌物细菌培养阳性的，可诊断为深部切口感染。

（三）器官/腔隙感染

器官/腔隙感染是指无植入物手术后30d内、有植入物手术后1年内发生的与手术有关（除皮肤、皮下、深筋膜和肌肉以外）的器官或腔隙感染。

1.临床诊断

符合上述界定，并具有下列情况之一者，可诊断为器官/腔隙感染。

（1）引流或穿刺有脓液。

（2）再次手术探查，经病理学或影像学检查发现涉及器官/腔隙感染的证据。

（3）由临床医师诊断的器官/腔隙感染。

2.病原学诊断

在临床诊断基础上，细菌培养阳性的，可诊断为深部切口感染。

第三节　预防手术部位感染

一、预防感染控制措施

控制手术部位感染应以预防为主，在细菌繁殖和局部感染发生及扩散前应及时阻止，使机体免于感染。具体措施包括增强患者的抗感染能力、熟练掌握无菌操作技能、注意手术操作的技巧、加强管理、合理使用抗生素等，抓好术前、术中、术后各环节的防范感染的措施，达到控制感染的目的。

（一）手术部位医院感染管理应达到的要求

（1）建立控制手术部位感染的规章制度和技术操作规程并落实。

（2）手术室环境清洁、符合卫生学标准，不同类别的手术安置在相应级别的洁净环境下进行；传染病患者手术安置在隔离手术间进行，医务人员严格执行隔离预防技术的规定。

（3）出入手术室应当严格遵循手术室管理规定和工作流程，更换手术室专用工作衣、鞋、帽和口罩，认真执行外科手消毒程序，戴无菌手套，如手套破损应立即更换。

（4）手术器械及敷料必须达到灭菌水平；麻醉用品要做到一人一用一消毒；避免在手术者背后传递器械和物品；坠落在手术床边缘以下或者手术器械台平面以下的器械和物品应当视为污染物。

（5）医务人员在手术操作过程中应严格遵守无菌技术操作规程，提高手术技巧；手术过程中门应当关闭，尽量减少人员出入，避免不必要的走动和交谈。

（6）严格遵守手术切口护理和引流操作规程，伤口引流首选闭合式引流，感染患者应严格执行隔离措施。

（7）对择期手术的患者术前住院日应少于3d，若无禁忌证，术前应使用抗菌皂洗澡。

（8）避免不必要的术前备皮。必须备皮时应选择不损伤皮肤的脱毛方法（如使用脱毛剂），在手术当天在手术室外进行；严格消毒手术部位的皮肤。

（9）进入手术室洁净区域的物品、药品应当拆除外包装后存放，设施、设备应当进行表面的清洁处理。

（10）遵循《抗菌药物临床使用指导原则》，严格掌握预防性应用抗菌药物的指征，正确、合理使用抗菌药物。

（二）手术前预防感染控制措施

1. 皮肤清洁

术前应彻底清洁手术切口和周围区域，去除所有污物、有机碎屑及暂住菌，从而降低手术部位感染的风险。

2. 术前备皮

正确准备手术部位皮肤，彻底清除手术切口部位和周围皮肤的污染。术前是否需要进行备皮，应取决于手术患者的毛发数量、手术切口位置、手术方式、是否影响手术薄膜粘贴，以及是否干扰电极板粘贴等因素综合考量。备皮前先评估手术患者皮肤情况，如手术部位皮肤有破损、痣、疣、疹等特殊情况，应谨慎处理。备皮时间应尽量接近手术开始时间，同时备皮不应在手术室内进行。

3. 皮肤消毒

消毒前要彻底清除手术切口和周围皮肤的污染，采用卫生行政部门批准的合适的消毒剂以适当的方式消毒手术部位皮肤，严格按照不同手术切口部位的皮肤消毒范围进行消毒。

4. 预防性使用抗菌药物

预防性使用抗菌药物能够预防手术部位感染，包括切口感染和手术所涉及的器官、腔隙感染，但不包括与手术无直接关系、术后可能发生的全身性感染。

5. 外科洗手

参加手术的医务人员必须修剪指甲，不戴首饰，严格按照外科手消毒法进行洗手。

6. 手术人员管理

有明显皮肤感染或者患感冒、流感等呼吸道疾病，以及携带或感染多重耐药菌的医务人员，在未治愈前不应当参加手术。重视术前增强手术患者的抵抗力，纠正水电解质的不平衡、贫血、低蛋白血症等。

7. 术前预防其他措施

劝导手术患者术前戒烟，控制血糖水平，在充分做好术前准备的前提下，尽可能缩短术前住院天数；不减少和中断一些药物的使用（如类固醇等），不建议单纯通过营养支持控制感染（包括输血），不提倡通过提高伤口周围氧含量等方式预防感染。

（三）手术中预防感染控制措施

1. 手术室环境管理

手术室内人员的活动可能增加微生物的传播，手术室空气中的细菌会附着于灰尘、棉絮、皮肤碎屑及呼吸道飞沫上。为保证手术室良好的环境，必须控制微粒及微生物数量和保持地面环境清洁。

（1）控制微粒及微生物数量：手术中门必须关闭，维持正压，维持气流流向一定；设备管理人员应定期维护清洗过滤器，保证所需的换气次数及气流速度；尽可能减少手术人员出入手术室的频率，正确佩戴口罩，避免物品表面长时间暴露在空气中，尤其是各种植入物；手术室内的人员包括台上及台下人员尽量使用不会脱落颗粒的物品（如无粉手套）。

（2）保持地面环境清洁：手术过程中应及时清除滴落在地面上的血迹、体液等，保持手术环境清洁。手术日早上或当日手术全部结束后，均应对地面进行湿式清扫，并清洁物品表面。

2. 手术人员仪表要求

手术人员进入手术室前，应规范佩戴外科口罩和帽子，口、鼻、头发不外露。外科手消毒后穿无菌手术衣、戴无菌手套，如手术衣被污染或潮湿应立即更换，以避免手术中微生物从手术人员的头发、暴露的皮肤和黏膜等向手术患者和无菌区域转移。手术人员应避免直接接触手术患者的血液和体液，保证自身的安全。

3. 手术技术和管理

（1）手术中医务人员必须严格遵循无菌技术操作原则。

（2）手术操作中要尽量轻柔地接触组织，保持有效止血，最大限度地减少组织损伤。

（3）尽可能减少坏死组织、异物（如缝线、烧焦组织、坏死组织）的产生。

（4）冲洗手术部位时，应当使用温度为37℃的无菌生理盐水。

（5）手术过程中应维持手术患者正常体温，预防低体温的发生，需要局部降温的特殊手术按具体专业要求执行。

（6）放置引流管应当首选密闭负压引流，置管位置合适，引流管切口应尽量选择远离手术切口处。

（7）切口缝合前后，均应用消毒剂再次进行消毒，然后粘贴敷贴或按常规处理。

4. 物品灭菌要求

保证使用的手术器械、器具及物品等达到灭菌水平；常规采用供应室灭菌器灭菌物品；

只在紧急情况下采用小型快速灭菌器灭菌；植入物不能采用小型快速灭菌器灭菌。

（四）手术后预防感染控制措施

病区医务人员应严格按照操作流程操作，保证手术患者的安全，降低术后并发症的发生率。

（1）医务人员接触患者手术部位或者更换手术切口敷料前、后应当进行手卫生。

（2）为患者更换切口敷料时，要严格遵守无菌技术操作原则及换药流程。

（3）术后保持引流通畅，根据病情尽早为患者拔除引流管。

（4）外科医生、护士要定时观察患者手术部位切口的情况，出现分泌物时应当进行微生物培养，结合微生物报告及患者手术情况，对外科手术部位感染及时进行诊断、治疗和监测。

（五）预防性抗菌药物的合理使用

1. 抗菌药物的品种选择

手术医生应根据术野是否有污染或污染的可能性，决定是否使用预防性抗生素。需注意术前已存在细菌性感染的手术，属抗菌药治疗性应用，不属预防性应用范畴。如需使用抗菌药物，其应覆盖常见病原菌，注意不同部位的常见病原菌差别及耐药性变迁，并注意选用安全、有效、价格便宜的抗菌药物。通常不使用高级抗生素（如万古霉素）作为预防性用药，除非已证明有耐甲氧西林金黄色葡萄球菌（MRSA）所致的手术部位感染（表6-1）。

表 6-1　外科手术分类及预防用药

手术分类	手术特点	预防用药
清洁手术	术野为人体无菌部位，局部无损伤、炎症，不涉及呼吸、消化、泌尿生殖道等人体与外界相通的器官	通常不用，仅用于高危手术患者 *
清洁—污染手术	由于手术部位存在大量人体寄殖菌群，可能污染术野导致感染	应使用预防性抗菌类药物
污染手术	自胃肠道较大量溢出、新鲜创伤、感染入侵途径为尿路或胆道，或有重大操作失误	应使用预防性抗菌类药物
严重污染—感染手术	急性细菌性炎症、创伤有坏死组织残留、有异物、粪便污染	应使用治疗性抗菌类药物

注：* 指手术范围大、时间长、污染机会增加、手术涉及重要脏器、一旦感染后果严重者。

2. 使用抗菌药物的时机与途径

预防性使用抗菌药物时，应在手术患者皮肤切开前 0.5~1h 内静脉给予。如手术时间超过 3h 而抗菌药物为短效者、术中失血量大（>1500ml）或时间较长者、大面积烧伤者可在术中追加使用抗菌药物，以维持组织中有效药物浓度。手术时间< 2h 的清洁手术，术前用药一剂即可。需要做肠道准备的手术患者，还需术前一天分次、足剂量给予非吸收性口服抗菌药物。对于治疗性抗菌药，应定期给出相应的药敏培养报告。

（六）接台手术预防感染控制措施

随着医院手术量的不断提升，手术室护士应在保证接台手术合理时间间隔的前提下，对接台手术的环境、物品及手术人员进行严格管理，实施接台手术的感染控制。

1. 接台手术环境管理

当手术室的地面无明显污染时，用清水擦拭即可；当地面被血液或体液污染时，除将污渍擦净外，还应使用500mg/L有效氯消毒液拖地。洁净手术室应在净化系统运行下进行清洁工作，清洁工作完成后，不同级别的手术室应在运行一定时间达到自净要求后，方可进行下一台手术。

2. 接台手术物品管理

（1）手术标本：由巡回护士按《手术室标本管理制度》，将装有手术标本的容器或标本袋运送至标本间放置。

（2）废弃物：固体废弃物通过污染走廊或采取隔离转移措施，运送到污物间；液体废弃物消毒后倒入下水道，有完善污水处理系统的医院可通过专用池直接倒入下水道。

（3）手术器械：应立即置于器械篮或整理箱内，使用干净的手术巾遮盖，通过污染走廊送至污物间，进行预处理，并送往供应室进行集中处理。

（4）仪器表面：如呼吸机、监护仪、输液泵等，尤其是频繁接触的仪器表面如按钮、操作面板等，应用75%酒精擦拭或按照仪器使用说明要求进行保洁、消毒处理。

3. 接台手术人员管理

手术人员应在手术室内脱掉手术衣、手套，非接台手术人员洗手后方可离开手术室；接台手术人员应重新进行外科手消毒，再按要求穿无菌衣、戴外科手套。接台手术人员的口罩或防护面罩潮湿或被血液、体液污染时应及时更换。

（七）感染手术预防感染控制措施

感染手术是指手术部位已受到病原微生物感染或直接暴露于感染区的手术，以及一些特殊化验指标异常的手术患者的手术。常见的一般感染手术有脓肿切开或切除，胃、肠、阑尾穿孔，烧伤感染，甲类传染病、结核、铜绿假单胞菌、甲氧西林耐药金黄色葡萄球菌（MRSA）、艾滋病、非典、破伤风、梅毒各种病毒性肝炎患者的手术等。常见的特殊感染手术有气性坏疽、朊毒体、突发原因不明的传染病病原体的污染。手术过程中患者的血液、引流液、排泄物会对周围环境和手术者造成污染，如处理不当，可引起交叉感染，甚至引起某一菌种所致疾病的暴发流行。因此必须做好感染手术的标准预防，防止医务人员直接暴露在危险环境中。

1. 术前准备

（1）术前访视：对择期手术患者，手术室护士应于术前1d进行术前访视，评估患者的整体情况，包括基础健康问题、皮肤准备情况、肠道准备情况、备血、配血、各项检查情况及手术方案等，并且取得手术患者及家属的理解和配合；手术室护士应密切关注手术患者的各项化验指标，如肝功能指标、HBV、HCV等，根据具体情况，合理安排次日的手术排班，如时间、手术房间、手术用物及人员等。

（2）手术安排：已知具有感染或传染性的手术患者，手术医生应在手术通知单上注明感染性疾病名称；感染手术应安排在感染手术专用手术室内实施，条件受限时则应安排在当日最后一台；有条件的医院，经接触传播的感染手术应尽量安排在设有负压系统的感染手术室，经空气传播的感染手术必须安排在设有负压系统的感染手术室；对于急诊手术患者，缺少各项检查报告的，应按感染手术进行处理。

（3）物品准备：手术室门口应根据病原菌的传播途径悬挂相应的隔离牌，如空气隔离、接触隔离等；将手术室内本次手术不需要的物品移到室外，术前充分备好术中所需各种手术器械及物品；尽可能使用一次性铺单、手术衣及卫材用品等；若遇到艾滋病、外渗引流物较多、有感染性皮肤病等情况时，应选择使用一次性床单。

（4）患者转送：患有空气或飞沫传播疾病的手术患者应佩戴外科口罩；患有接触传播疾病的手术患者应更换清洁患服并使用敷料覆盖裸露的感染部位，同时应避免不必要的停留；手术患者转运床上应粘贴隔离标识。

（5）隔离措施：参加手术的医务人员必须提高防护意识，做好个人防护，手术室应备好各类防护用品，如防护眼镜、面罩、防渗透的隔离衣等；当血液、体液可能飞溅到手术人员面部时，应戴防渗透的口罩和防护眼镜；当进行可能发生血液、体液大面积飞溅并污染手术人员身体的手术时，还应穿戴具有防渗透性能的隔离衣；有皮肤破损的手术人员应避免安排参加感染手术；台上所有手术人员应戴双层手套及防护眼镜或防护面罩。

2. 术中护理

（1）环境管理：巡回护士应始终保持手术室门关闭，负压手术室应经常观察其负压维持情况。

（2）防止损伤：手术过程中手术成员要特别注意防止被针头、缝针、刀片等锐器刺伤；器械护士应使用持针钳装卸刀片，禁止用手装卸刀片；传递锐器时不能将锐利面直接放到手术者手中；禁止将使用过的针头重新戴上针头套；禁止用手直接接触针头、刀片等锐器。

（3）隔离污染：术中使用的敷料、引流液、冲洗液、切下的组织等应集中放置于无渗漏的袋或容器中，尽量减少周围环境和工作人员的污染。

3. 术后处理

（1）工作人员处理：手术人员将脱下的一次性手术衣、手套、鞋套、口罩、帽子放入双层黄色垃圾袋中，在手术室门口更换清洁的鞋、口罩、帽子后方可外出；经沐浴后更换洗手衣裤方可参加其他工作。

（2）手术器械、物品处理：与器械单核对数目并签名，将器械进行双层打包，第一层袋口在手术室内扎紧，第二层袋口在手术室外套上，并标明感染种类，送供应室使用规定清洗机特殊程序处理；特殊感染手术后用2000mg/L的含氯消毒剂擦拭转运车及手术间内的一切物品，包括手术床、器械台、无影灯、吸引器、电刀等；若为严重特殊感染，则必须用5000mg/L的含氯消毒剂擦拭。

（3）污物的处理：交换车、手术床单或床套、被套在使用后应立即更换，非一次性的敷料包括手术巾、手术衣、床单、被套等布类，应放在黑色袋中，袋口分层扎紧，标明敷料种类、数量、感染种类，送洗衣厂进行特殊处理；一次性医疗废弃物，包括一次性敷料、一次性布类、一次性物品、纱布等应用双层黄色医用垃圾袋分层严密包扎，统一回收处理；将引流液加水加含氯消毒片配制成 2000mg/L 含氯溶液浸泡 1h 后倒净；针头、刀片和缝针等损伤性废物应立即放入利器盒内；防护用品如防护镜、面罩、隔离衣等应浸泡于 2000mg/L 含氯溶液 1h 后洗净、晾干备用。

（4）污染环境的处理：一般感染手术后手术室的地面、墙壁应用 2000mg/L 含氯消毒剂擦拭，特殊感染必须采用 5000mg/L 含氯消毒剂擦拭，墙面要求擦到 2.5m 以上，擦拭顺序为先干净后污染；当地面有明显污染时，应先用消毒剂覆盖消毒，再按照常规清洁程序消毒。

（5）空气消毒：手术室内污染物品送出后，封闭手术室，采用层流过滤设施进行空气净化与消毒；经空气传播的感染手术或特殊感染手术，如结核手术，术后的负压手术室应在手术结束后至少负压持续运转 30min，再使用相应浓度的消毒剂进行清洁擦拭，并更换回风口过滤网，开启正压层流 12h、在空气培养阴性后开放手术室使用。

二、手术室无菌技术操作原则

无菌技术操作是控制感染的关键措施之一，作为手术室护士，不仅应掌握无菌技术及操作原则，还应监督和指导团队其他成员严格执行无菌技术操作，预防手术部位感染，保证手术患者的安全。

1. 明确无菌概念、建立无菌区域

（1）手术者腰部以上肩部以下及治疗台面以上为无菌区。

（2）器械护士戴无菌手套的双手不得扶持无菌台边缘及边缘以下。

（3）巡回护士移动无菌台时不可手握下垂的包布。

（4）如用物疑有污染或已被污染，应立即予以更换并重新灭菌。

2. 无菌物品管理要求

（1）无菌区内所用物品必须是灭菌的，若无菌包有破损、潮湿、可能污染时，均视为有菌，不得使用。

（2）无菌物品坠落后，不可捡回使用。

（3）无菌物品一经取出，即使未使用，也不能放回无菌容器内，必须重新灭菌后再使用。

（4）无菌包打开后未被污染的，超过 24h 不可使用。

3. 手术中的无菌技术

（1）术中避免面对无菌区谈笑、咳嗽、打喷嚏。

（2）手术人员更换位置时，若两人邻近，应一人双手放于胸前，与交换者采用背靠背形式交换；如非邻近，则由双方先面向手术台退出，然后交换。

（3）术中传递器械应从手术人员的胸前传递，不可从手术者身后或头部传递，必要时可从手术者上臂下传递，但不得低于手术台的边缘。

（4）保护切口：切开皮肤前，用无菌塑料膜盖于手术区皮肤上，经塑料膜作切口；如需延长切口或缝合切口时，用70%乙醇再次消毒，细菌污染的纱布块不可重复使用；切开皮肤和皮下组织后，切口边缘应以无菌大纱布垫或手术巾遮盖并固定，仅显露手术切口；术中因故暂停时，切口应用无菌巾覆盖，凡与皮肤接触的刀片和器械不能再用，延长切口和缝合前需再消毒皮肤一次。

（5）胃肠道手术属污染手术，应先用纱布垫保护周围组织，再切开空腔脏器，并随时吸除外流物，将切除的器官置于治疗盆内。

（6）接触过肿瘤及空腔脏器内部的污染器械应放于固定容器内，与其他器械区分。

（7）保持无菌巾干燥，一旦浸湿立即更换或加层。

（8）手术者手套破损或污染的应及时更换，备用的器械应加盖无菌治疗巾。

（9）手术中尽量减少开关门的次数，限制非手术人员进入手术室，减少人员走动。

（10）限制参观人数，30m^{2}以上的手术室参观人数不能超过3人，30m^{2}以下的手术室不能超过2人，以减少污染的机会；参观者应距离手术人员30cm以上，站立不能高于手术人员50cm，不能随意在室内走动、互串手术室等。

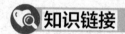 **知识链接**

手术患者十大安全目标
——目标四：减少医院相关性感染

1.落实国家感控相关法律法规、《手术室护理实践指南》等，为执行相关规范与指南提供必需的保障和有效的监管措施。

2.严格遵循无菌操作规范和手术隔离技术，监督手术人员手卫生、穿手术衣、戴手套、消毒铺单等操作。

3.落实术前抗菌药物使用制度，遵照国家卫生和计划生育委员会《2015年抗菌药物临床应用指导原则》，切皮前0.5~1h给予抗菌药物，术中追加抗菌药物应遵医嘱执行，减少手术相关性感染风险。

4.使用合格的无菌医疗器械，手术器械清洗、灭菌与监测应遵循WS310.1、WS310.2、WS310.3规范要求，且追溯系统健全。

5.手术室环境表面清洁消毒应遵循本指南第八篇"手术室环境表面清洁与消毒"的要求。

6.规范手术室管理，严格控制人员，保持手术室门处于关闭状态，减少开门次数，手术室净化系统处于功能状态，回风口不得遮挡，手术安排科学合理，特殊感染手术标识清楚，落实标准预防。

7.严格执行各种废弃物的规范处理流程，生活垃圾与医疗废物分类处理，标识清楚、密闭转运。

8.落实手术室感染监测指标体系并持续改进。

9.规范人员培训：各级各类人员均要进行医院感染相关性培训，如人员着装、工作制度、工作流程、标准预防等。

（资料来源：郭莉.手术室护理实践指南[M].北京：人民卫生出版社，2022.）

思考与练习

一、单项选择题

1. 清洁—污染切口是指（　　）。

   A. 手术未进入感染炎症区，未进入呼吸道、消化道、泌尿生殖道及口咽部

   B. 手术进入呼吸道、消化道、泌尿生殖道及口咽部位，但不伴有明显污染

   C. 手术进入急性炎症但未化脓区域

   D. 有失活组织的陈旧创伤手术

   E. 已有临床感染或脏器穿孔的手术

2. 手术部位感染的危险因素主要包括（　　）。

   A. 手术医生的技术方面　　　　　　　B. 手术室方面

   C. 患者和手术方面　　　　　　　　　D. 手术后的治疗方面

   E. 手术后的护理

3. 化脓性阑尾炎手术切口属于（　　）。

   A. 清洁切口　　　　　　　　　　　　B. 无菌切口

   C. 清洁—污染切口　　　　　　　　　D. 污染切口

   E. 感染切口

4. 对于需要引流的手术，处理不妥的是（　　）。

   A. 首选密闭负压引流

   B. 引流管切口尽量选择远离手术切口的合适位置

   C. 确保引流通畅

   D. 多选择开放式引流

   E. 切口缝合前后，均应用乙醇棉球再次进行消毒

5. 手术人员穿好无菌衣、戴好无菌手套后可以触摸的部位是（　　）。

   A. 手术衣肩部以下，腰部以上水平　　B. 手术台边缘以下

   C. 无菌桌边缘　　　　　　　　　　　D. 手术衣肩部以上

   E. 手术衣腰部以下

6. 手术部位感染最主要的病源菌是（　　）。

   A. 葡萄球菌　　　　　　　　　　　　B. 绿脓杆菌

   C. 溶血性链球菌　　　　　　　　　　D. 大肠杆菌

   E. 假单胞菌

7. 外科手术部位感染病原体来源不包括（　　）。

   A. 手术组工作人员　　　　　　　　　B. 手术患者

   C. 住院病房　　　　　　　　　　　　D. 手术室环境

   E. 手术器材和敷料

8. 患者手术前，手术部位感染预防措施不包括（　　）。

    A. 尽量缩短患者术前住院时间

    B. 正确准备手术部位皮肤

    C. 消毒前要彻底清除手术切口和周围皮肤的污染

    D. 术前合理使用抗菌药物

    E. 植入物可采用小型快速灭菌器灭菌

9. 患者，男，28岁，行阑尾切除手术后切口愈合良好，记录为（　　）。

    A. Ⅰ / 甲　　　　　　　　　　　　B. Ⅱ / 甲

    C. Ⅲ / 甲　　　　　　　　　　　　D. Ⅰ / 乙

    E. Ⅱ / 乙

10. 对于手术时间＞2h的手术，术前预防性使用抗生素建议在（　　）使用。

    A. 手术前10～20min皮下注射　　　　B. 20～30min肌内注射

    C. 30～60min静脉注射　　　　　　　D. 30～120min肌内注射

    E. 60～120min静脉注射

二、简答题

1. 简述接台手术的环境、物品和手术人员管理的内容。

2. 简述预防手术部位感染，以及在手术前应采取哪些预防措施。

3. 简述手术室无菌技术原则。

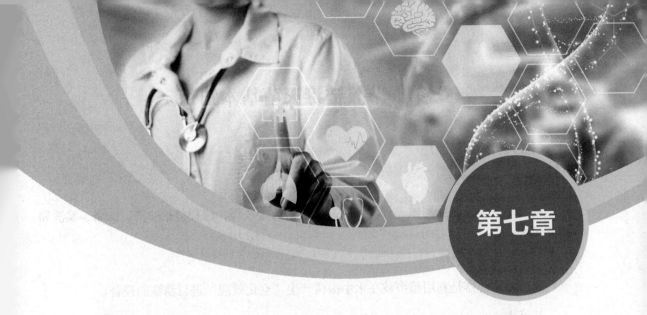

第七章

手术室消毒灭菌与卫生学监测

学习目标

1. 理解清洗、消毒、灭菌的概念，以及灭菌器械的储存要求。
2. 熟悉常见的灭菌方法及灭菌质量监测原则。
3. 了解卫生学监测要求。
4. 具有高度的工作责任感，能吃苦耐劳，自尊、自爱、自强。

情景导入

　　小红在手术室实习，今天由蒋老师带教，做无菌物品分类存放工作。蒋老师清点核对消毒供应中心上传的无菌物品后，根据类别及要求一一准确摆放，并带小红到消毒供应中心参观设施、布局及包装等材料。消毒供应中心周老师予以接待，小红询问周老师各类器械处理的要求有何不同，又该如何确认这些无菌物品是合格的，周老师详细地给予讲解。

思考：

1. 可通过哪些方法进行器械的消毒、灭菌？
2. 如何监测器械的灭菌质量？
3. 无菌物品分类存放时有哪些需要注意的问题？

第一节　消毒灭菌基本知识

一、相关概念

1. 清洗

清洗是指去除医疗器械、器具和物品上污物的全过程，流程包括冲洗、洗涤、漂洗和终末漂洗。

2. 超声波清洗器

超声波清洗器是利用超声波在水中振荡产生"空化效应"进行清洗的设备。

3. 消毒

消毒是指清除或杀灭传播媒介上病原微生物，使其达到无害化的处理。

4. 高水平消毒

高水平消毒是指杀灭一切细菌繁殖体，包括分枝杆菌、病毒、真菌及其孢子和绝大多数细菌芽孢。

5. 中水平消毒

中水平消毒是指能杀灭除细菌芽孢以外的各种病原微生物，包括分枝杆菌。

6. 低水平消毒

低水平消毒是指能杀灭细菌繁殖体（分枝杆菌除外）和亲脂病毒的化学消毒方法，以及通风换气、冲洗等机械除菌法。

7. 消毒剂

消毒剂指能杀灭传播媒介上的微生物并达到消毒要求的制剂。

8. 高效消毒剂

高效消毒剂是指能杀灭一切细菌繁殖体（所括分枝杆菌）、病毒、真菌及其孢子等，对细菌芽孢也有一定杀灭作用的消毒制剂。

9. 中效消毒剂

中效消毒剂是指能杀灭分枝杆菌、真菌、病毒及细菌繁殖体等微生物的消毒制剂。

10. 低效消毒剂

低效消毒剂是指能杀灭细菌繁殖体和亲脂病毒的消毒制剂。

11. A_0 值

A_0 值是评价湿热消毒效果的指标，指当以 Z 值表示的微生物杀灭效果为 10K（K 为消毒速度常数）时，温度相当于 80℃的时间（s）。

12. 灭菌

灭菌是指杀灭或清除医疗器械、器具和物品上一切微生物的处理。

13. 去污

去污是指去除被处理物品上的有机物、无机物和微生物的过程。

14. 植入物

植入物是指放置于外科操作形成的或者生理存在的体腔中，留存时间为 30d 或者以上的可植入性手术器械。

15. 外来医疗器械

外来医疗器械是指由器械供应商租借给医院可重复使用，主要用于与植入物相关手术的器械。

16. 精密器械

精密器械是指结构精细、复杂、易损，对清洗、消毒、灭菌处理有特殊方法和技术要求的医疗器械。

17. 管腔器械

管腔器械是指含有管腔，其直径 ≥ 2mm，且其腔体中的任何一点距其与外界相通的开口处的距离 ≤ 其内直径的 1500 倍的器械。

18. 菌落形成单位

在活菌培养计数时，由单个菌体或聚集成团的多个菌体在固体培养基上生长繁殖所形成的集落，称为菌落形成单位，以其表达活菌的数量。

19. 有效氯

有效氯是指与含氯消毒剂氧化能力相当的氯量，其含量用 mg/L 或 g/100ml 浓度表示。

20. 包装完好性

包装完好性是指包装未受到物理损坏的状态。

二、医疗物品的危险性分类

1968 年，斯伯尔丁（E. H. Spaulding）根据医疗器械污染后使用所致感染的危险性大小及在患者使用之间的消毒或灭菌要求，将医疗器械分三类，即高度危险性物品（critical items）、中度危险性物品（semi-critical items）和低度险性物品（non-critical items）。这种分类方法被称作斯伯尔丁分类法。

1. 高度危险性物品

高度危险性物品是指进入人体无菌组织、器官、脉管系统的物品，也包括有无菌体液从中流过的物品，或接触破损皮肤、破损黏膜的物品，一旦被微生物污染，便具有极高感染风险，如手术器械、穿刺针、腹腔镜、活检钳、心脏导管、植入物等，这类物品需要达到灭菌处理要求。

2. 中度危险性物品

中度危险性物品是指与完整黏膜相接触，而不进入人体无菌组织、器官和血流，也不接触破损皮肤、破损黏膜的物品，如胃肠道内镜、气管镜、喉镜、肛表、口表、呼吸机管道、麻醉机管道、压舌板、肛门直肠压力测量导管等，需要达到中效或高效消毒处理要求。

3. 低度危险性物品

低度危险性物品是指与完整皮肤接触而不与黏膜接触的器材，如听诊器、血压计袖带等；也包括病床围栏、床面及床头柜、被褥；墙面、地面、痰盂（杯）和便器等，需要达到清洁处理要求。

第二节　常用的消毒灭菌方法

一、物理消毒

物理消毒是指利用物理的作用（包括光、热、蒸汽、压力等）杀灭病原微生物的方法。常用的物理消毒法有湿热消毒法、紫外线消毒法、微波消毒法、过滤除菌法等。

1. 湿热消毒法

湿热消毒法适用于耐热、耐湿的医疗器械、器具和物品，如金属、玻璃制品、织物或其他耐热、耐湿物品的消毒，包括煮沸消毒法、巴斯德消毒法及低温蒸汽消毒法。

2. 紫外线消毒法

紫外线消毒法适用于室内空气和物体表面的消毒。紫外线辐射能量低，穿透力弱，仅能杀灭直接照射到的微生物；紫外线灯安装高度应距地面 1.5~2m，照射时间不少于 30min；适宜温度范围为 20~40℃，相对湿度应≤60%，如相对湿度＞60% 时应延长照射时间；紫外线消毒灯的累计照射时间不应超过 1000h，当辐射强度低于 $70\mu W/cm^2$ 时应及时更换灯管。

3. 微波消毒法

微波是一种频率高、波长短、穿透性强的电磁波，可用于医疗机构低度危险性物品和中度危险性物品的消毒，一般使用的微波频率为 2450MHz 和 915MHz 两种，可杀灭包括芽孢在内的所有微生物。微波消毒的物品应浸入水中或用湿布包裹。

4. 过滤除菌法

过滤除菌是将待消毒的介质，通过规定孔径的过滤材料，以物理阻留等原理，去除气体或液体中的微生物，但不能将微生物杀灭。过滤除菌法可用于医疗机构低度危险性物品和中度危险性物品的消毒，主要用于空气净化，不适用于压力蒸汽灭菌的液体过滤除菌。

二、化学消毒

化学消毒是指通过使用各类消毒剂消灭病原微生物实现消毒效果的方法。常用的消毒剂有含氯消毒剂、醇类消毒剂、过氧化物类消毒剂、醛类消毒剂、含碘类消毒剂等。

1. 含氯消毒剂

含氯消毒剂是指根据不同含氯消毒剂产品的有效氯含量，按稀释定律，用蒸馏水稀释成所需浓度的消毒剂，适用于物品、物体表面、分泌物、排泄物等的消毒。

（1）使用方法：参照产品使用说明。

（2）注意事项如下。

① 粉剂应于阴凉处避光、防潮、密封保存，水剂应于阴凉处避光、密闭保存，使用液应现配现用，使用时限≤24h。

② 配置漂白粉等粉剂溶液时，应戴口罩、手套。

③ 未加防锈剂的含氯消毒剂对金属有腐蚀性，不应做金属器械的消毒；加防锈剂的含氯消毒剂对金属器械消毒后，应用无菌蒸馏水将金属器械冲洗干净，干燥后使用。

④ 对织物有腐蚀和漂白作用，不应做有色织物的消毒。

2. 醇类消毒剂

醇类消毒剂包含乙醇、异丙醇、正丙醇或两种成分的复方制剂等，适用于手、皮肤、物体表面及诊疗器械的消毒。

（1）使用方法：参照产品使用说明。

（2）注意事项如下。

① 乙醇易燃，不应用于有明火的环境。

② 不应用于被血、脓、粪便等有机物污染表面的消毒。

③ 用后应盖紧，密闭，置于阴凉处保存。

④ 醇类过敏者慎用。

3. 过氧化物类消毒剂

过氧化物类消毒剂包含过氧乙酸、过氧化氢、二氧化氯等。

（1）过氧乙酸：适用于耐腐蚀物品、环境、室内空气等的消毒。

使用方法：参照产品使用说明。

注意事项如下。

① 过氧乙酸不稳定，应储存于通风阴凉处，远离可燃物质；用前应测定有效含量，原液浓度低于12%时不应使用。

② 稀释液应现用现配，使用时限≤24h。

③ 过氧乙酸对多种金属和织物有较强的腐蚀和漂白作用，金属制品与织物经浸泡消毒后，应及时用符合要求的水冲洗干净。

④ 接触过氧乙酸时，应采取防护措施；不慎溅入眼中或皮肤上时，应立即用大量清水冲洗。

（2）过氧化氢：适用于外科伤口、皮肤黏膜冲洗消毒，室内空气的消毒。

使用方法：参照产品使用说明。

注意事项如下。

① 过氧化氢应避光、避热，室温下储存。

② 过氧化氢对金属有腐蚀性，对织物有漂白作用。

③ 喷雾时应采取防护措施，谨防溅入眼内或皮肤黏膜上，一旦溅上应及时用清水冲洗。

4. 醛类消毒剂

醛类消毒剂包含戊二醛、邻苯二甲醛等。其中戊二醛适用于不耐热诊疗器械、器具与物品的浸泡消毒与灭菌。

使用方法：参照产品使用说明。

注意事项如下。

① 诊疗器械、器具与物品在消毒前应彻底清洗、干燥。

② 戊二醛对人有毒性，应在通风良好的环境中使用。对皮肤和黏膜有刺激性，使用时应注意个人防护。若不慎接触，应立即用清水连续冲洗，必要时就医。

③ 强化酸性戊二醛使用前应先加入 pH 调节剂（碳酸氢钠），再加防锈剂（亚硝酸盐）充分混匀。

④ 戊二醛应密封储存，并置于避光、阴凉、干燥、通风的环境中。

5. 含碘类消毒剂

含碘类消毒剂包含碘伏、碘酊、复方碘伏消毒液等。

（1）碘伏：适用于手、皮肤、黏膜及伤口的消毒。

使用方法：参照产品使用说明。

注意事项如下。

① 应置于阴凉处避光、防潮、密封保存。

② 含乙醇的碘制剂消毒液不应用于黏膜和伤口的消毒。

③ 碘伏对二价金属制品有腐蚀性，不应做相应金属制品的消毒。

④ 碘过敏者慎用。

（2）碘酊：适用于注射及手术部位皮肤的消毒。

使用方法：参照产品使用说明。

注意事项如下。

① 不宜用于破损皮肤、眼及口腔黏膜的消毒。

② 不应用于碘酊过敏者；过敏体质者慎用。

③ 应置于阴凉处避光、防潮、密封保存。

三、物理灭菌

物理灭菌是指利用物理方法杀灭包括细菌芽孢在内的一切微生物，达到无菌保证水平的方法。常用的物理灭菌方法有压力蒸汽灭菌、干热灭菌等。

1.压力蒸汽灭菌

压力蒸汽灭菌属于湿热灭菌，利用水由气态变为液态时放出大量潜热的过程，迅速提高被灭菌物体的温度，导致细菌及细菌芽孢蛋白凝固变性。饱和蒸汽必须干燥和纯净。压力蒸汽杀菌的基本要素有三个，分别是作用时间、作用温度及饱和蒸汽。主要特点是杀菌谱广、杀菌作用强、效果可靠、作用快速、无任何残余毒性。

耐湿、耐热的器械、器具和物品应首选压力蒸汽灭菌。可根据待灭菌物品选择适宜的压力蒸汽灭菌器和灭菌程序。压力蒸汽灭菌器灭菌参数如表 7-1 所示。

表 7-1 压力蒸汽灭菌器灭菌参数

设备类别	物品类别	灭菌设定温度 / ℃	最短灭菌时间 / min	压力参考范围 / kPa
下排气式	敷料	121	30	102.8～122.9
	器械		20	
预真空式	器械、敷料	132	4	184.4～210.7
		134		201.7～229.3

2. 干热灭菌

干热灭菌的作用是通过脱水、干燥和大分子变性实现的，适用于耐热、不耐湿、蒸汽或气体不能穿透物品的灭菌，如玻璃、油类、粉剂等物品的灭菌。采用干热灭菌器进行灭菌，灭菌参数一般为 150℃，150min；160℃，120min；170℃，60min；180 ℃，30min。

四、化学灭菌

化学灭菌是指利用化学方法杀灭包括细菌芽孢在内的一切微生物，达到无菌保证水平的方法。常用的化学灭菌方法有环氧乙烷灭菌、过氧化氢低温等离子体灭菌、低温蒸汽甲醛灭菌等。

1. 环氧乙烷灭菌

环氧乙烷气体是一种高效的化学气体灭菌剂，能有效穿透玻璃、纸、聚乙烯等材料的包装，杀菌力强，杀菌谱广，可杀灭包含细菌芽孢在内的各种微生物，是目前主要的低温灭菌方法之一。适用于不耐热、不耐湿的诊疗器械、器具和物品的灭菌，如电子仪器、光学仪器、纸质制品、化纤制品、塑料制品、陶瓷及金属制品等；不适用于食品、液体、油脂类、粉剂等物品的灭菌。环氧乙烷易燃易爆且具有一定毒性，因此灭菌必须在密闭的灭菌器内进行，排出的残余环氧乙烷气体需经无害化处理。灭菌后的无菌物品应存放于无菌敷料间进行通风处理，以减少毒物残留。在整个灭菌过程中应注意个人防护。

2. 过氧化氢低温等离子体灭菌

过氧化氢低温等离子体灭菌是在一定的条件下(＜60℃),利用过氧化氢气体进行灭菌，并用等离子体技术分解残留过氧化氢的灭菌方法。适用于不耐热、不耐湿的诊疗器械、器具和物品的灭菌，如关节镜、腹腔镜、鼻窦内镜、电切镜、输尿管镜、电凝线、电钻、电锯等物品的灭菌；不适用于布类、纸类、水、油类、粉剂等材质的灭菌。

3. 低温蒸汽甲醛灭菌

甲醛具有还原作用，能够与菌体蛋白（包括酶）的氨基酸结合使蛋白质变性凝固，从而达到灭菌作用。低温蒸汽甲醛灭菌方式适用于不耐热、不耐湿的诊疗器械、器具和物品的灭菌，如电子仪器、光学仪器、管腔器械、金属器械、玻璃器皿、合成材料和物品等。

第三节　器械的清洗、消毒、包装和灭菌

一、器械的清洗

器械的清洗方法包括手工清洗和机械清洗。手工清洗适用于精密、复杂器械的清洗和有机物污染较重器械的初步处理；机械清洗适用于大部分器械的清洗。

（一）手工清洗

1. 操作流程

（1）冲洗：将器械、器具和物品置于流动水下冲洗，初步去除污染物。

（2）洗涤：冲洗后，应使用医用清洗剂浸泡后刷洗、擦洗。

（3）漂洗：洗涤后，再用流动水冲洗或刷洗。

（4）终末漂洗：应采用电导率≤15μs/cm（25℃）（即经纯化）的水进行漂洗。

2. 操作要点

（1）手工清洗时水温宜为15~30℃。

（2）去除干涸污渍应先用医用清洗剂浸泡，再刷洗或擦洗。有锈迹的应除锈。

（3）刷洗操作应在水面下进行，防止产生气溶胶。

（4）器械可拆卸的部分应拆开后清洗。

（5）管腔器械宜先选用合适的清洗刷清洗内腔，再用压力水枪冲洗。

（6）不应将研磨型清洗材料和用具用于器械处理。

（二）超声波清洗

1. 操作流程

（1）在超声波清洗器内注入清洗用水，并添加医用清洗剂，水温应＜45℃。

（2）冲洗：于流动水下冲洗器械，初步去除污染物。

（3）洗涤：应将器械放入篮筐中，浸没在水面下，将管腔内注满水。

（4）超声清洗操作应遵循器械和设备生产厂家的使用说明或指导手册。

2. 操作要点

（1）超声清洗可作为手工清洗或机械清洗的预清洗手段。

（2）清洗时应盖好超声清洗机的盖子，防止产生气溶胶。

（3）应根据器械的不同材质选择相匹配的超声频率。

（4）清洗时间不宜超过 10min。

（三）注意事项

（1）根据器械的材质、精密程度分类清洗。

（2）精密器械的清洗应遵循生产厂家提供的使用说明或指导手册。

（3）清洗操作人员必须进行岗前培训，个人防护符合要求。

（4）清洗后的器械表面及其关节、齿牙应光洁，无血渍、污渍、水垢等残留物质和锈斑。

二、器械的消毒

（1）清洗后的器械、器具和物品应进行消毒处理。方法首选机械湿热消毒，也可采用 75% 乙醇、酸性氧化电位水或其他消毒剂进行消毒。

（2）湿热消毒应采用经纯化的水，电导率≤15μs/cm（25℃）。

（3）湿热消毒方法的温度、时间应符合（表 7-2）要求。消毒后直接使用的诊疗器械、器具和物品，湿热消毒温度应≥90℃，时间≥5min，或 A_0 值≥3000；消毒后继续灭菌处理的，其湿热消毒温度应≥90℃，时间≥1min，或 A_0 值≥600。

表 7-2　湿热消毒的温度与时间

湿热消毒方法	温度 / ℃	最短消毒时间 /min
消毒后直接使用	93	2.5
	90	5
消毒后继续灭菌处理	90	1
	80	10
	75	30
	70	100

（4）消毒剂的应用遵循产品说明书。

三、器械的包装

（1）包装包括装配、包装、封包、注明标识等步骤，器械与敷料应分室包装。

（2）包装前应依据器械装配的技术规程或图示，核对器械的种类、规格和数量。

（3）手术器械应摆放在篮筐或有孔的托盘中进行配套包装。

（4）手术所用盘、盆、碗等器皿，应与手术器械分开包装。

（5）剪刀和血管钳等轴节类器械不应完全锁扣。有盖的器皿应开盖，摞放的器皿间应用吸湿布或医用吸水纸隔开，包内容器开口朝向一致；管腔类物品应盘绕放置，保持管腔通畅；精细器械、锐器等应采取保护措施。

（6）压力蒸汽灭菌包重量要求：器械包重量不宜超过 7kg，敷料包重量不宜超过 5kg。

（7）压力蒸汽灭菌包体积要求：下排气压力灭菌器不宜超过 30cm×30cm×25cm；预真空压蒸汽灭菌器不宜超过 30cm×30cm×50cm。

（8）包装方法分为闭合式包装、密封式包装和硬质容器包装。封包应严密，保持闭合完好性。

（9）包装标识应具有可追溯性。

四、器械的灭菌

（一）压力蒸汽灭菌

耐湿、耐热的器械、器具和物品应首选压力蒸汽灭菌。压力蒸汽灭菌器灭菌参数见表 7-1。压力蒸汽灭菌器操作程序包括灭菌前准备、灭菌物品装载、灭菌操作、无菌物品卸载和灭菌效果的监测等步骤。

1. 灭菌前准备

（1）每天设备运行前应进行安全检查，电源、水源、蒸汽等运行条件应符合设备要求。

（2）应遵循产品说明书对灭菌器进行预热。

（3）大型预真空压力蒸汽灭菌器应在每日开始灭菌运行前进行 B-D 试验。

2. 灭菌物品装载

（1）应使用专用灭菌架或篮筐装载灭菌物品，灭菌包之间应留间隙。

（2）宜将同类材质的器械、器具和物品置于同一批次进行灭菌。

（3）材质不同时，纺织类物品放置于上层、竖放，金属器械类放置于下层。

（4）根据包装物品不同选择适当的摆放方式，利于蒸汽进入和冷空气排出。

3. 灭菌操作

应观察并记录灭菌时的温度、压力和时间等灭菌参数及设备运行状况。

4. 无菌物品卸载

（1）从灭菌器卸载取出的物品，冷却时间应 >30min。

（2）应确认灭菌过程合格，结果应符合《医院消毒供应中心第 3 部分：清洗消毒及灭菌效果监测标准》（WS 310.3—2016）的要求。

（3）应检查有无湿包，湿包不应储存与发放，分析原因并改进。

（4）无菌包掉落地上或误放到不洁处应视为被污染。

（二）低温灭菌

常用的低温灭菌方法主要包括环氧乙烷灭菌、过氧化氢低温等离子体灭菌、低温甲醛蒸气灭菌，适用于不耐热、不耐湿的器械、器具和物品的灭菌。低温灭菌应符合以下基本要求。

（1）灭菌的器械、物品应清洗干净，并充分干燥。

（2）灭菌的程序、参数及注意事项应遵循生产厂家使用说明书。

（3）灭菌装载应利于灭菌介质穿透。

（三）干热灭菌

干热灭菌适用于耐热、不耐湿、蒸汽或气体不能穿透的物品的灭菌，如玻璃、油脂、粉剂等物品的灭菌。灭菌程序、参数及注意事项应符合 WS/T 367 的规定，并应遵循生产厂家使用说明书。

五、灭菌器械的储存

（1）灭菌后物品应分类、分架存放在无菌物品存放区。一次性使用无菌物品应去除外包装后，存入无菌物品存放区。

（2）物品存放架或柜应距地面≥20cm，距离墙≥5cm，距天花板≥50cm。

（3）物品放置应固定位置，设置标识。接触无菌物品前应洗手或进行手部消毒。

（4）消毒后直接使用的物品应在干燥、包装后专架存放。

（5）无菌物品存储有效期要求如下。

① 无菌物品存放区环境的温度低于24℃、湿度低于70%时，使用普通棉布材料包装的无菌物品有效期宜为14天；未达到环境标准时有效期不应超过7天。

② 医用一次性纸袋包装的无菌物品，有效期宜为30天；使用一次性医用皱纹纸、医用无纺布包装的无菌物品，有效期宜为180天；使用一次性纸塑袋包装的无菌物品，有效期宜为180天。硬质容器包装的无菌物品，有效期宜为180天。

第四节　消毒及灭菌质量监测

一、消毒质量监测

1.湿热消毒

湿热消毒应监测、记录每次消毒的温度与时间或 A_0 值，监测结果应符合《医院消毒供应中心第 2 部分：清洗消毒及灭菌技术操作规范》（WS 310.2—2016）的要求；应每年检测清洗消毒器的温度、时间等性能参数，结果应符合生产厂家的使用说明或指导手册的要求。

2.化学消毒

化学消毒应根据消毒剂的种类特点，定期监测消毒剂的浓度、消毒时间和消毒时的温度，并记录，其结果应符合该消毒剂的规定。

3.消毒效果监测

消毒后直接使用的物品应每季度进行监测，监测方法及监测结果应符合《医院消毒卫生标准》（GB 15982—2012）的要求；每次检测 3～5 件有代表性的物品。

二、灭菌质量监测

（一）原则

（1）对灭菌质量采用物理监测法、化学监测法和生物监测法进行，监测结果应符合本标准的要求。

（2）物理监测不合格的灭菌物品不得发放，并应分析原因进行改进，直至监测结果符合要求。

（3）包外化学监测不合格的灭菌物品不得发放，包内化学监测不合格的灭菌物品和湿包不得使用；并应分析原因进行改进，直至监测结果符合要求。

（4）生物监测不合格时，应尽快召回上次生物监测合格以来所有尚未使用的灭菌物品，重新处理；并应分析不合格的原因进行改进，改进后，生物监测连续三次合格后方可使用。

（5）植入物的灭菌应每批次进行生物监测，生物监测合格后方可发放。

（6）使用特定的灭菌程序灭菌时，应使用相应的指示物进行监测。

（7）按照灭菌装载物品的种类，可选择具有代表性的灭菌过程验证装置（PCD）进行灭菌效果监测。

（8）灭菌包外应有标识，内容包括物品名称、检查打包者姓名或代号、灭菌器编号、批次号、灭菌日期和失效日期；或含有上述内容的信息标识。

（9）使用者应检查并确认包内化学指示物是否合格，器械是否干燥、洁净等，确认合格后方可使用。同时将手术器械包的包外标识留存或记录于手术护理记录单上。

（二）压力蒸汽灭菌质量监测

1. 物理监测法

（1）日常监测：每次灭菌应连续监测并记录灭菌时的温度、压力和时间等灭菌参数；灭菌温度波动范围应在 ±3℃内，时间应满足最低灭菌时间的要求，同时记录所有临界点的时间、温度与压力值，结果应符合灭菌的要求。

（2）定期监测：应每年用温度压力检测仪监测温度、压力和时间等参数，检测仪探头应放置于最难灭菌部位。

2. 化学监测法

（1）压力蒸汽灭菌效果的化学监测，包括包外、包内的化学指示物监测。具体要求为灭菌包包外应有化学指示胶带，高度危险性物品包内应放置包内化学指示卡，并置于最难灭菌的部位。如果透过包装材料可直接观察包内化学指示物的颜色变化，则不必放置包外化学指示物。采用快速程序灭菌时，也应进行化学监测。可直接将一片包内化学指示物置于待灭菌物品旁边进行化学监测。根据化学指示物颜色或形态等变化，判定是否达到灭菌合格要求。

（2）B-D 测试是专门用于预真空灭菌器的监测方法。预真空（包括脉动真空）压力蒸汽灭菌器应在每日开始灭菌运行前空载进行 B-D 测试，测试前预真空灭菌机应进行预热。B-D 测试合格后，灭菌器方可使用。若 B-D 测试失败，应及时查找原因进行改进，监测合格后，灭菌器方可使用。小型压力蒸汽灭菌器的 B-D 试验应参照《小型压力蒸汽灭菌器灭菌效果监测方法和评价要求》（GB/T 30690—2023）。

3. 生物监测法

（1）按照《医疗机构消毒技术规范》（WS/T 367—2012）的规定，将嗜热脂肪杆菌芽孢生物指示物置于标准测试包的中心部位，生物指示物应符合国家相关管理要求。

（2）应至少每周进行一次生物监测，监测方法遵循压力蒸汽灭菌器的生物监测要求。

（3）紧急情况灭菌植入物时，使用含第 5 类化学指示物的生物 PCD 进行监测，化学指示物合格可提前放行，生物监测的结果应及时通报使用部门。

（4）采用新的包装材料和方法进行灭菌时应进行生物监测。

（5）小型压力蒸汽灭菌器因一般无标准生物监测包，应选择灭菌器常用的代表性的灭菌物品制作生物测试包或生物 PCD，置于灭菌器最难灭菌的部位，且灭菌器应处于满载状态。生物测试包生物 PCD 应侧放，体积大时可平放。

（6）采用快速程序灭菌时，应直接将一支生物指示物置于空载的灭菌器内，经一个灭菌周期后取出，在规定条件下培养，观察结果。

（7）生物监测不合格时，应遵循相关规定进行召回。

（三）低温灭菌质量监测

低温灭菌器新安装、移位、大修、灭菌失败、包装材料或被灭菌物品改变，应对灭菌效果进行重新评价，包括采用物理监测法、化学监测法和生物监测法进行监测（重复三次），监测合格后，灭菌器方可使用。

1. 环氧乙烷灭菌的监测

（1）物理监测法：每次灭菌应监测并记录灭菌时的温度、压力、时间和相对湿度等灭菌参数，灭菌参数应符合灭菌器的使用说明或操作手册的要求。

（2）化学监测法：每个灭菌物品包外应使用包外化学指示胶带，作为灭菌过程的标志，在每包内最难灭菌的位置放置包内化学指示卡，通过观察其颜色变化，判定其是否达到灭菌合格要求。

（3）生物监测法：以枯草杆菌黑色变种芽孢制成生物指示剂，将一个生物指示剂放于一个 20ml 注射器内，去除针头和针头套，生物指示剂带孔的塑料帽应朝向注射器针头处，再将注射器芯放于原位，注意不要碰到生物指示剂，最后用一条全棉小毛巾进行双层包裹一同放入包装袋内。经一个灭菌周期后，取出生物指示剂，另加一支未灭菌对照组一起送往微生物实验室。每个灭菌批次均应进行生物监测。

2. 过氧化氢低温等离子灭菌的监测

（1）物理监测法：每次灭菌应连续监测并记录每个灭菌周期的临界参数，如舱内压、温度、等离子体电源输出功率和灭菌时间等灭菌参数。灭菌参数应符合灭菌器的使用说明或操作手册的要求。可对过氧化氢浓度进行监测。

（2）化学监测法：每个灭菌物品包外应使用包外化学指示胶带作为灭菌过程的标志；每个包内最难灭菌的位置应放置包内化学指示卡，通过观察其颜色变化，判定其是否达到灭菌合格要求。

（3）生物监测法：以嗜热脂肪杆菌芽孢制成生物指示剂，每天应至少进行一次灭菌循环的生物监测。

（四）干热灭菌质量监测

1. 物理监测法

每灭菌批次都应进行物理监测。监测方法包括记录温度与持续时间。温度在设定时间内均达到预置温度，则物理监测合格。

2. 化学监测法

每一灭菌包外应使用包外化学指示物，每一灭菌包内应使用包内化学指示物，置于最难灭菌的部位。对于未打包的物品，应使用一个或者多个包内化学指示物放在待灭菌物品附近进行监测。经过一个灭菌周期后取出，据其颜色或形态的改变判断是否达到灭菌要求。

3. 生物监测法

生物监测法应每周监测一次，方法是将枯草杆菌黑色变种芽孢菌片装入无菌试管内（1片/管），制成标准生物测试管。置于灭菌器与每层门把手对角线内、外角处，每个位置放置 2 个标准生物测试管，试管帽置于试管旁，关好柜门，经一个灭菌周期后，待温度降至80℃左右时，加盖试管帽后取出试管。在无菌条件下，每管加入 5ml 胰蛋白胨大豆肉汤培养基（TSB），在 36 ℃ ±1℃的温度下培养 48h，观察初步结果，无菌生长管继续培养至第 7 天。

第五节　卫生学监测

一、空气净化效果监测

1. 采样时间

采用洁净技术净化空气的房间，在洁净系统自净 30min 后与从事医疗活动前进行采样；未采用洁净技术净化空气的房间，在消毒或规定的通风换气后与从事医疗活动前进行采样，或在怀疑与医院感染暴发有关时进行采样。

2. 监测方法

（1）洁净手术部（室）及其他洁净用房可选择沉降法或浮游菌法，参照《医院洁净手术部建筑技术规范》（GB 50333—2013）要求进行监测。

① 沉降法：细菌浓度测点数应和被测区域含尘浓度测点数相同（表 7-3），同时应满

足表 7-4 所示的最少培养皿数的要求。将普通营养琼脂平皿（φ9cm）放置于各采样点，采样点可布置在地面上或不高于地面 0.8m 的任意高度上。将平皿盖打开，平行移动扣放于平皿旁，暴露规定时间（30min）（按结果中的单位时间）后盖上平皿盖及时送检。

　　② 浮游菌法：可选择六级撞击式空气采样器或其他已经验证的空气采样器。监测时将采样器置于室内中央 0.8～1.5m 高度，按采样器使用说明书操作，每次采样时间不应超过 30min。房间面积 >10m² 的，每增加 10m² 增设一个采样点。细菌浓度测点数应和被测区域的含尘浓度测点数相同，且应在同一位置上（表 7-3）。每次采样应满足表 7-4 和表 7-5 所示的最小采样量的要求。

表 7-3　检测送风口集中布置的含尘浓度测点位置表

区　　域	最小测点数	手术区图示
Ⅰ级：洁净手术室手术区和洁净辅助用房局部 100 级区	5 点	
Ⅰ级：周边区	8 点，每边内 2 点	
Ⅱ～Ⅲ级：洁净手术室手术区	3 点	
Ⅱ～Ⅲ级：周边区	6 点，长边内 2 点，短边内 1 点	
Ⅳ级：洁净手术室及分散布置送风口的洁净室	测点数 $= \sqrt{\text{面积}（\text{m}^2）}$	

表 7-4　沉降菌最小培养皿数

被测区域洁净度级别	每区最小培养皿数（φ90，以沉降 30min 计）
100 级	13
1000 级	4
10000 级	3
100000 级	2
300000 级	2

表 7-5　浮游菌最小采样量

被测区域洁净度级别	每点最小采样量／m³（L）
5 级（100 级）	1（1000）
6 级（1000 级）	0.3（300）
7 级（10000 级）	0.2（200）
8 级（100000 级）	0.1（100）
8.5 级（30 万级）	0.1（100）

（2）未采用洁净技术净化空气的房间采用沉降法：室内面积≤30m² 的，设内、中、外对角线三点，内、外点应距墙壁 1m 处；室内面积 >30m² 的，设四角及中央五点，四角的布点位置应距墙壁 1m 处。将普通营养琼脂平皿（φ90mm）放置于各采样点，采样高度为距地面 0.8~1.5m；采样时将平皿盖打开，平行移动扣放于平皿旁，暴露规定时间（按结果中的单位时间，一般为 15min）后盖上平皿盖及时送检。

（3）将送检平皿置 36℃ ±1℃ 恒温箱培养 48h，计数菌落数，若怀疑与医院感染暴发有关时，则进行目标微生物的检测。

3. 结果判定

（1）洁净手术部(室)和其他洁净场所，空气中的细菌菌落总数要求应遵循 GB 50333—2013 标准，应符合表 7-6 所示的要求。

表 7-6 洁净手术室用房分级的细菌浓度

洁净用房等级	沉降法（浮游法）细菌最大平均浓度		空气洁净度级别	
	手术区	周边区	手术区	周边区
I	0.2cfu/（30min·φ90 皿）（5cfu/m³）	0.4cfu/（30min·φ90 皿）（10cfu/m³）	100 级	1000 级
II	0.75cfu/（30min·φ90 皿）（25cfu/m³）	1.5cfu/（30min·φ90 皿）（50cfu/m³）	1000 级	10000 级
III	2cfu/（30min·φ90 皿）（75cfu/m³）	4cfu/（30min·φ90 皿）（150cfu/m³）	10000 级	100000 级
IV	6cfu/（30min·φ90 皿）		300000 级	

注：1. 浮游法的细菌最大平均浓度采用括号内数值。细菌浓度是直接所测的结果，不是沉降法和浮游法互相换算的结果。

2. 眼科专用手术间周边区比手术区可低两个级别。

（2）非洁净手术部（室）空气中的细菌菌落总数应≤ 4cfu/（15min·φ90 皿）。

4. 注意事项

（1）非洁净手术部（室）采样前，关闭门、窗，在无人走动的情况下，应静止 10 min 后采样。

（2）非洁净手术部（室）每季度监测 1 次；洁净手术部（室）和其他洁净场所，应合理安排每次监测的房间数量，保证每个洁净房间能每年至少监测 1 次。

（3）应有 2 次空白对照。

第 1 次：对用于检测的培养皿做对比试验，每批 1 个。

第 2 次：模拟操作过程做对照试验，应每室或每区 1 个对照皿，模拟操作过程，但培养皿打开后应立即封盖。两次对照结果都必须为阴性。

（4）结果判定时，当某个皿菌落数太大受到质疑时，应重测；当结果仍很大时，应以两次均值为准；当结果很小时，应再重测或分析判定；当菌落数受到质疑时，应重测。

（5）新建与改建验收时及更换高效过滤器后应连续进行 3 次监测。

（6）布皿和收皿的检测人员必须遵守无菌操作的要求。

二、手术人员手部皮肤监测

1. 采样时间

手术人员在执行手卫生后，应在接触患者或从事医疗"诊疗"活动前采样。每季度一次，当怀疑医院感染暴发与医务人员手卫生有关时，应及时进行监测。

2. 采样方法

五指并拢，用浸有含相应中和剂的无菌洗脱液的棉拭子在双手指屈面从指根到指端往返涂擦 2 次（一只手涂擦面积约 $30cm^2$），并随之转动采样棉拭子，用无菌剪刀剪去（或无菌方法弃去）手接触的棉签部位，将棉拭子投入 10ml 含相应中和剂的无菌洗脱液的试管内，及时送检。采样面积按平方厘米（cm^2）计算。

3. 结果判定

卫生手消毒后，细菌菌落总数应≤10cfu/cm^2；外科手消毒后，细菌菌落总数应≤5cfu/cm^2。

三、物品与环境表面监测

1. 采样时间

在消毒处理后或怀疑与医院感染暴发有关时进行采样。

2. 采样方法

用 5cm×5cm 灭菌规格板放在被检物体表面，用浸有无菌 0.03mol/L 磷酸盐缓冲液（PBS）或无菌生理盐水采样液的棉拭子 1 支，在规格板内横竖往返各涂抹 5 次，并随之转动棉拭子，连续采样 4 个规格板面积。在无菌操作下将手接触部分的棉拭子剪去，放入装有 10ml 无菌检验用洗脱液的试管中密封送检。被采表面＜ $100cm^2$ 的，取全部表面；被采表面≥ $100cm^2$ 的，取 $100cm^2$。门把手等小型物体则采用棉拭子直接涂抹物体表面采样。采样物体表面有消毒剂残留时，采样液应含相应中和剂。

3. 结果判定

细菌菌落总数应≤ 5cfu/cm^2，致病性微生物不得检出。

🔍 知识链接

脉动真空压力蒸汽灭菌器

脉动真空压力蒸汽灭菌是预真空压力蒸汽灭菌法的一种，是在预真空的基础上，注入蒸汽，再抽真空，再注入蒸汽，重复上述过程三次或者多次，这样的方式称作脉动预真空。脉动预真空通过这样反复多次抽真空注入蒸汽的过程，灭菌器内空气排除量达到99%以上，可彻底消除灭菌室内的冷点，完全排除温度"死角"，使灭菌效果更为可靠。脉动真空压力蒸汽灭菌器按照容积，可分为大型脉动真空灭菌器和小型脉动真空灭菌器。

✚ 思考与练习

一、选择题

1. 穿过皮肤或黏膜而进入人体组织或器官内部的器材，或与破损的组织、皮肤、黏膜密切接触的器材和用品为（　　）。

A. 危险性物品　　　　　　　　　B. 低度危险性物品

C. 中度危险性物品　　　　　　　D. 高度危险性物品

E. 极度危险性物品

2. 去除医疗器械、器具和物品上污物的全过程称为（　　）。

A. 清洗　　　　　　　　　　　　B. 冲洗

C. 洗涤　　　　　　　　　　　　D. 漂洗

E. 终末漂洗

3. 手工清洗的水温宜为（　　）。

A. 10～15℃　　　　　　　　　　B. 10～20℃

C. 15～20℃　　　　　　　　　　D. 15～30℃

E. 20～30℃

4. 清洗后的器械、器具和物品首选的消毒方法是（　　）。

A. 75%酒精　　　　　　　　　　B. 机械热力消毒

C. 酸性氧化电位水　　　　　　　D. 戊二醛

E. 95%的酒精

5. 消毒后直接使用的诊疗器械、器具和物品，湿热消毒应达到的条件是（　　）。

A. 温度≥90℃，时间≥1min，或A_0值≥3000

B. 温度≥90℃，时间≥5min，或A_0值≥3000

C. 温度≥90℃，时间≥1min，或A_0值≥600

D. 温度≥90℃，时间≥5min，或A_0值≥600

E. 温度≥90℃，时间≥2min，或A_0值≥600

6. 高温灭菌器械包重量不宜超过（　　）。

A. 5kg　　　　　　　　　　　　B. 6kg

C. 7kg　　　　　　　　　　　　D. 8kg

E. 10kg

7. 关于消毒，下列选项描述正确的是（　　）。

A. 杀灭或清除传播媒介上一切微生物

B. 杀灭或清除传播媒介上病原微生物，使其达到无害化

C. 采用物理或化学方法抑制或妨碍细菌生产繁殖及其活性的过程

D. 采用物理或化学方法杀灭包括细菌芽孢的过程

E. 去除医疗器械、器具和物品上污物的过程

8. 预真空压力蒸汽灭菌器的灭菌参数（温度、所需最短时间、压力）要求达到（　　）。

A. 121℃；30min；102.8～122.9kpa

B. 121℃；20min；102.8～122.9kpa

C. 132℃；4min；184.4～210.7kpa

D. 132℃；6min；184.4～210.7kpa

E. 134℃；4min；184.4～210.7kpa

9. 一次性无菌医疗用品的储存，下列选项不正确的是（　　）。

A. 存放于阴凉干燥、通风良好的物架上　　　　B. 距地面≥20cm

C. 距墙壁≥5cm　　　　D. 距地面≥5cm

E. 距天花板≥50cm

10. 手术室做生物监测时，采样点一般在离地面（　　）高的位置上均匀布置。

A. 0.5m　　　　B. 0.7m

C. 0.8m　　　　D. 0.9m

E. 1m

二、简答题

1. 简述湿热消毒法的适用范围及相关要求。

2. 简述无菌物品包装方法及要求。

3. 什么是斯伯尔丁分类法？

4. 简述无菌物品存放要求。

5. 简述手术人员手部皮肤监测的采样方法。

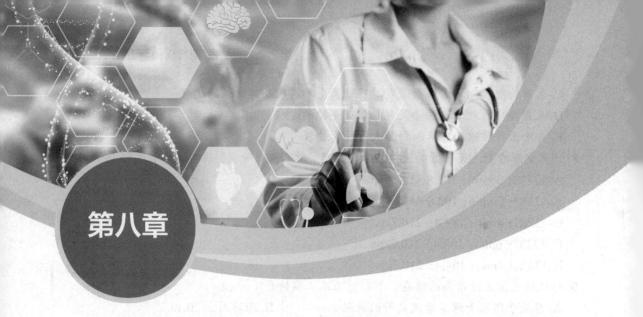

第八章

手术室护士职业暴露危险与防护

📋 **学习目标**

1. 掌握手术室血源性感染的途径、局部处理方法及防护措施。
2. 熟悉手术室护士职业危害的危险因素。
3. 了解手术室化学性和物理性危害防护措施。
4. 具有较强的职业防护意识，有效预防职业暴露。

⚕️ **情景导入**

　　患者李某，男性，34岁，骨科7床，因股骨外伤入院。X射线拍片提示：股骨骨折。医嘱：立即在连续硬膜外麻醉下进行股骨切开复位钢板固定术。术前各项化验结果：凝血四项正常，白细胞略高，肝功能正常，表面抗原阳性，心肺功能正常。手术室接到手术通知单后，护士长安排小吴为器械（洗手）护士，小朱为巡回护士。

❓ **思考：**

1. 该手术中护士存在哪些职业危险？
2. 器械护士和巡回护士在手术前、手术中、手术后应做好哪些防护措施？

　　随着医学科学的发展和各种诊疗技术的提高，手术室护理人员常暴露于锐器、放射线、血液等环境之中，严重危害其身心健康。目前医院手术室的设备逐渐现代化，各种高新技术的应用，各种新的化学药物的不断推新、使用，使得医护人员在护理过程中若不注意个人自身防护，就容易造成身体上的伤害；加上手术室护理工作繁重，节奏加快，容易造成精神上的压力，发生各种职业暴露的风险更大。因此，手术室护士应能辨别职业危害因素，提高自身防护意识，并采取积极、科学的防范措施，自觉做好职业防护，保障自身职业安全。

第一节 常见职业暴露危险因素

一、相关概念

1. 护士职业防护

护士职业防护是指在护理工作中采取多种有效措施，保护护士免受职业损伤因素的侵袭，或将其危害降到最低程度。

2. 护士职业暴露

护士在为患者提供护理服务的过程中，经常处于充满感染患者的血液、体液及排泄物的环境中，有感染某种疾病的危险，这种情况称为护士职业暴露。例如，接触污染的注射器、针头、各种导管等，以及光、热、电磁辐射等各种理化损伤因子的影响。

3. 标准预防

标准预防是指将所有患者的血液、体液、分泌物（不包括汗液，除非被血液污染）、排泄物、黏膜及非完整的皮肤等均视为具有传染性，凡接触上述物质时应采取相应防护措施。包括手卫生，根据预期可能的暴露选用手套、隔离衣、口罩、防护鞋、护目镜或防护面罩，以及安全注射等。

二、职业暴露危险因素

手术室护理人员常见职业暴露的危险因素主要有生物因素、物理因素、化学因素和社会心理因素。

1. 生物因素

生物作为自然环境重要的组成部分，是人类赖以生存的物质条件，但也可以成为人类的致病因素或疾病的传播媒介。护理人员所面临的生物危险因素主要有：细菌、病毒、支原体等病原微生物。这些病原微生物可广泛存在于患者的各种体液、分泌物和排泄物中，也可存在于医院环境里，通过呼吸道、消化道、血液及直接和间接接触等途径感染医护人员。手术室护理人员在实际工作中会频繁地直接接触患者的体液及排泄物，这使他们更容易受到病原微生物的侵袭。常见的致病菌为葡萄球菌、链球菌、肺炎球菌和大肠杆菌等，它们主要通过呼吸道、消化道、血液、皮肤等途径感染。常见的病毒为肝炎病毒、艾滋病病毒、冠状病毒等，它们主要通过呼吸道和血液感染。其中最危险的、最常见的是艾滋病病毒、乙型肝炎病毒和丙型肝炎病毒。

2. 物理因素

在日常手术室工作中，威胁着手术室护理人员健康的物理因素主要有：噪声、手术过程中产生的烟雾、电灼伤、负重伤、切割伤、针刺伤，以及电离辐射和非电离辐射等。其中电离辐射有 X 射线、γ 射线、电子、质子、中子、α 粒子辐射等；非电离辐射有高频电磁场、超声波、微波、激光、紫外线等。

3. 化学因素

手术室护理人员接触的化学物质主要有消毒剂和麻醉药，有时在手术中还会接触化疗药品。长期接触而未采取正确的防护措施会对健康产生不良影响，甚至造成严重损害。

4. 社会心理因素

社会因素包括经济状况、人口、文化教育、科技、婚姻家庭等。社会因素对健康的影响主要通过人的心理感受而引发，心理因素是社会因素在人的大脑的反映。因此，社会因素和心理因素密不可分。社会心理因素对护理人员的影响很大，由于手术室护士在工作中长期处于高度精神紧张状态，而且手术室护士主要的合作对象是外科手术医生、手术患者，涉及面广且人员流动性大，对手术室护士的人际交往和沟通协调能力要求很高。面对不断更新的外科手术技术和不断变化的合作对象，高强度的工作及医院和社会对护理服务要求的提高，都会影响护士的精神状况和生活态度，增加护士工作的危险性、不确定性及工作紧张感。

第二节 生物因素暴露危险与防护

生物因素暴露可导致医务人员发生医院内感染，感染疾病主要有血源性传播疾病、呼吸道传播疾病、消化道传播疾病和皮肤接触传播疾病。职业暴露致医院感染的危险性大小主要与暴露病原体的传播途径、暴露源致病因子载量、暴露程度与剂量、暴露后处理是否正确及时、被暴露者自身免疫力等因素有关。

一、血源性传播疾病的暴露危险与防护

（一）血源性传播疾病及职业暴露感染危险性

由于工作的特殊性，手术室护士在术中被污染的锐器刺伤而受感染的危险最大。手术室工作人员每日不可避免地要接触患者的血液、体液、分泌物，目前已被证实的血源性传播疾病有乙型肝炎、丙型肝炎、获得性免疫缺陷综合征、巨细胞病毒感染、梅毒、疟疾等五十余种，而通过职业暴露感染威胁最大的主要有以下三种：乙型肝炎病毒（HBV）、丙型肝炎病毒（HCV）、人类免疫缺陷病毒（HIV，又称艾滋病病毒）。

1. 常见职业暴露感染的病毒

（1）乙型肝炎病毒（HBV）：手术室护士意外血源性感染中最常见的是乙型肝炎病毒

感染。有研究表明，手术室护理人员 HBV 感染率明显高于内科及外科护理人员。

（2）艾滋病病毒（HIV）：当发生针刺伤时，只要 0.004ml 带有艾滋病病毒的血液就足以使伤者感染。皮下接触 HIV 的危险性是 0.3%，黏膜接触 HIV 的危险性则为 0.09%。如何避免意外感染 HIV 也是手术室护理人员必须面临的考验。

2. 血行转移期限

感染病毒后发生血行转移有一定时间期限，如 HBV 和 HCV 为 8 周，HIV 为 6 个月。

3. 潜伏期

潜伏期指从病原体侵入体内开始，直到最初症状出现的这段时间，如 HBV 为 45~60 天，HCV 为 45~60 天，HIV 为 12 年。这段时间内，伤者本身作为病毒携带者也会成为危险因素之一。

4. 感染途径

血源性感染的感染途径主要分为经非完整性皮肤传播和黏膜传播。

（1）非完整性皮肤传播：具体表现为护理操作和传递器械过程中，意外发生针刺伤、刀割伤的新鲜伤口或皮肤的陈旧性伤口，在直接接触到粘贴沾有患者体液或血液的敷料、器械后感染病毒。

（2）经黏膜传播：具体表现为手术配合中，患者体液、血液直接溅入眼内，通过角膜感染病毒。血源性感染不通过吸入血气溶胶传播。

5. 处理方法

（1）非完整性皮肤感染的处理（针刺或刀割伤处理）如下。

① 局部伤口紧急处理原则如下。

a. 戴手套者应迅速脱去手套，立即在伤口旁由近心端向远心端轻轻挤压，避免挤压伤口局部，尽可能挤出损伤处的血液。

b. 用大量的流动水及皂液清洗伤口，最后用 0.5% 碘伏或者 75% 酒精消毒，必要时包扎伤口。

c. 发生锐器伤后应立即向医院相关部门报告，并按照医院锐器伤应急处置流程处理。

d. 收集职业暴露相关信息，包括暴露源免疫状况，综合评定是否需要定期检测、随访及预防用药。

② 受伤后处理如下。

a. 暴露源不明者按阳性处理，HBV 暴露后应尽早检测抗体，根据免疫状况及抗体水平采取相应措施，如肌注乙肝高价免疫球蛋白等。

b. HIV 职业暴露后，及时正确地处理及预防用药可使感染率降低约 80%，因此可疑 HIV 暴露者，应在受伤后 1h 内报告疾控中心，疾控中心会根据暴露源的情况及暴露的程度决定如何处理。

c. 必要时采取预防用药，预防性用药方案分为基本用药程序和强化用药程序。预防性用药应当在发生 HIV 职业暴露后 4h 内实施，最迟不得超过 24h，即使超过 24h 也应当实施预防性用药。

（2）黏膜接触血液体液的处理：若手术患者的血液或体液溅入口腔、眼睛，应立即用大量清水或生理盐水冲洗，然后滴含有抗生素的眼药水。

（3）皮肤接触血液体液的处理：立即用皂液和流动水清洗污染皮肤。

（二）血源性传播疾病的暴露防护措施

1. 加强职业安全培训

对手术室护理人员开展多种形式的职业安全知识培训，提高护理人员对职业安全的认识，高度重视操作中薄弱环节的防护，如注射、传递器械、使用后器械的处理及废物收集等。遵循"标准预防"原则，强调患者和医务人员的双向防护，执行有可能接触到血液、体液及组织黏膜的各种操作时应戴手套。强调防止意外血源性感染的必要性，增强个人防范意识。

2. 采取免疫预防

对手术室护理人员进行免疫预防，定期检测抗体水平，确保机体的免疫力，如接种乙肝疫苗可有效预防感染乙肝病毒等。

3. 患者评估

做好术前访视，除急诊手术外，术前应了解患者相关检查和化验结果，如肝功能、乙肝病毒（HBV）、丙肝病毒（HCV）、梅毒、艾滋病病毒（HIV）等。针对检查和化验结果阳性的手术患者，手术人员应在术中采取相应的防护措施。针对无化验结果的手术者，应视其为阳性，手术人员做好标准预防。

4. 自我防护

手术室医护人员应根据具体情况做好充分的自我安全防护。

（1）戴手套：进行有可能接触手术患者的血液、体液的护理操作时必须戴手套加以保护，手部皮肤有破损者戴双层手套，脱去手套后再用皂液和流动水充分冲洗。

（2）防渗透着装：手术医生和器械护士应穿戴具有防渗透性能的口罩、防护眼镜或面罩，以及具有防渗透性能的手术衣，防护手术配合中可能飞溅到面部的血液、体液。

（3）规范操作：

① 正确放置和传递锐器；

② 回收针头等锐器时，避免锐端朝向接收者，防刺伤；

③ 传递锐器时，应将其放入弯盘进行传递；

④ 卸锐器时必须使用持针钳，不能徒手卸除；

⑤ 使用后的缝针、刀片等锐器应及时放入耐刺、防渗漏的锐器盒内；

⑥ 禁止将使用后的一次性针头重新套上针头套；

⑦ 禁止用手直接接触使用后的安瓿瓶、针头、刀片等锐器。

5. 术后处理

（1）离开手术间：完成感染手术后，参加手术的人员必须脱去污染的手术衣、手套、换鞋（脱鞋套）后方能离开手术室，沐浴更换洗手衣裤后才能参加其他手术。

（2）物品处理：

①清洗回收器械时，注意先将针头、刀片等锐器卸下，并弃入锐器盒内；

②手工清洗器械时，应戴护目镜、防渗透性口罩、穿防水隔离衣、戴手套。

（3）手术室处理：术后手术室应用含氯消毒液对地面及物品进行湿式清洁。

二、呼吸道传播疾病的暴露危险与防护

（一）呼吸道传播疾病及职业暴露感染危险性

经呼吸道传播的疾病有上呼吸道感染、肺部感染、重症急性呼吸综合征（SARS）及脑膜炎等。引起上呼吸道感染和肺部感染的病原体以细菌和病毒为主。其中感染细菌大多为条件致病菌，如流感嗜血杆菌、金黄色葡萄球菌、肺炎链球菌、铜绿假单胞菌等。当机体抵抗力降低或局部微生态平衡失调时，这些细菌便会入侵人体引发感染。经呼吸道传播的传染性致病菌对医务人员的威胁更大，如结核分枝杆菌和SARS病毒等。

（二）呼吸道传播疾病的暴露防护

（1）条件致病菌的感染防护：加强锻炼，增强机体抵抗力为主。

（2）传染性致病菌感染防护：除增强体质以外，根据致病菌流行特征在高危季节采取保护性预防隔离措施。

（3）预防接种疫苗。

（4）定期进行环境消毒及通风。

（5）病原体暴露防护：加强对多途径感染和隐性感染为主的病原体的暴露防护。如柯萨奇病毒可经粪—口传播，也可经呼吸道传播，进而引起咽炎和胃肠炎，其感染多以隐性感染为主，常不被医务人员所重视。

三、消化道传播疾病的暴露危险与防护

（一）消化道传播疾病及职业暴露感染危险性

消化道传播疾病主要指肠道传染病，包括甲类传染病中的霍乱，乙类传染病中的伤寒、副伤寒、细菌性痢疾、阿米巴痢疾、甲型及戊型病毒性肝炎，以及丙类传染病中的除霍乱、痢疾、份寒和副伤寒以外的感染性腹泻。

（二）消化道传播疾病的暴露防护

1. 预防为主

树立预防观念，注意勤洗手及饮食卫生。操作前、后要洗手，当接触污染物品或可疑污染物品后，应用肥皂、流动水反复清洗手臂，然后用消毒剂擦拭。

2. 控制传染源、切断传播途径

加强包括医院水源在内的常规环境监测，经常了解周边疫情，及时发现肠道感染患者，有针对性地采取隔离消毒措施。

3. 严格管理排泄物

对于腹泻患者的排泄物，应严格管理，防止污染扩散。

四、皮肤接触传播疾病的暴露危险与防护

（一）皮肤接触传播疾病及职业暴露感染危险性

手术室护理人员在护理活动中通过皮肤接触携带有病原体的患者可使自身受感染的机会增加。有调查表明，医院医务人员感染传染性软疣的机会是非医务人员的 2.1 倍，常见的皮肤接触传播疾病有传染性结膜炎、疣、虱病、疥疮、带状疱疹、脓疮病、浅部真菌病等。

（二）皮肤接触传播疾病的暴露防护

1. 预防身体接触

接触可疑患者或进行护理操作时，应穿隔离衣、戴手套，佩戴过滤式防尘口罩。工作完毕后沐浴更衣。

2. 控制传染源、切断传播途径

对传染病患者实行相应的隔离措施，加强被褥及环境的消毒及隔离。

3. 增强抵抗力

加强自身锻炼，保持皮肤清洁与健康，增强抗病能力。

第三节　物理因素暴露危险与防护

手术室内有众多威胁着手术室工作人员健康的物理因素，如辐射、手术过程中产生的烟雾、噪声、电灼伤等。

一、放射性暴露危险与防护

（一）放射性暴露危险

随着外科手术日趋数字化和精细化，手术室护理人员经常在 X 射线摄片、造影检查、各种定位检查等术中诊疗时暴露在电离辐射环境中。如果对其放射的 X 射线不进行有效防护，长期接触不仅容易导致自主神经功能紊乱及恶性肿瘤，而且会影响生育能力，导致不孕、流产、死胎、胎儿畸形等。

（二）放射性暴露防护

1. 防护四要素

在进行使用放射性设备的手术时应遵循放射线防护四要素，即屏蔽防护、个人防护、距离防护、时间防护。

（1）屏蔽防护：使用放射性设备的手术应在有放射防护的手术间进行，手术间门上应有放射警示标识。工作场所通风过滤，被放射性污染的皮肤和衣物可用肥皂流水冲洗。

（2）个人防护：手术中拍片的过程中，在保证患者安全的前提下，医护人员应暂时回避，如不能回避，则应做好个人防护。常用防护工具有铅屏风、铅衣、铅帽、铅面罩、铅围裙、铅手套、铅围领、含铅护目镜；介入手术室加配铅悬挂防护屏或防护吊帘、床侧防护帘等。铅衣使用后需按要求清洁并悬挂放置，定期检测，确保在有效期内使用。

（3）距离防护：做好距离防护，手术中在不违反无菌原则的前提下应尽量远离射线发射球管，所有人员至少距离 X 线射线管 2m 以上，并躲避在铅屏风之后。

（4）时间防护：严格时间防护，孕妇避免接触 X 射线辐射。手术室管理者合理安排手术人员，避免手术室护理人员短时间内多次接触射线。注重对射线的检测，必须保证受照射的剂量不超过国家规定的限值。操作人员要正确佩戴剂量计，记录接触放射线的累积量，以便了解护士接受 X 射线剂量，保护操作人员的健康。

2. 防护材料及用品

《放射诊断放射防护要求》（GBZ 130—2020）要求放射性防护材料每年至少自行检查2次，正常使用年限为 5 年。

3. 放射性医疗垃圾

放射性粒子取出后，需收入专用铅容器中，按照放射性医疗垃圾规范处理流程集中处理。

二、其他因素暴露危险与防护

（一）手术烟雾的暴露危险与防护

1. 手术烟雾的暴露危险

随着医疗技术的发展，电外科设备、激光刀、超声手术刀等工具在手术中广泛使用，在使得现代医学工作更加便捷有效的同时，其手术过程中产生的手术烟雾也给广大医务人员带来了严重的健康隐患。手术烟雾不仅会妨碍手术人员的视线，而且会向空气中释放有毒、有害物质，可能会引起手术人员产生头痛、眩晕、眼睛和黏膜发炎等症状。

2. 手术烟雾的防护

（1）减少烟雾的产生：使用电外科、动力系统等设备时，调节所需的工作模式、功率，以最小输出功率达到最大的功效，并及时清理电刀笔、动力系统刀头上的焦痂。

（2）有效阻止烟雾吸入：术中使用易产生手术烟雾的仪器设备时，器械护士应主动吸除烟雾，或提醒手术医生及时吸除烟雾，建议使用吸烟装置进行密闭排烟。

（3）佩戴口罩：手术人员均应正确佩戴口罩，遇特殊情况可佩戴N95防护级别的口罩或激光烟雾口罩，以有效隔离手术烟雾。

（4）防烟雾泄漏：腹腔镜手术时要严格检查气腹机与二氧化碳连接处是否密闭及二氧化碳储存瓶是否存在泄漏。

（二）噪声的暴露危险与防护

1. 噪声的暴露危险

手术室属于噪声污染严重的科室，因集中了现代化的监护、抢救设备及器械等，其噪声通常会＞90dB。在这种环境中长期工作会造成人的神经系统、心血管系统、内分泌系统的紊乱，产生睡眠障碍、血压升高、心悸、焦虑等情况，还会影响注意力的集中，降低工作效率。

2. 噪声的防护

（1）环境管理：环境应保持安静，减少噪声的产生。

（2）动作轻柔：为减少手术室内的噪声，手术室工作人员走路要轻而稳，不得高声谈笑，说话声音要低；在实施各类操作或放置物品时，动作应轻柔。

（3）设备检查：选择噪声小、功能好的仪器设备，并定期检查、保养。

（4）车轮保养：对器械台、麻醉机、推车车轮等定期维修并上润滑剂，使用时尽量减少其推、拉的次数。

（5）设备即用即开：对噪声较大的设备，如电动吸引器等，手术中应即用即开。

（6）人员管理：严格管理手术过程中的参观及进修人员产生噪声。

（三）锐器伤的暴露危险与防护

1. 锐器伤的暴露危险

手术室护士因经常使用各种锐利器械，很容易通过针刺伤、刀割伤等直接造成血液性传染的疾病。据统计，医务人员患血液传播疾病的，有80%～90%是由针刺伤所致。

2. 锐器伤的防护

（1）禁止将使用后的针头重新套上针帽（某些操作除外，如抽动脉血进行血气分析时应单手操作）。

（2）禁止用手直接接触使用后的针头、缝针、刀片等锐器；不应对缝针进行矫形，应使用适宜器械（如持针器、镊子或弯盘）拿或接取。

（3）手术台上的锐器应定位放置、规范传递，用后立即归位；采用无触式传递方法传递锐器，手术完毕后将锐器及时放入符合标准的锐器回收器收集存放。

（4）建议使用安全的、防锐器伤的医疗用品，如安全型留置针、钝头缝合针等。

（5）如不慎被锐器刺伤，立即按局部伤口紧急处理原则进行处理。

第四节 化学因素暴露危险与防护

相对于其他临床科室而言，手术室环境封闭，存在多种危害因素，如空气中常常存在一定浓度的挥发性化学消毒剂和吸入性麻醉药等，这些都会直接或间接地影响医务人员的健康。

一、化疗药物的暴露危险与防护

（一）化疗药物的暴露危险

化疗药物不仅会使患者出现毒性反应，经常接触化疗药物的护士，如果防护不当的话也会受到伤害。手术室护士在术中常对癌症患者使用一些抗肿瘤药物，在进行药物的准备、注射及废弃物丢弃的过程中，化疗药物均有可能通过皮肤、呼吸道、消化道等途径侵入护士体内，造成职业损害。化疗药物导致的损害常表现为白细胞数量减少，自然流产率增高，还会导致胎儿畸形、白血病、肿瘤及脏器损伤等。

（二）化疗药物的防护

1. 配药环境

配制抗肿瘤药物的区域应为相对独立的空间，宜在Ⅱ级或Ⅲ级垂直层流生物安全柜内配制。

2. 用物准备

在使用抗肿瘤药物的环境中可配备溢出包，内含防水隔离衣、一次性口罩、乳胶手套、面罩、护目镜、鞋套、吸水垫及垃圾袋等。

3. 做好防护

配药时操作者应戴双层手套（内层为PVC手套，外层为乳胶手套）、一次性口罩；穿防水隔离衣，隔离衣应由无絮状物材料制成，前部完全封闭；可佩戴护目镜；抽取的药液以不超过注射器容量的3/4为宜；配药操作台面应垫以防渗透吸水垫，被污染或操作结束时应及时更换；操作完后脱去手套，用肥皂和流动水彻底洗手。

4. 正确给药

给药时，操作者宜戴双层手套和一次性口罩；静脉给药时宜采用全密闭式输注系统，术中需用化疗药物进行冲洗时，应做好手术切口周围的防渗透保护。

5. 污物处理

所有抗肿瘤药物污染物品应丢弃在有毒性药物标识的容器中。

6. 药物外溢的处理

（1）操作者应穿戴个人防护用品。

（2）若发生化疗药物外溅，应立即标明污染范围，避免他人接触。如果药液溢到桌面或地面上，应立即用纱布吸附，再用肥皂水擦拭；若为粉剂则先用湿纱布轻轻抹擦（以防药物粉尘飞扬污染空气），并用肥皂水擦洗污染表面后，再用75%乙醇擦拭；若为水剂药物外溅应使用吸水纱布垫吸附，污染表面应使用清水清洗；如果药液不慎溅在皮肤或眼睛内，应立即用清水反复冲洗。

（3）记录外溢药物名称、时间、溢出量、处理过程及受污染的人员。

二、化学消毒剂的暴露危险与防护

（一）化学消毒剂的暴露危险

手术室护士在日常工作中经常接触化学消毒剂，如甲醛、戊二醛、含氯消毒剂、环氧乙烷等，这些消毒剂对人的皮肤、眼睛、呼吸道、胃肠道等均有损害。轻者可引起皮肤过敏、流泪、恶心、呕吐、气喘等症状，严重的可引起眼结膜灼伤、上呼吸道炎症、喉头水肿、肺炎等，甚至造成肝脏和中枢神经系统的损害。

1. 戊二醛

长期吸入高浓度混有戊二醛的空气或者直接接触戊二醛容易引起眼部灼伤、头痛、皮肤黏膜过敏等症状。

2. 甲醛

甲醛会直接损害呼吸道黏膜，引起支气管炎、哮喘病，急性大量接触可导致肺水肿，同时能使细胞突变、致畸、致癌。

3. 环氧乙烷

环氧乙烷侵入人体后可损害肝、肾和造血系统。

（二）化学消毒剂配置使用中的防护

（1）提倡物理消毒灭菌法，减少化学消毒剂的使用。

（2）消毒剂浓度要配制准确，现配现用；操作前、后应正确洗手，严格执行无菌操作。

（3）消毒剂集中保存管理，放置于阴凉通风处，易挥发消毒剂应密封保存。

（4）监测及使用化学消毒剂时，应加强个人防护，戴口罩、帽子及手套，避免直接接触；若皮肤和黏膜不慎暴露，应立即用大量清水反复冲洗。

（5）手术室护士应熟练掌握各种化学消毒剂的性能及操作规程，严格掌握其有效浓度和剂量，使其用量既达到消毒目的，又不造成更多浪费和危害。

（6）标本间建议加装排风系统。标本固定液应采用密闭容器存放，防止挥发。标本应放入密闭防渗漏的标本容器或标本袋内。将标本固定液注入标本容器时，建议做好个人防护，如佩戴护目镜、手套、防护口罩等，防止溅洒及泄漏。若固定液溅到皮肤或眼睛，应立即彻底冲洗；若固定液溢到桌面或地面，需及时擦拭。

（7）尽可能配备先进的仪器设备以减少化学性危害。如器械清洗机、内镜、软镜及各种导管清洗消毒机等，降低因人工清洗致污水溅入眼内和锋利器械损伤手等事故隐患；不耐高压的器械采用环氧乙烷灭菌及低温等离子灭菌。

三、挥发性麻醉药的暴露危险与防护

（一）挥发性麻醉药的暴露危险

国内目前普遍采用紧闭式麻醉装置，其自带的废气吸附系统能有效降低空气中麻醉药的含量，但仍有一些气体可从面罩活瓣、螺纹管等衔接处漏出，污染手术室空气。另外，手术后患者体内麻醉药的排出也可污染手术室内空气，长期接触可导致麻醉废气在机体内逐渐蓄积，威胁人体健康，甚至可能有致突变、致畸和致癌等严重危害。

（二）挥发性麻醉药的安全防护

（1）选择循环紧闭式麻醉机并配置完善的麻醉废气排污设备。
（2）麻醉机管路连接紧密，确保密闭性能完好，麻醉废气排放系统功能完好。
（3）尽量采用低流量禁闭式静吸复合麻醉；选用密闭度适宜的麻醉面罩。
（4）加药时防止麻醉药洒落；使用吸入性麻醉药物时，如安氟醚、异氟醚、笑气等，应现配现用。
（5）改善手术室通风条件，加强工作人员的自身防护意识（尤其是孕期和哺乳期妇女）。

第五节　社会心理及其他因素导致的危害与防护

随着医学的进步，各种手术的开展，护士的工作明显加重，超负荷工作对生理、心理方面都产生不良影响。此外，固定的工作姿势、长时间站立会导致颈椎病、下肢静脉曲张等健康问题；频繁急走及处理重物会导致腰酸背痛；工作无规律、精神紧张会导致身心疲惫。

一、社会心理因素导致的危害与防护

（一）社会心理因素导致的危害

手术室护士长期承受高强度的工作且经常加班，工作和生活没有规律，极易产生较多心理方面的问题，如焦虑、神经衰弱、抑郁等。

（二）社会心理因素导致危害的防护

1.调整好心态，保持积极向上的愉悦心境

医护人员要调整心理状态，养成良好的性格，保持乐观的心态；对工作全身心投入，不把消极情绪带入工作，用积极情绪感染和影响别人；善于学习和积累应对各种困难和挫折的经验，改变自身的适应能力；通过自我调节、自我控制，使自己处于良好的心理状态。

2. 加强业务学习，提高工作能力

医护人员应掌握手术室护理理论和技能，熟悉手术类别及手术医生的习惯，提高配合手术的能力及应急处理能力，同时要学习交流沟通技巧，避免及减少冲突事件发生，增强工作自信心。

3. 保持良好的生理、心理状态

医护人员应合理安排工作和休息，劳逸结合，保证充足的睡眠；增强自身体质，均衡营养，坚持体能锻炼；建立良好人际关系，创造和谐的工作氛围，丰富业余生活，缓解精神压力，消除心理疲劳。

4. 关爱护士，缓解压力

医院应采取人性化管理，尊重爱护每一位护士。尤其是低年资护士，因缺少工作经验，害怕应对复杂的手术，常会出现紧张、失眠、敏感等心理应激反应。医院可通过开展一对一的传、帮、带活动，设立心理调适课程等，帮助护士自我减压。

二、其他因素导致的危害与防护

（一）其他因素导致的危害

手术室护士经常需要急行走、长时间站立和处于同一姿势，而且工作时间无规律，如不注意防护，则容易导致相关职业性疾病的发生。常见的职业性疾病有下肢静脉曲张、颈椎病及胃十二指肠溃疡、胃下垂等。

（二）其他因素的防护措施

管理人员的认知与决策，对护士行为起着重要的导向作用，在管理上应适当调整护士的工作强度，采取弹性排班制，做好手术室护士职业病的防护。

1. 胃、十二指肠溃疡、胃下垂的防护

医护人员在手术前应了解手术持续时间的长短，保证术前睡眠质量，大手术前应摄取高蛋白、高脂肪的固体食物以延长胃排空时间。

2. 下肢静脉曲张的防护

医护人员工作时应穿软底鞋、弹力袜或弹力腿套，预防下肢静脉曲张。手术过程中适当自我调节姿势，改善下肢疲劳和静脉瘀血。

3. 颈椎病的防护

在不影响手术的前提下，可多做颈部保健运动；手术完毕后可进行颈部按摩，松弛颈部肌肉，改善局部循环。

4.过度疲劳的防护

在人员允许的情况下应保证手术护士的换班休息。

知识链接

医务人员艾滋病病毒职业暴露防护工作指导原则（试行）（节选）

第十条　艾滋病病毒职业暴露级别分为三级。

发生以下情形时，确定为一级暴露：

1.暴露源为体液、血液或者含有体液、血液的医疗器械、物品；

2.暴露类型为暴露源沾染了有损伤的皮肤或者黏膜，暴露量小且暴露时间较短。

发生以下情形时，确定为二级暴露：

1.暴露源为体液、血液或者含有体液、血液的医疗器械、物品；

2.暴露类型为暴露源沾染了有损伤的皮肤或者黏膜，暴露量大且暴露时间较长；或者暴露类型为暴露源刺伤或者割伤皮肤，但损伤程度较轻，为表皮擦伤或针刺伤。

发生以下情形时，确定为三级暴露：

1.暴露源为体液、血液或者含有体液、血液的医疗器械、物品；

2.暴露类型为暴露源刺伤或者割伤皮肤，但损伤程度较重，为深部伤口或者割伤物有明显可见的血液。

发生一级暴露且暴露源的病毒载量水平为轻度时，可以不使用预防性用药；发生一级暴露且暴露源的病毒载量水平为重度或者发生二级暴露且暴露源的病毒载量水平为轻度时，使用基本用药程序。发生二级暴露且暴露源的病毒载量水平为重度或者发生三级暴露且暴露源的病毒载量水平为轻度或者重度时，使用强化用药程序。暴露源的病毒载量水平不明时，可以使用基本用药程序。

（资料来源：http://www.nhc.gov.cn/wjw/gfxwj/201304/588fcab93194457cb2cdf3f150b3faac.shtml.）

思考与练习

一、单项选择题

1.下列选项中不属于手术室护士的自我防护的是（　　）。

　A.戴双层手套　　　　　　　　B.防渗透着装

　C.正确放置和传递锐器　　　　D.术前无菌准备

　E.不能徒手卸下刀片

2.手术室里物理性危害因素不包括（　　）。

　A.噪声　　　　　　　　　　　B.手术烟雾

　C.灯光　　　　　　　　　　　D.辐射

　E.各种锐利器械

3. 下列选项中属于手术室内手术烟雾的防护措施之一的是（　　）。

    A. 屏蔽防护　　　　　　　　　　　　　B. 距离防护

    C. 及时吸尽烟雾防护　　　　　　　　　D. 隔离污染

    E. 辐射防护

4. 下列选项中不属于手术室内化学性危害的防护的是（　　）。

    A. 消毒剂浓度要配制准确，现配现用　　B. 麻醉废气的管理

    C. 抗肿瘤药损害的防护　　　　　　　　D. 意外伤害的防护

    E. 易挥发的消毒剂应加盖，减少在空气中暴露

5. 手术室工作中影响身心健康的危险因素不包括（　　）。

    A. 手术室护理工作繁重　　　　　　　　B. 工作的连续性强

    C. 加班概率高　　　　　　　　　　　　D. 无菌要求高

    E. 饮食不规律

6. 导致手术室护士发生血源性传播疾病最主要的职业性因素是（　　）。

    A. 放射性损伤　　　　　　　　　　　　B. 污染锐器损伤

    C. 温度性损伤　　　　　　　　　　　　D. 化疗药物损伤

    E. 医疗物品清洗感染

7. 手术室护士在工作中意外发生针刺伤时，下列选项处理错误的是（　　）。

    A. 伤者保持镇静，从远心端向近心端挤压受伤部位

    B. 使部分血液排出，并用大量肥皂水或清水清洗伤口

    C. 清水清洗伤口后，浸泡于 3% 碘伏液中 3min

    D. 处理伤口后并上报主管部门

    E. 必要时抽血检测，注射相应的药物，建立追踪档案，进行相应的处理

8. 手术中为患者注射时为防针刺伤，下列选项处理错误的是（　　）。

    A. 使用后的锐器直接放入耐刺、防渗漏的利器盒

    B. 利用针头处理设备进行安全处置

    C. 使用具有安全性能的注射器、输液器等医用锐器，以防刺伤

    D. 双手将针帽套回针头，以防扎伤其他人

    E. 操作时禁止用手直接接触使用后的针头

9. 手术中患者用需化疗药物，巡回护士在配制化疗药物时下列戴手套方法正确的是（　　）。

    A. 无菌乳胶手套

    B. 聚氯乙烯

    C. 橡胶手套

    D. 无菌乳胶手套内套一副聚氯乙烯手套

    E. 双层聚氯乙烯手套

10. 手术中器械护士小李眼睛内不慎溅到了手术患者的血液，正确的处理是（　　）。

    A. 用肥皂水清洗眼睛，然后滴含有抗生素的眼药水

    B. 用高渗盐水清洗眼睛，然后滴含有抗生素的眼药水

C. 用低渗盐水清洗眼睛，然后滴含有抗生素的眼药水

  D. 用弱酸溶液清洗眼睛，然后滴含有抗生素的眼药水

  E. 立即用大量清水或生理盐水冲洗，然后滴含有抗生素的眼药水

二、简答题

1. 手术室护士发生血源性感染的途径有哪些？

2. 意外血源性感染后应如何进行紧急处理？

3. 手术室护士进行化疗药物配制时，应如何做好防护措施？

4. 手术室护士参与有 X 射线透视的手术时，如何做好防护措施？

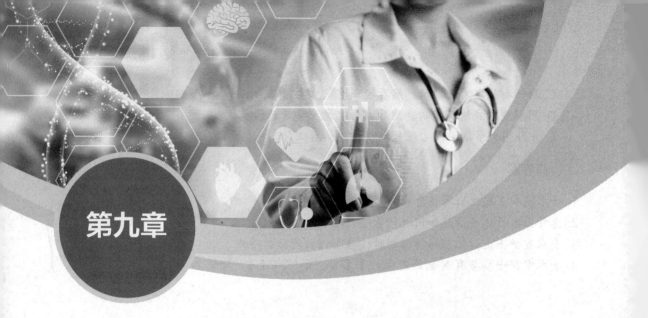

第九章

手术中麻醉与护理配合

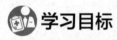 学习目标

1. 掌握各种类型麻醉的护理配合要点。
2. 熟悉麻醉前准备及麻醉分类。
3. 了解手术中意外处理的护理配合。
4. 具有扎实的理论知识、机敏的应变能力及团队合作意识。

情景导入

　　实习生小李今天跟着带教老师周老师学习手术中的麻醉与护理配合，周老师一边进行麻醉前的准备工作，一边对麻醉类型区分和各类麻醉中需要的护理配合给小李进行了系统的讲解，同时还给小李讲解了如何正确处理手术中出现的意外情况。

　　思考：

1. 如何进行麻醉前的准备工作？
2. 麻醉的类型有哪些，如何进行各类麻醉中护理配合？
3. 手术中出现意外情况如何进行正确处理？

　　麻醉（anesthesia）一词源于希腊语，表示"知觉、感觉丧失"。感觉丧失可以是局部性的，即体现在身体的某个部位；也可以是全身性的，即体现为患者全身的知觉丧失、无意识。从医学角度来讲，麻醉的含义是通过药物或其他方法使患者整体或局部暂时失去感觉，以达到无痛的目的，为手术治疗或者其他医疗检查治疗提供条件。在外科患者的手术治疗过程中，麻醉是进行手术的先决条件，完成麻醉不仅需要麻醉医生的合理用药和熟练的操作技术，而且还需要手术室护士密切细心的护理配合，方能达到满意的镇痛效果。因此，手术室护士除应掌握常规的手术室护理技能外，还应掌握麻醉基础知识，才能正确协助麻醉医生进行各种类型的麻醉，熟练配合处理麻醉过程中的各种突发情况，以及正确进行手术患者的监测。

第一节　麻醉前准备及麻醉分类

麻醉前的准备是保障患者围手术期安全的重要环节。通过麻醉前的评估和准备工作，可对患者的全身情况和重要器官生理功能做出充分的评估，有利于消除或减轻患者的恐惧、紧张心理，建立良好的医患关系，减少并发症和加速患者的康复。麻醉前准备包括一般准备和术前访视。

一、一般准备

麻醉前一般准备包括常规准备，麻醉前用药，麻醉设备、用具及药品的准备。

（一）常规准备

1. 胃肠道准备

成人在手术前禁食 8～12h，禁饮 4～6h，以防止麻醉后呼吸道误吸或呕吐。

2. 增强机体抵抗力

麻醉前应改善患者的全身状况，纠正生理功能的紊乱并治疗身体其他系统的疾病，以增加身体对麻醉和手术的耐受力。

3. 心理准备

手术前应着重消除患者对麻醉和手术的顾虑与恐惧。

4. 其他

叮嘱患者进入手术室前取下活动假牙，排空膀胱。如果是危重或长时间手术，麻醉后需留置尿管。

（二）麻醉前用药

1. 麻醉前用药目的

麻醉前用药的目的主要在于镇静、镇痛、解除焦虑、减少气道分泌物、预防自主神经反射及降低误吸胃内容物的危险。

2. 麻醉前常用药品

合理的术前用药可以减轻患者的精神负担、完善麻醉效果。应根据患者的全身情况、所用麻醉药、麻醉方法及手术方案加以合理选择。主要使用的药物有抗胆碱药、镇静药、镇痛药及调节胃肠功能的药物。

（1）抗胆碱药：目的在于抑制呼吸道腺体分泌，减少气道分泌物。常用的用药方式是术前 30min 用东莨菪碱（0.3mg）或阿托品（0.5mg）进行肌内注射或皮下注射，或使用长托宁（0.5mg）进行皮下注射，其优点是作用时间长，减少呼吸道分泌物效果好，特别适用于需要长时间手术或心血管手术的患者。

（2）镇静药：通过使用镇静药解除患者的焦虑状态，使患者充分的安静和顺行性遗忘。常用的用药方式为手术前 1～2h 口服药有地西泮（5～10mg），或术前 30min 静脉注射或肌内注射咪达唑仑 1～3mg。

（3）镇痛药：使用镇痛药有利于减轻麻醉前各种有创操作所致的疼痛，控制应激反应。吗啡是主要应用的麻醉性镇痛药，既能镇静又能镇痛，常在进入手术室前 60～90min 给予肌内注射 5～10mg。

（4）H_2 受体拮抗剂：常用于饱胃、孕妇及其他有呕吐误吸危险的患者，目的在于减少胃酸分泌，提高胃液 pH 值，以预防误吸及减轻误吸后的危害。常用的用药方式为术前静脉注射或肌内注射雷尼替丁 50～100mg。

（三）麻醉设备、用具和药品的准备

1. 麻醉机的准备

麻醉前应检查麻醉设备，在连台麻醉病例开始前也应短暂了解、检查麻醉机（图 9-1）的性能，重点检查的内容有：环路系统、吸入蒸发系统、呼吸机系统、主屏幕显示屏、监测监护系统。

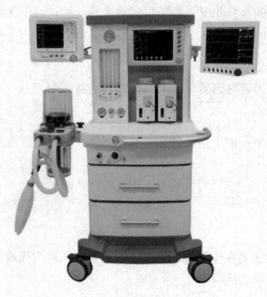

图 9-1　麻醉机

2. 麻醉器具的准备

麻醉过程中所用器具有一次性耗材，如呼吸回路及气管导管等物品；辅助性器械包括气管插管钳、纤维支气管镜、喉镜、听诊器、简易呼吸囊等，种类、型号较多，这是因为麻醉方式的不同，所用的器械也有所不同（图9-2）。

3. 监测仪的准备

多功能监护仪（图9-3）是一种能测量患者生理参数，并可对设定值进行比较，发出警报的装置或系统。麻醉开始前应检查仪器的各项功能是否完好。

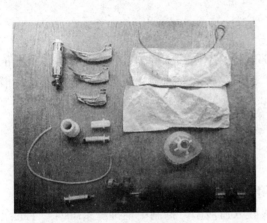

图9-2　气管插管用具

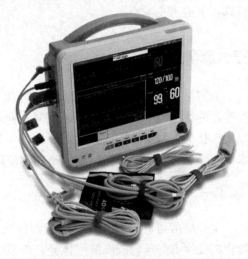

图9-3　多功能监护仪

4. 药品的准备

护士应根据医嘱合理抽吸和稀释药液，在注射器刻度下方贴标签或用标签笔注明药名、浓度。注射器要置于无菌盘中，所用注射器不可重复使用。备用药品抽吸好后应置于另一无菌盘中，勿与麻醉药品混放。

二、术前访视

术前访视是麻醉前准备的最基本环节。医护人员通过术前访视评估患者麻醉及手术耐受性，严格掌握麻醉的适应证及禁忌证，做好提前预防，提高麻醉的安全性。

（一）术前访视目的

（1）了解患者与麻醉可能相关的病史，以完善术前准备，制订麻醉计划。

（2）帮助患者了解有关麻醉的问题，消除患者紧张、焦虑情绪。

（3）与患者及手术医师取得一致意见。

（4）签署麻醉知情同意书。

（5）为以后实施麻醉创造条件。

（6）降低围手术期并发症的发生率及死亡率。

（二）术前访视的主要内容

（1）详细了解患者的有关病史、检验结果和精神状态。

（2）向患者介绍麻醉方法、麻醉时的体位、麻醉清醒后的感觉等，指导患者配合麻醉。让患者对准备实施的麻醉方法有一个大概的了解，以取得手术患者的合作。

（3）正确评估患者的心理状态，并针对其实际情况进行解释和安慰，态度应和蔼可亲，以消除患者对麻醉的恐惧感与不安心理。

（4）告知手术患者手术前禁食、禁水的原因，让患者去除义齿，不要带贵重物品（钱、首饰等）进入手术室。

三、麻醉的分类

麻醉可分为全身麻醉、椎管内麻醉和局部麻醉，不同的麻醉方式各有其优劣。目前依据患者的情况及手术方式，多采用复合麻醉，即将多种麻醉药物和麻醉方法合并使用，借以发挥优势，取长补短，最大限度地减少对患者生理功能的不利影响，充分满足麻醉和手术的需要。复合麻醉是当前临床研究和使用最广的一种方法。

（一）全身麻醉

全身麻醉可分为吸入全身麻醉和静脉全身麻醉。吸入全身麻醉（如安氟醚、异氟醚）指让挥发性麻醉药物或麻醉气体经呼吸系统吸收入血液中，抑制中枢神经系统而产生的全身麻醉。静脉全身麻醉指将全身麻醉药物（如硫喷妥钠、异丙酚）注入静脉，抑制中枢神经系统，临床表现为神志消失、全身的痛觉消失、遗忘、反射抑制和一定程度的肌肉松弛的状态，是目前最主要的全身麻醉方法。

（二）椎管内麻醉

椎管内麻醉属于局部麻醉的一种，采用脊椎穿刺术，将局部麻醉药液注入人体腰背部脊柱椎管内，使其作用于脊神经根或脊神经，暂时地阻断脊神经向中枢及周围的传导，使得人体相应的区域痛觉消失，肌肉松弛。根据局麻药注入椎管内部位的不同及作用机制的不同，椎管内麻醉又分为蛛网膜下腔阻滞（简称脊椎麻醉，俗称腰麻）、硬脊膜外腔阻滞（简称硬膜外麻醉）、腰硬联合麻醉、骶管阻滞麻醉。椎管内麻醉不需特殊的麻醉器械，操作较简便，麻醉效果确切，对全身生理干扰较小，因此在世界各国均有采用，广泛应用于各类手术、疾病的检查诊断，以及术后或晚期肿瘤的止痛。

（三）局部麻醉

局部麻醉也称部位麻醉，是指在患者神志清醒的状态下，将局麻药应用于身体局部，使机体某一部分的感觉神经传导功能暂时被阻断，同时运动神经传导保持完好或同时有程度不等的被阻滞状态。局部麻醉具有简便易行、安全有效、患者清醒、并发症少，对患者生理功能干扰小的特点。

第二节 全身麻醉的护理配合

全身麻醉是目前临床麻醉最常用的方法之一，因麻醉药物对中枢神经的影响可控、可逆、也无时间限制，患者清醒后不留任何后遗症，较局部麻醉和阻滞麻醉更加舒适和安全，因此适用于身体各部位的手术。

一、全身麻醉的基本概念和分期

（一）基本概念

全身麻醉简称全麻，是使用麻醉药物经呼吸道、静脉或肌内注射进入人体内，产生中枢神经系统的抑制，使手术患者在失去知觉、反射抑制和一定程度的肌肉松弛的情况下接受手术，即患者意识丧失、无痛和肌肉松弛。对中枢神经系统抑制的程度与血液内的药物浓度有关，并且可以控制和调节。这种抑制是完全可逆的，当药物被代谢或从体内排出后，患者的神志及各种反射会逐渐恢复。

（二）全身麻醉的分期

全身麻醉的实施主要分为以下三期。

1. 麻醉诱导期

麻醉诱导期是指手术患者接受全麻药物后，由清醒状态到神志消失，并进入全麻状态后进行气管内插管的一个过程，也包括通气道、喉罩等其他插管通气装置的置入。

2. 麻醉维持期

在麻醉维持期，各种麻醉药物的血药浓度趋于平稳，麻醉维持的重点在于各种支持治疗，如补血、补液、抗心律失常、抑制不良反射、维持良好的通气状态和处理各种突发事件等。全身麻醉维持主要分为吸入麻醉维持、静脉麻醉维持和复合全身麻醉维持三种。

（1）吸入麻醉维持：使气体麻醉药或挥发性麻醉药经呼吸道吸入肺部，由肺泡进入血液循环，继而到达中枢神经系统，以维持适当麻醉深度。

（2）静脉麻醉维持：将麻醉药物通过静脉进入血液循环，继而到达中枢神经系统，以维持适当的麻醉深度。

（3）复合全身麻醉维持：将两种或两种以上的全麻药物或（和）方法复合应用，实现麻醉时间、肌肉松弛的可控性，并可保持麻醉深度的平衡，以维持手术患者理想的麻醉状态。复合全身麻醉目前在临床上得到了越来越广泛的应用。

3. 麻醉清醒期

在麻醉清醒期需要尽可能快地排除各种麻醉药物，使患者意识、呼吸恢复，直至拔除气管插管，此时患者自主呼吸平稳，能准确回答医护人员的提问。

由此可见，全麻工作最危险的阶段在麻醉的诱导期和清醒期，也是需要护理配合的关键时期。

二、全身麻醉的护理配合

为了患者的安全和麻醉的成功，在全身麻醉的实施过程中，麻醉准备和麻醉期间的观察和护理至关重要。

（一）麻醉前护理

（1）共同确认患者身份、手术部位、手术方式、患者及家属是否知情同意等内容。

（2）向患者介绍麻醉医生和手术室环境，缓解患者紧张情绪，取得患者的合作。

（3）帮助手术患者了解全身麻醉的方式、特点、体位及要求合作的内容，给予患者心理支持使患者有充分的准备。

（4）再次核对手术患者是否已除去活动性义齿。

（5）检查患者的备皮、局麻药过敏试验及术前用药情况（名称、用量、方法）、备血及禁食禁饮情况，准备好消毒药品、麻醉药品、生理盐水及胶布等。

（6）检查负压吸引装置，使其呈备用状态，以便吸除呼吸道分泌物。

（7）根据医嘱进行体液治疗，注意"三查八对"，抽取药物时要向麻醉医生大声重复药名、浓度、剂量、用法，无误后方可执行，用药后及时将用药情况记录在麻醉记录单上，以便核查。

（8）备好急救药品和器材。

（二）全麻诱导期的护理配合

1. 患者制动

全麻诱导以后，患者将在 30～60s 内快速丧失意识，之后全身肌肉会处于完全松弛状态，彻底失去防御能力，在保持或改变患者体位的过程中要注意保护患者，避免其肢体受到损伤。因此，巡回护士应在全麻诱导之前完成对患者四肢的固定，做到完全制动。

2. 协助插管

为提供良好的气管插管条件，巡回护士可根据要求调节手术床的高度及角度。在插管困难的情况下，应积极协助插管者，做好纤维支气管镜、特殊插管仪器和吸引管的准备、传递工作。

3. 摆放体位

插管完成之后，按照手术的要求和患者目前的体位、监护仪器摆放位置、电极板位置等情况，由巡回护士、外科医师、麻醉医师共同努力，快速将患者的手术体位摆放至最佳位置，使其既能适用于手术又能保证患者安全性。摆放手术体位时，要做到对患者体位的改变距离最小，各类医疗仪器的移位最少和拆除重放的监护电极最少。在患者身体易受压的部位放置软垫，如额、眼、颊、肘、手臂、胸部、腰腹部、膝盖、踝部、足跟等处，防止压伤。虽然体位相关并发症可能无法预防，但还是应该有预判和监测这种潜在风险的警觉性。

4. 协助抢救

在麻醉诱导期，容易发生心血管意外或其他意外情况，若发生意外情况，手术室护士应立即参与抢救工作。例如，准备抢救药物，开放更多的静脉通路，准备除颤仪，寻求其他医务人员的帮助等。

（三）全麻维持期的护理配合

全麻维持期的护理配合主要是监护工作。

1. 严密观察生命体征

全麻维持期是患者耐受各种药物的相对稳定期，因此麻醉本身突发的变化不多，多数意外情况是由手术操作引起的。这段时间护理工作的重点是严密观察手术患者的生命体征，及时发现意外情况，并迅速寻找原因。

2. 排除术中安全隐患

器械护士的工作贯穿整个手术进程，因此较麻醉医生更易发现因手术操作所引起的危险情况，如脏器、神经牵拉、损伤，大血管破损，术野不明原因渗血，胸膜腔漏气等，器械护士能提供非常可靠的病因信息。另外，器械护士及时计算出血量、尿量、冲洗量也可以对麻醉医生的液体调控有很大的帮助。

（四）全麻苏醒期的护理配合

1. 手术患者制动

全麻苏醒期患者发生躁动的情况为数不少，因此巡回护士要事先做好制动工作，以免患者坠落。在患者拔管后，巡回护士要主动与其交流，判断其神志情况。对于完全清醒的患者，只需告知不能翻身；对于尚未清醒的患者，要安装好搬运床护栏，继续观察。

2. 保持引流通畅

手术室护士检查各类导管是否妥善固定，包括胃管、引流管（T管、胸腔引流管、腹腔引流管等）、导尿管、深静脉导管等，保持引流通畅，防止脱落。

3. 评估出血情况

手术室护士检查引流瓶、切口、拔除的动静脉穿刺口有无新鲜出血，是否呈持续性出血，督促医生及时处理。

4. 保持呼吸道通畅

手术室护士需及时确认患者是否有呼吸道梗阻。全麻苏醒期是呼吸梗阻的高发期，出现呼吸道梗阻的情况有舌后坠、喉痉挛、支气管痉挛、延迟性呼吸抑制等。因此，应严密观察血氧饱和度和手术患者的呼吸幅度，及时提醒麻醉医生各种呼吸抑制的发生，并及时处理。

5. 协助抢救

在麻醉苏醒期也容易发生意外情况，手术室护士应随时参与抢救工作（同麻醉诱导期）。

（五）全麻护理的注意事项

（1）麻醉药物误入动脉可引起肢体血管痉挛，剧烈疼痛，甚至发生肢端坏死，因此开放静脉通路时应避免麻醉药物误入动脉，用药前必须严格核对。

（2）手术患者体质各不相同，注射麻醉药物后偶有患者发生过敏现象。因此麻醉药物需现配现用，静脉推注时应匀速、缓慢，同时准备好抗过敏药物。

（3）有些麻醉药物（如丙泊酚）注入量多或注射速度过快时，可能出现短暂的呼吸抑制或循环抑制，应缓慢推注，并做好气管插管准备。

（4）静脉用药时，应防止麻醉药渗漏，以免造成组织坏死；一旦出现麻醉药渗漏，应立即拔出注射针头，重新静脉穿刺，局部给予热敷或 0.25% 普鲁卡因局部封闭。

（5）根据医生医嘱确定患者出室后去处。患者尚未清醒或有麻醉并发症者，送至麻醉恢复室后继续监测；患者已清醒但仍需监测治疗者应送重症监护病房；患者已清醒且病情稳定者一般情况可送回普通病房。

（6）护送患者过程中应注意监测，备好抢救药物、抢救设备、仪器、氧气等，防止意外发生。

第三节　椎管内麻醉的护理配合

椎管内麻醉是将麻醉药物注入椎管内的不同腔隙，使脊神经所支配的相应区域产生麻醉作用的方法。椎管内麻醉包括蛛网膜下腔阻滞麻醉和硬脊膜外腔阻滞麻醉两种方法，后者还包括骶管阻滞。椎管内麻醉的手术患者通常处于清醒状态，可与医护人员进行一定的语言交流，良好的麻醉护理可以帮助维持患者平稳的心理状态，有助于手术的成功进行。

一、椎管内麻醉相关解剖

（一）脊柱

1. 脊柱组成

脊柱由椎骨组成（图9-4），椎骨的前部是椎体，后部是椎弓。椎弓所包围的空腔称为椎孔，所有椎孔上下相连成为椎管（图9-5），即脊髓所在的部位。

2. 脊柱特点

脊柱共有颈曲、胸曲、腰曲、骶曲 4 个生理弯曲。坐位时颈、腰曲向前，胸曲、骶曲向后突出，颈 4 至胸 4 之间及腰椎的棘突与地面平行，胸 4 至胸 12 棘突斜向地呈叠瓦状。

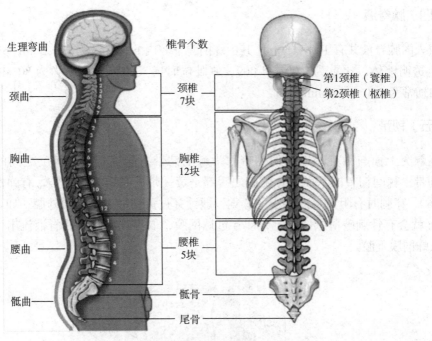

图 9-4　腰椎上面观

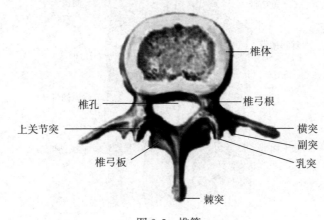

图 9-5　椎管

（二）脊膜

脊髓腔中有三层脊膜，从外向内依次为硬脊膜、蛛网膜及软脊膜。在椎体骨膜与硬脊膜之间的空隙为硬膜外腔，容积约为 100ml。蛛网膜与覆盖于脊髓上的软脊膜之间为蛛网膜下腔。

（三）脊髓

脊髓位于脊髓腔内，浸泡于脑脊液中。上起于枕骨大孔，下止于第 1 腰椎（小儿则更低一些）。在腰 1（第 1 腰椎）以下的脊神经分开成为马尾，在此部位进行穿刺时不易损伤脊髓，因马尾浮于脑脊液中，对穿刺针的冲击有一定的避让作用。

（四）脑脊液

成人的脑脊液共有 120~150ml，其中蛛网膜下腔内的脑脊液为 25~30ml，pH 值为 7.4，是无色透明液体，比重为 1.003~1.009，侧卧位时成人的脑脊液压力为 80~180mmH$_2$O，坐位时通常为 250~300mmH$_2$O。

（五）韧带

在棘突上面与棘突相连接的韧带称为棘上韧带，连接于上下棘突之间的韧带称为棘间韧带。棘间韧带的下面，脊髓腔之后部是黄韧带，是质密、坚实、有弹性的纤维层（图 9-6）。穿刺时有阻力突然减小的感觉，即针穿过黄韧带进入硬膜外腔；如再向前进针 1~2cm 就会有针刺破薄纸的感觉，即穿过蛛网膜，取出针芯会有脑脊液流出，证明已穿刺进入蛛网膜下腔。

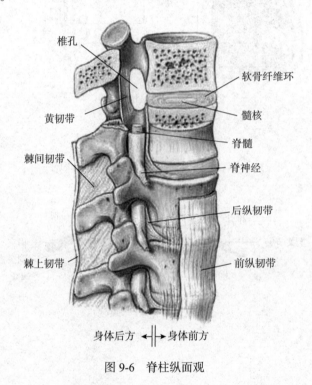

图 9-6　脊柱纵面观

（六）脊神经

脊神经共 31 对，分布于躯干和四肢。按部位计有 8 对颈神经、12 对胸神经、5 对腰神经、5 对骶神经和 1 对尾神经。根据脊神经在体表的分布（图 9-7），可以判断阻滞平面的高低。

（1）颈 2 神经（C2）：分布于枕部、甲状软骨以上的皮肤。

（2）颈 3 神经（C3）：分布于颈部皮肤。

（3）颈 4 神经（C4）：分布于肩部皮肤。

（4）颈 5 神经（C5）：分布于三角肌区及上臂中下 1/3 桡侧的皮肤。

（5）颈 6 神经（C6）：分布于前臂外侧区和拇指的皮肤。

（6）颈 7 神经（C7）：分布于手及中间三指的皮肤。

（7）颈 8～胸 1 神经（C8～T1）：分布于前臂、手和第 5 指的尺侧皮肤。

（8）胸 1 神经（T1）：上臂上 1/3 尺侧及腋窝区皮肤。

（9）胸 2 神经（T2）：分布于胸骨柄水平的皮肤。

（10）胸 4 神经（T4）：分布于乳头水平的皮肤。

（11）胸 6 神经（T6）：分布于剑突水平的皮肤。

（12）胸 8 神经（T8）：分布于季肋水平的皮肤。

（13）胸 10 神经（T10）：分布于脐水平的皮肤。

（14）胸 12 神经（T12）：分布于耻骨联合水平的皮肤。

（15）腰 1 神经（L1）：分布于股上 1/3（前面）的皮肤。

（16）腰 2 神经（L2）：分布于股中 1/3（前面）的皮肤。

（17）腰 3 神经（L3）：分布于股下 1/3（前面）及膝部的皮肤。

（18）腰 4 神经（L4）：分布于小腿内侧的皮肤。

（19）腰 5 神经（L5）：分布于小腿外侧的皮肤。

（20）骶 1 神经（S1）：分布于足跟的皮肤。

（21）骶 2 神经（S2）：分布于股后面及腘窝的皮肤。

（22）骶 3 神经（S3）：分布于臀部的皮肤。

（23）骶 4～5 神经（S4～5）：分布于肛门、会阴、外生殖器的皮肤。

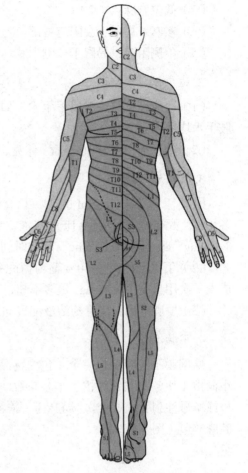

图 9-7　脊神经在体表的分布

二、椎管内麻醉的实施与护理配合

（一）蛛网膜下腔阻滞麻醉及护理配合

蛛网膜下腔阻滞麻醉是临床常用的一种麻醉方法，将局麻药注入蛛网膜下腔阻滞脊神经，使其支配的相应区域产生麻醉作用的方法，称为蛛网膜下腔阻滞麻醉，简称腰麻。

1. 临床麻醉平面的划分

根据穿刺部位可分为高位脊麻、中位脊麻、低位脊麻、鞍麻及单侧阻滞。

（1）高位脊麻：＞T4。

（2）中位脊麻：T5～T9。

（3）低位脊麻：＜T10。

（4）鞍麻：局限于会阴与臀部。

（5）单侧阻滞：局限于一侧下肢。

2.适应证与禁忌证

（1）适应证：脐或腰以下手术，如下腹部手术、盆腔手术、会阴手术、肛门手术、下肢手术均适用。

（2）禁忌证：有严重心血管、休克、呼吸系统的疾患，脊柱畸形，穿刺点局部有感染者。

3.常用麻醉药

（1）丁卡因：将 1ml 的 1% 丁卡因溶液，加 10% 葡萄糖溶液和 3% 麻黄碱溶液各 1ml，配备成丁卡因重比重溶液，临床上简称 1∶1∶1 重比重液，成人一次用量为 8～10mg，最多不超过 15mg。起效时间约 5～10min，作用时间 2～3h。

（2）丁哌卡因：用 10% 葡萄糖配备成重比重溶液或用注射用水配备成轻比重溶液。成人一次用量为 10～15mg，最多不超过 20mg。其起效时间约 5～10min，作用时间 1.5～3h。

（3）罗哌卡因：局麻药溶液配置同丁哌卡因，成人一次用量为 10～25mg。

4.用物准备

蛛网膜下腔穿刺包一个（包内物品有：无菌手套一双、消毒棉球数只、消毒钳 1 把、小洞巾 1 块、穿刺针 2 枚、小纱布数块、40ml 小量杯 2 只、2ml 和 5ml 注射器各 1 副、6 号或 7 号注射针头 2 个）、局麻药、输液物品和抢救设备等。目前多选用一次性蛛网膜下腔麻醉包（图 9-8）。

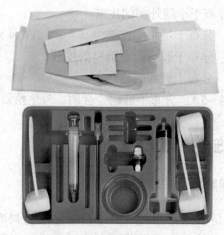

图 9-8　一次性蛛网膜下腔麻醉包

5.操作步骤

（1）核对备物：麻醉医生和巡回护士共同确认手术患者身份及病情，备齐操作用物，输液瓶挂于点滴架上，建立好静脉通道。

（2）安置体位：蛛网膜下腔穿刺时，护士站在患者腹侧面协助患者侧卧在手术台边缘，取低头、弯腰、两手抱膝、大腿尽量贴近腹壁的姿势以使脊椎棘突间隙加大，以便穿刺（图9-9），穿刺时，嘱咐患者不能咳嗽及移动身体。

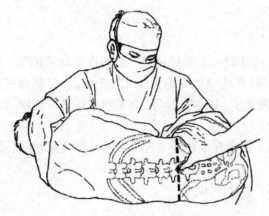

图9-9 蛛网膜下腔穿刺体位

（3）定点消毒：在两髂前上棘连线与脊柱中线的交点处即腰椎3、4的间隙，做好标记。常规消毒后铺洞巾。

（4）浸润麻醉：穿刺点用0.5%～1%普鲁卡因做皮内、皮下和棘间韧带逐层浸润麻醉。

（5）穿刺方法：常用的蛛网膜下腔穿刺术有两种。

① 直入法：用左手拇指和食指固定穿刺点皮肤。将穿刺针在棘突间隙中点，与患者背部垂直，针尖稍向头侧作缓慢刺入，当针穿过黄韧带时，有阻力突然消失"落空"感觉，继续推进时会有第二个"落空"感觉，此时针已穿破硬膜与蛛网膜，进入蛛网膜下腔，拔出针芯流出脑脊液证明穿刺成功。直入法蛛网膜下腔穿刺路径：皮肤→皮下→棘上韧带→棘间韧带→黄韧带→硬膜外腔→硬脊膜→蛛网膜→蛛网膜下腔。

② 旁入法：于棘突间隙中点旁开1.5cm处作局部浸润。穿刺针与皮肤成75°角对准棘突间孔刺入，经黄韧带及硬脊膜而达蛛网膜下腔，拔出针芯流出脑脊液证明穿刺成功。这种方法可避开棘上及棘间韧带，特别适用于韧带钙化的老年患者或脊椎畸形或棘突间隙不清楚的肥胖患者。

（6）固定推药：穿刺成功后，固定好针的位置，注药前、后应回抽注射器，如有脑脊液回流，证明针在蛛网膜下腔，勿移动推药。注药过程中，应密切观察患者的面色、表情、呼吸及脉搏等变化，发现异常情况，及时告知麻醉医生进行处理。还需监测血压变化，此时因交感神经抑制致血压下降，麻醉平面越高下降幅度越大，应配合给药，常用麻黄素15～30mg肌注，阿托品0.5mg静注等。

（7）平面调节：注药完毕，协助麻醉医生根据手术要求调节阻滞平面，如摇动手术床及变换各种体位等，做到动作迅速、轻柔、稳妥。一般调节平面应在注药后5～10min内完成，待平面固定后再摆放手术体位。

6. 注意事项

（1）调节平面要在短时间内完成，注意平面不可过高，否则易引起呼吸抑制等严重后果。

（2）蛛网膜下腔阻滞麻醉作用起效快，麻醉部位血管扩张，影响有效循环血量，加之术前禁食，手术患者会有一定量的体液不足，尤其是老年人及儿童患者。因此，麻醉穿刺前应首先做好静脉穿刺，保持输液通畅，保证抢救通路。

7. 术中并发症

（1）低血压

原因：平面过高（超过胸4），交感神经广泛阻滞、血管扩张、回心血量减少。

处理：局部浸润时局麻药中加入麻黄素15～30mg。穿刺前或在蛛网膜下腔注药后，立即开放静脉，加快输液速度，增加血容量，必要时应用升压药物，以收缩血管，维持血压。

（2）恶心、呕吐

原因：可由低血压、迷走神经功能亢进、手术牵拉内脏等因素所致。恶心常是血压下降引起脑缺氧的症状。

处理：吸氧、升压、暂停手术。

（3）呼吸抑制

原因：常见于高平面神经阻滞。

处理：吸氧、维持循环，紧急时行气管插管、人工呼吸。

8. 术后并发症

（1）头痛

原因：脑脊液漏出引起的颅内低压、化学性刺激等。

处理：采用细针穿刺，硬膜外注入5%葡萄糖液10～25ml，输液以增加脑脊液的生成，对症治疗（包括平卧、针灸疗法及镇痛药）。

（2）尿潴留

原因：膀胱麻痹导致过度胀满、手术刺激、不习惯卧位排尿。

处理：去除手术刺激，改变排尿体位；较长时间手术应术前留置导尿管，以避免发生膀胱无力；发生膀胱无力时，可留置尿管进行潮式引流，约一周后膀胱收缩功能恢复再拔除尿管；针灸治疗。

（3）腰、背痛：可能与穿刺损伤有关，应尽量避免反复穿刺。

（二）硬脊膜外腔阻滞麻醉及护理配合

硬脊膜外腔阻滞麻醉（简称硬膜外阻滞或硬膜外麻醉）是将局麻药注入到硬脊膜外腔产生节段性脊神经阻滞，使其支配的相应区域产生麻醉作用的方法。采用硬膜外置管连续麻醉，可间歇给药，产生节段性麻醉效果，还能根据需要随意调节麻醉时间，安全性大，肌松良好，但穿刺技术要求比腰麻高，而且一旦发生意外后果严重。

1. 临床麻醉平面的划分

根据穿刺部位可将临床麻醉平面分为高位、中位、低位及骶管麻醉。

（1）高位硬膜外麻醉：于C5～T6间穿刺以阻滞颈部和上胸段脊神经，适于甲状腺、上肢或胸壁手术。

（2）中位硬膜外麻醉：于T6～T12间穿刺，常用于腹部手术。

（3）低位硬膜外麻醉：于 L1～L5 之间穿刺，用于下肢及盆腔手术。

（4）骶管麻醉：经骶裂孔穿刺以阻滞骶神经，适用于肛门及会阴部手术。

2. 适应证与禁忌证

（1）适应证：理论上讲，硬膜外麻醉可用于除头部以外的任何手术；但从安全角度考虑，硬膜外阻滞主要用于腹部及以下的手术，包括泌尿、妇产及下肢手术；此外还用于术后镇痛；颈部、上肢及胸部虽也可应用，但管理复杂。

（2）禁忌证：严重贫血、休克、穿刺部位有感染或者菌血症，脊柱畸形或病变，精神病，严重神经官能症及不合作患者（如小儿等）均为禁忌。

3. 常用麻醉药

目前常用麻醉药主要有利多卡因、丁哌卡因及罗哌卡因。若无禁忌证，椎管内阻滞的局麻药中可添加肾上腺素（浓度不超过 5μg/ml），以延长局麻药的作用时间、减少局麻药的吸收、强化镇痛效果，以及作为局麻药误入血管的指示剂。

（1）利多卡因：浓度为 1.5%～2%，显效时间 5～8min，作用时间 30～60min。

（2）丁哌卡因：浓度为 0.5%～0.75%，显效时间 7～10min，作用时间 60～150min。

（3）罗哌卡因：浓度为 0.5%～1%，显效时间和作用时间与丁哌卡因相似。

4. 用物准备

麻醉前需准备的物品有硬膜外麻醉包（包内物品有：无菌手套一双、消毒棉球数只、消毒钳 1 把、小洞巾 1 块、连续硬膜外穿刺针 2 枚、硬膜外导管 2 根、小纱布数块、40ml小量杯 2 只、5ml 和 20ml 注射器各 1 副、6 号或 7 号注射针头 2 个），消毒器具，麻醉药品，输液物品等。目前，有硬膜外穿刺包供一次性使用（图 9-10）。此外，为了防止意外发生，全脊髓麻醉须备好气管插管装置、给氧设备及其他急救用品。

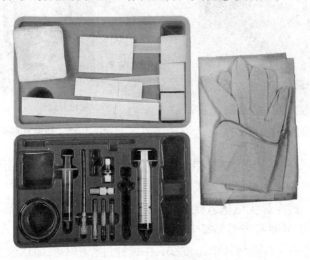

图 9-10　一次性硬膜外麻醉包

5. 操作步骤

（1）核对备物：麻醉医生和巡回护士共同确认手术患者身份及病情，备齐操作用物，输液瓶挂于点滴架上备用。

（2）安置体位：穿刺体位有侧卧位及座位两种，临床上主要采用侧卧位；高位硬膜外阻滞也可采用座位。

（3）定点消毒：穿刺点应根据手术部位选定，一般取支配手术范围中央的相应棘突间隙。通常上肢穿刺点在胸3～4棘突间隙；上腹部手术在胸8～10棘突间隙；中腹部手术在胸9～11棘突间隙；下腹部手术在胸12～腰2棘突间隙；下肢手术在腰3～4棘突间隙；会阴部手术在腰4～5间隙，也可用骶管麻醉。做好标记，常规消毒后铺洞巾。

（4）浸润麻醉：穿刺点用0.5%～1%普鲁卡因做皮内、皮下和棘间韧带逐层浸润麻醉。

（5）穿刺方法：硬膜外腔穿刺术（图9-11）有直入法和旁入法两种。颈椎、胸椎上段及腰椎的棘突相互平行，多主张用直入法；胸椎的中下段棘突呈叠瓦状，间隙狭窄，穿刺困难时可用旁入法。老年人棘上韧带钙化、脊柱弯曲受限制者，一般宜用旁入法。直入法、旁入法的穿刺手法同蛛网膜下腔阻滞的穿刺手法，针尖所经的组织层次也与脊麻时一样，如穿透黄韧带有阻力骤失感，即提示已进入硬膜外腔。

直入法硬膜外腔穿刺路径为：皮肤→皮下→棘上韧带→棘间韧带→黄韧带→硬膜外腔（图9-12）。临床上一般穿刺到黄韧带时，阻力增大有韧感，此时可将针芯取下，用一湿润的空注射器与穿刺针衔接，当推动注射器芯时会感到有弹回的阻力感，此后边进针边推动注射器芯试探阻力，一旦突破黄韧带则阻力消失，犹如"落空感"，同时注液毫无阻力，表示针尖已进入硬膜外腔。

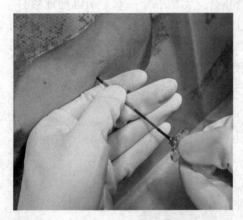

图9-11　硬膜外腔穿刺

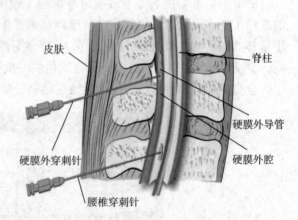

图9-12　腰麻和硬膜外麻醉对比图

（6）判断间隙：穿刺针到达黄韧带后，根据阻力的突然消失、负压的出现及无脑脊液流出等现象，即可判断穿刺针已进入硬膜外腔。

（7）插管固定：确定针尖已进入硬膜外腔后，即可经针栓插入硬膜外导管（图9-13）。插管时应先测量皮肤至硬膜外腔的距离，然后即行置管，使导管进入硬膜外腔3～5cm，然后边拔针边固定导管，直至将针退出皮肤，在拔针过程中不要随意改变针尖的斜口方向，以防斜口割断导管。针拔出后，调整导管在硬膜外的长度，然后在导管尾端接上注射器，注入少许生理盐水，如无阻力，且回吸无血或脑脊液后，即可固定导管。

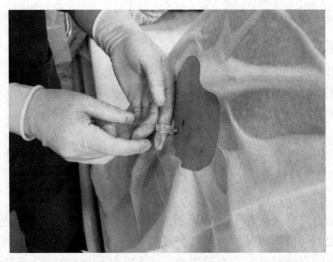

图 9-13　插入硬膜外导管

（8）麻醉给药步骤：①安置手术体位；②开放静脉输液；③开放血压、心电图、血氧饱和度监测；④麻醉药先给试验量 5ml，密切观察患者，排除误入血管或蛛网膜下腔的可能；⑤5～10min 后，测试平面，如出现明显的呈节段性感觉减退或消失区域，无腰麻现象，即可开始正式给药，追加剂量，直至达到手术要求。

（9）手术床的调节：在硬膜外麻醉时，手术床的位置对麻醉平面的调节影响不大，可以根据手术需要或患者的体位要求来调整手术床的位置。然而，在产科麻醉中，需要非常重视手术床的位置。由于产妇右旋的子宫压迫腹后壁的大血管，会导致约 50% 的临产期产妇出现"仰卧位低血压综合征"。产妇入手术室后若出现心动过速、脸色苍白、血压降低等症状，有经验的手术室护士可以通过将手术床摇至左倾 20°～30°的方式来缓解这些症状。因此，在产科麻醉中，手术室护士应该密切观察产妇的生命体征，并及时调整手术床的位置，以确保产妇手术期间的安全和舒适。

6. 注意事项

（1）穿刺前，协助摆放麻醉体位，并在床旁照看，防止坠床。

（2）穿刺时，注意观察患者面色、表情、呼吸及脉搏的变化。

（3）穿刺完毕后，协助摆放手术体位，用束缚带固定患者四肢，防止坠床。

（4）麻醉药误入蛛网膜下腔，可引起全脊髓麻醉；麻醉药误注入血管内可引起局麻药毒性反应，并出现并发症。因此，在进行任何麻醉操作之前，建立静脉通道都是至关重要的，这样可以提供一个抢救用药的通路，确保在发生任何意外情况时，液体、药物和血制品等可以迅速输入，以维持患者的生命体征。

7. 手术中并发症

（1）全脊髓麻醉：这是麻醉手术最严重的并发症，患者可在注药后数分钟内呼吸停止。原因：由于穿刺中刺破硬脊膜，使全部或大部分麻醉药注入蛛网膜下腔所致。处理：立即对患者进行心肺复苏，挽救生命。

（2）血压下降、心动过缓、呼吸抑制、恶心呕吐等，处理与腰麻相同。

8. 手术后并发症

麻醉手术后可发生严重神经系统并发症，甚至截瘫。

（1）原因：①神经损伤；②硬脊膜外血肿或脓肿；③脊髓血管病变。

（2）处理：术后应观察患者穿刺平面以下躯体的感觉及运动情况。

第四节　局部麻醉的护理配合

局部麻醉是指将局麻药应用于身体局部，使身体某一区域的神经传导被暂时阻滞的麻醉方法。患者表现为局部痛觉及感觉的抑制或消失，肌肉运动减弱或完全松弛，同时意识保持清醒。这种阻滞是暂时的、完全可逆的，不产生任何组织损害。局麻药用于临床一般较为安全，但如果用药或操作处理不当，轻则发生一过性不良反应，重则可引起猝死事件。因此，必须重视其不良反应的预防。

一、局部麻醉分类

常用的局部麻醉分为表面麻醉、局部浸润麻醉、神经阻滞麻醉、区域局部麻醉和局部静脉麻醉等。

1. 表面麻醉

表面麻醉是将渗透性强的局麻药喷洒于黏膜表面，如眼黏膜、鼻腔黏膜、口腔黏膜等，通过黏膜渗透，作用于神经末梢起到抑制疼痛的作用。表面麻醉适用于眼、耳、鼻、咽喉、气管、食管、尿道手术或内腔镜检查。

2. 局部浸润麻醉

局部浸润麻醉是在手术切口四周的组织中，分层注入局麻药，以阻滞神经末梢而起到抑制疼痛的作用。我们经常说的局麻主要是指局部浸润麻醉。

3. 神经阻滞麻醉

神经阻滞麻醉又称传导麻醉。神经阻滞麻醉不是把局麻药用于神经末梢，而是把局麻药作用于神经干（丛）旁，阻断神经的传导功能，达到手术无痛的效果。常用的神经阻滞麻醉有以下三种。

（1）颈丛神经阻滞麻醉：用于甲状腺手术、颈部淋巴结清扫术、锁骨骨折固定术等。

（2）臂丛神经阻滞麻醉：用于手、前臂、上臂及肩部各种手术。

（3）肋间神经阻滞麻醉：用于一般小手术，如胸腹部、乳腺小手术、体外碎石、心脏起搏器造口、胸腔造口等，此外还可作为胸腹部大手术的辅助麻醉。

二、常用局部麻醉药及不良反应

（一）常用药物

根据手术时间长短、部位，选择合适的局部麻醉药及有效浓度，见表9-1。

表 9-1　常用局麻药浓度、剂量和用法

局麻药	用　　法	浓度 / %	最大剂量 / mg	起效时间 / min	作用时间 / min
普鲁卡因	局部浸润	0.25~1.0	1000		
	神经阻滞	1.5~2.0	600~800		
	蛛网膜下腔阻滞	3.0~4.0	100~150	1~5	45~90
丁卡因	硬膜外麻醉	3.0~4.0	600~800		
	表面麻醉	0.5~1.0	40~60	1~3	60
	神经阻滞	0.2~1.3	50~75	15	120~180
	蛛网膜下腔阻滞	0.20~1.33	7~10	15	90~120
利多卡因	硬膜外麻醉	0.2~0.3	75~100	15~20	90~180
	局部浸润	0.25~0.5	500	1.0	90~120
	表面麻醉	2.0~4.0	200	2~5	60
	神经阻滞	1.0~2.0	400	5	120~180
	蛛网膜下腔阻滞	2.0~4.0	40~120	2~5	90
丁哌卡因	硬膜外麻醉	1.5~2.0	400	8~12	90~120
	局部浸润	0.25			
	神经阻滞	0.25~0.5	200		300~420
	蛛网膜下腔阻滞	0.5	1.5~2.5		
盐酸利多卡因	硬膜外麻醉	0.5~0.75	150~225	16~18	120~210
	低位硬膜外麻醉	1.6	400	15	
	神经阻滞	1.6	400	15	

（二）局麻药的不良反应

1. 毒性反应

当局麻药吸收入血后，浓度超过一定阈值，就会发生药物毒性反应，严重者可致死。

（1）常见的原因：

① 一次用量超过患者的耐量；

② 误入血管内；

③ 作用部位血供丰富，吸收增快；

④ 患者因体质衰弱等原因导致耐受力降低。

（2）毒性反应的临床表现：以中枢神经系统和心血管系统最为重要。

① 轻者：口舌发麻、耳鸣、多言、寒战、小抽搐、心率加快及血压上升。

② 严重者：抽搐或惊厥，呼吸困难、缺氧，心率减慢及心脏停搏，救治不及时可导致死亡。

（3）毒性反应的预防：应针对发生原因采取相应措施如下。

① 一次用量不超过限量。

② 注药前先回抽有无血液或边进针边注药。

③ 根据患者具体情况或用药部位酌情减量。

④ 如无禁忌，可在药液中加入肾上腺素。

⑤ 用安定或巴比妥类药物作为麻醉前用药。

（4）毒性反应的处理：立即停药、吸氧、酌情给药。

① 轻度毒性反应者用地西泮静注，可预防和控制抽搐。

② 出现抽搐或惊厥用硫喷妥钠静注。

③ 惊厥反复发作者用琥珀胆碱静注后气管内插管，人工通气。

④ 低血压者可用麻黄碱维持血压。

⑤ 心率缓慢者可用阿托品。

2.过敏反应

麻醉中过敏反应较为罕见，多发生在酯类局麻药。过敏反应表现为荨麻疹、咽喉水肿、支气管痉挛、低血压及血管神经性水肿等，应采用肾上腺素、肾上腺糖皮质激素和抗组胺药治疗。

三、局部麻醉的护理配合

（一）麻醉前的护理

1.患者评估

护士在麻醉前要评估目前患者的病情、治疗情况、意识状态，心理状态、合作程度，还需了解患者有无高血压、心脏病、局部麻醉部位的皮肤情况、对局麻药知识的认识程度、以前是否使用过局麻药、有无不良反应、过敏反应及反应的程度等。向患者解释局麻的特点、体位以及要求合作的内容，使患者有充分的思想准备。

2.护理资源评估

护士在麻醉前要评估麻醉用物是否齐全，是否符合无菌要求；药物是否准确无误，有无标识；环境是否符合操作要求；急救设施是否完好备用。

3.检查麻醉前用药

护士要检查麻醉前用药情况，尤其是局麻药用药量较大，浓度较高的手术。

（二）麻醉中的护理

1. 核对

护士要与医生共同确认患者身份、手术部位、手术方式、知情同意等项内容，认真填写手术安全核查表。

2. 心理护理

护士要向患者解释局麻的目的，缓解患者紧张情绪，取得患者的合作。

3. 协助麻醉

护士在麻醉前应根据医嘱开放静脉通道，连接监护仪器；需要摆放麻醉体位的要协助医师摆好体位；根据医嘱准备麻醉药物，认真执行"三查八对"，检查局麻药物和麻醉药品标识是否明确，以便与其他药物区别；密切观察患者病情及体温、脉搏、呼吸、血压、瞳孔等变化。

（三）麻醉后的护理

1. 护送患者

护士要根据医嘱和患者情况，确定将患者送至麻醉复苏室、重症监护病房或普通病房。护送患者过程中应备好抢救药物、抢救设备、仪器、氧气等，以防意外发生。

2. 手术患者交接

将患者送到后，与复苏室、重症监护病房或普通病房的值班护士交接手术患者。

3. 术后整理

整理用物，处置医疗废物。

第五节　麻醉配合与手术中意外的处理

手术患者在实施手术的全过程中，可能发生各种预料不到的情况，如肿瘤侵蚀血管引起急性大出血或术中止血不当、输血输液反应、过敏性休克、呼吸及心搏骤停等。手术室护士除熟练配合手术外，在手术全过程还要与麻醉医生密切联系，主动配合，一旦发生意外，应积极主动投入抢救配合工作，以保障患者的安全。

一、手术麻醉的一般配合

1. 体位安置

巡回护士要按要求准时接手术患者入指定的手术室，严格查对，根据麻醉方法的不同，摆放麻醉体位。然后按手术要求摆好手术体位，固定肢体，防止坠床。

2. 查对抽药

巡回护士查对麻醉药后，协助麻醉师抽取麻醉药。

3. 开放静脉

巡回护士选择静脉建立好静脉通路，进行输液或输血，并注意观察输液输血反应。

4. 协助插管

如患者需插硬膜导管或气管插管时，巡回护士应协助麻醉医生顺利插管和固定。

二、手术中意外的护理配合

1. 术中急性出血

当患者血压下降、心跳加快时，应及时补充血容量。无血源的情况下，先输入血浆代用品，并迅速准备升压药品、加压输血器等，及时采取措施，防止血压继续下降，导致心搏骤停。

2. 呼吸心搏骤停

呼吸心搏骤停是手术室最严重的意外，必须停止所有麻醉药物，立即进行心肺复苏，时间延误将影响抢救治疗效果。

手术室护士要动作迅速，立即协助进行心脏按压及人工呼吸操作，备好呼吸机、心脏除颤器、开胸包、急救药品等，随时执行口头医嘱，并准确记录。

3. 休克患者的护理配合

术中引起休克的原因虽不同，但治疗基本相同，主要是恢复血流灌注量，改善血循环及呼吸功能。

手术室护士应及时执行各项医嘱，保持静脉通畅，迅速做好静脉切开术准备，进行加压快速输血、输液，争取尽快恢复血容量，纠正水、电解质和酸碱失常，以改善循环功能，保持呼吸道通畅，并注意患者的保暖，缩短休克时间，完成手术治疗。

🔍 知识链接

正确实施术前禁食禁饮

手术患者在术前禁食主要是为了在麻醉诱导之时能够将胃内的食物和液体排空，从而预防在麻醉期间发生反流和误吸等情况。最新的麻醉禁食指南建议，术前禁食时间需遵循2468原则："2"指麻醉前2h可以喝少量清水；"4"指母乳喂养的婴儿，麻醉前4h可以喂养母乳，如果是牛奶，则需要6h；"6"指轻食，就是不含脂肪和肉类的容易消化的碳水化合物，如馒头、稀饭等，至少禁食6h；"8"指普通食物至少禁食8h。

思考与练习

一、选择题

1. 麻醉前病情评估的主要目的是（　　　）。
    A. 认识患者以防发生麻醉错误　　　　　B. 与患者建立感情，获得患者信任
    C. 了解手术方式　　　　　　　　　　　D. 了解患者对麻醉手术的耐受力
    E. 确定麻醉方案

2. 下列有关术前禁食的描述，正确的是（　　　）。
    A. 成人麻醉前禁食 8~12h
    B. 术前 1 天午餐后开始禁食以使胃完全排空
    C. 对于孕妇在术前可以饮用清水（＜150ml）
    D. 择期手术术前 24h 严禁饮小容量清水
    E. 幼小儿不用禁饮以避免哭闹

3. 患者手术中实施硬脊膜外麻醉时，最严重的并发症是（　　　）。
    A. 血压下降　　　　　　　　　　　　　B. 血管扩张
    C. 尿潴留　　　　　　　　　　　　　　D. 全脊髓麻醉
    E. 呼吸变慢

4. 下列非药物性解除患者术前焦虑的方法，最有效的是（　　　）。
    A. 手术医生耐心的术前解释与安慰　　　B. 麻醉前的术前访视
    C. 给患者阅读手术简介　　　　　　　　D. 给患者放映麻醉、手术录像
    E. 尽早安排手术，缩短患者等待时间

5. 椎管内麻醉术前用阿托品的目的是（　　　）。
    A. 预防呕吐　　　　　　　　　　　　　B. 减少胃肠道腺体分泌
    C. 解除迷走神经兴奋　　　　　　　　　D. 减轻内脏牵涉痛
    E. 镇静

6. 下列患者中，应禁用椎管内麻醉的是（　　　）。
    A. 皮下注射肝素预防深静脉血栓的患者　B. 瓣膜置换术后服用抗凝剂的患者
    C. 服用阿司匹林的患者　　　　　　　　D. 服用双嘧达莫的患者
    E. 血友病

7. 全脊髓麻醉的严重性主要在于（　　　）。
    A. 损伤脊髓致瘫痪　　　　　　　　　　B. 麻醉时间持久
    C. 长时间低血压　　　　　　　　　　　D. 使呼吸、心跳停止
    E. 患者术后持续头痛

8. 为减缓局麻药在硬膜外的吸收并延长其作用时间，局麻药中最常添加（　　　）。
    A. 麻黄碱　　　　　　　　　　　　　　B. 多巴胺
    C. 甲氧明　　　　　　　　　　　　　　D. 肾上腺素
    E. 去氧肾上腺素

9. 下列造成麻醉意外的因素中，不属管理不当的是（　　）。

    A. 氧流量过低　　　　　　　　　　B. 术中突然大动脉瘤破裂出血

    C. 螺纹管脱落　　　　　　　　　　D. 气管导管脱出气管滑入食管

    E. 气管导管与麻醉机回路脱离

10. 引起局麻药毒性反应常见的原因不包括（　　）。

    A. 一次用量超过患者的耐量　　　　B. 单位时间内药物吸收过快

    C. 患者过敏体质　　　　　　　　　D. 患者因体质衰弱

    E. 麻药误入血管内

二、简答题

1. 简述麻醉的定义和分类。

2. 全身麻醉实施分为哪三大步骤，其中全麻诱导期的护理措施有哪些？

3. 简述局麻药毒性反应的原因、临床表现和处理方法。

4. 产科硬膜外麻醉时，如果产妇出现仰卧位低血压综合征应如何处理？

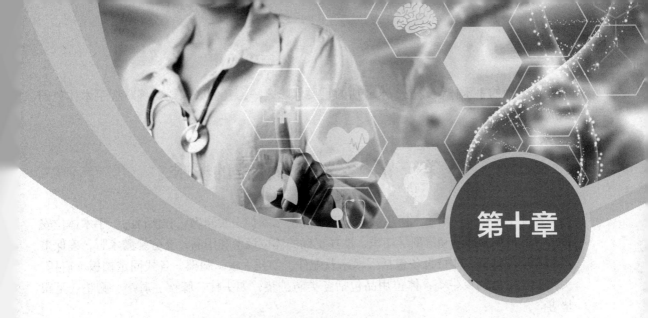

第十章

手术体位的安置

学习目标

1. 掌握常用手术体位的安置原则和安置方法。
2. 熟悉不同手术体位的适用范围及安置时注意事项。
3. 了解各种手术体位所需用物及评价标准。
4. 具有高度的责任心、良好的团结协作精神，关爱尊重患者。

情景导入

患者吴某，女，50岁，因右侧乳房外上象限有一无痛性肿块入院。病理切片检查，诊断为右侧乳腺癌，拟执行右侧乳腺癌根治术。

思考：

1. 如果你是负责该手术的巡回护士，需为患者安置何种手术体位？
2. 安置患者手术体位过程中，有哪些注意事项？

手术体位是指手术中患者的位式，不同的手术需要不同的手术体位，同一手术体位又适用于多种手术。手术体位是根据手术部位及手术方式决定的，由患者的卧姿、体位垫的使用、手术床的操纵三部分组成。手术体位的正确安置，可获得良好的术野显露，防止神经、肢体等发生意外损伤，保证手术患者维持正常的呼吸、循环功能，有效缩短手术时间。反之，则会造成手术操作困难，也可能导致重要器官的损伤、大出血或其他严重后果。

因此，正确的手术体位，是手术成功的重要保障之一，我们必须要熟练掌握手术体位的摆放。

第一节 安置手术体位的要求

标准手术体位是由手术医生、麻醉医生和手术室护士共同确认和执行的。手术体位安置前，需根据生理学和解剖学知识，选择正确的体位设备和用品，充分暴露术野，确保患者的安全与舒适。体位设备包括手术床及配件，如托手板、腿架、各式固定挡板、肩托、头托及上下肢约束带等；体位用品包括各类防护垫，如头枕、膝枕、肩垫、胸垫、足跟垫等。

一、手术体位安置原则

1. 充分暴露术野，保护患者隐私

按手术要求安置体位时，既要充分暴露术野，便于手术医生的操作，又要做好保暖，同时避免患者身体过分裸露，以维护患者的尊严并保护其隐私。

2. 维持呼吸和循环通畅

安置患者体位时，要避免颈、胸、腹部受压，以维持正常呼吸功能；避免因挤压或固定带过窄、过紧而影响血液循环。

3. 避免神经、血管受压和肌肉扭伤

安置患者体位时，需保持人体正常的生理弯曲及生理轴线，以维持各肢体、关节的生理功能体位，防止过度牵拉、扭曲及血管神经损伤。如上臂外展不能超过90°，以免损伤臂丛神经；截石位时要保护患者下肢腓总神经，防止受压；俯卧位时将患者小腿垫高，使足尖自然下垂；不过度牵拉患者肌肉骨骼，由于麻醉后患者肌肉缺乏反射性保护，长时间处于颈伸仰卧位或颈部过度后仰可能会导致颈部疼痛；不可过分牵引患者四肢，以防脱位或骨折。

4. 确保患者的安全与舒适

（1）肢体固定时应加衬垫，摆放平稳，需妥善固定，不能使肢体悬空。

（2）移动或安置体位时，应防止患者坠床。手术团队成员应当相互沟通，确保体位安置正确，以及各类管路安全。

（3）正确使用约束带，使约束带松紧度适宜（以能容纳一指为宜），维持患者体位稳定，防止术中移位。

（4）避免患者身体任何部位直接接触手术床金属部分，以免发生电灼伤。

（5）安置体位后或变换体位后，应对患者身体姿势、组织灌注情况、皮肤完整性、约束带固定位置，以及所有衬垫、支撑物的放置情况进行重新评估，并观察原受压部位的情况。

（6）术中应尽量避免手术设备、器械和手术人员对患者造成的外部压力，最大限度保证患者的安全与舒适。

5. 预防体位并发症

安置患者体位时，告知麻醉医生做好相关准备，注意移位时动作轻缓，翻动时动作协调一致，防止体位性低血压或血压骤然升高，以及颈椎脱位等严重意外的发生。

二、常见的体位垫

常见的体位垫可分为软垫或海绵垫、沙袋（硅胶颗粒、糠壳袋等）、啫喱垫、固定带等，根据不同手术、年龄和患者身体状况等选择不同的体位垫（图 10-1）。

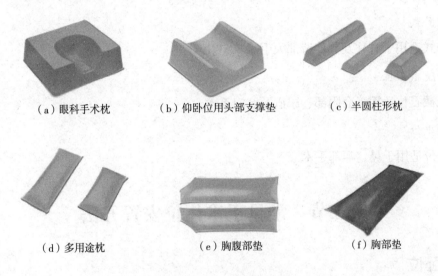

（a）眼科手术枕　　　（b）仰卧位用头部支撑垫　　　（c）半圆柱形枕

（d）多用途枕　　　（e）胸腹部垫　　　（f）胸部垫

图 10-1　常用手术体位垫

1. 软垫

软垫由棉花做成，质地柔软，使用方便，便于清洗。软垫能有效暴露术野，是最常用的手术垫。

2. 沙袋

沙袋可根据需要用沙、钠石灰或干燥剂颗粒制成，质地比软垫稍硬，能有效、持久地支持手术体位，便于充分暴露术野。沙袋内容填充物也可以是糠壳、硅胶颗粒等。

3. 固定带

固定带质地柔软，使用方便，便于清洗，可用棉布、尼龙搭扣制作而成。

4. 啫喱垫

啫喱垫是一种能有效预防压疮的保护垫。其采用一种独特配方的硅胶，具有良好的柔韧性、抗压性和生物学特征，其质地类似患者的皮肤和组织，可根据不同体位的需要制作出不同规格的保护垫。使用时，可使患者的体重均匀分配到硅胶上，而不会使其压至极限状态。啫喱垫能通过 X 线透视，无导电性、不易燃烧。

三、常见手术体位及适用范围

手术室常见的手术体位有仰卧位、侧卧位、俯卧位、膀胱截石位和半坐卧位。

1. 仰卧位

仰卧位是手术中最常见的体位，适用于腹部、颌面部、颈部及乳腺等手术。

2. 侧卧式

侧卧式适用于胸部、腰部及肾手术。

3. 俯卧式

俯卧式适用于脊柱及其他背部大手术。

4. 膀胱截石位

膀胱截石位适用于会阴部、尿道及肛门手术。

5. 半坐位

半坐位适用于鼻、咽部手术。

第二节　常见手术体位安置方法

一、仰卧位

仰卧位是最常见的手术体位，是将患者头部放于枕上，两臂置于身体两侧或自然伸开，两腿自然伸直的一种体位。根据手术部位及手术方式的不同可摆放各种特殊的仰卧位，包括水平仰卧位、垂头仰卧位、斜仰卧位、侧头仰卧位、上肢外展仰卧位等。

（一）水平仰卧位

（1）适用手术：颜面部、胸、腹部、下肢等部位的手术。

（2）物品准备：软垫 1 个、约束带 1 条。

（3）摆放方法：

① 使患者仰卧于手术床上，头部垫软枕，头和颈椎处于水平中立位置。

② 使患者双上肢自然放于身体两侧，由中单固定肘关节。

③ 使患者双下肢伸直，足下宜垫足跟垫，膝下宜垫膝枕，使膝部放松，防止双下肢伸直时间过长引起神经损伤。

④ 距离患者膝关节上 5cm 处用约束带固定，松紧适宜，以能容纳一指为宜，防止损伤腓总神经（图 10-2）。

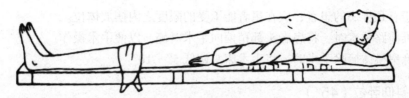

图 10-2 水平仰卧位

（4）注意事项如下。

① 根据需要在骨突处（枕后、肩胛、骶尾、肘部、足跟等）垫保护垫，以防局部组织受压。

② 上肢固定不宜过紧，预防骨筋膜室综合征。

③ 妊娠晚期孕妇在仰卧位时需适当左侧，以预防仰卧位低血压综合征的发生。

④ 肝、胆、脾手术时需在术侧垫一个小软垫，或调节手术床使患者患侧抬高 15°，使术野显露更充分；胆囊手术时可将患者剑突与手术床腰桥对齐，麻醉后适当摇起腰桥，显露术野。

⑤ 前列腺摘除手术时，在骶尾部下面垫一软垫，将患者臀部稍抬高，有利于手术操作。

⑥ 子宫癌广泛切除手术时在患者臀下垫一软垫，调低手术床头背板 20°、腿部下垂 30°，肩部置肩托用软垫垫好，防止滑动，充分显露术野。

（二）垂头仰卧位

（1）适用手术：颈前路术、甲状腺、腭裂修补、全麻扁桃体摘除、气管异物、食管异物等手术。

（2）物品准备：肩垫 1 个、圆枕 1 个、头圈 1 个或小沙袋 2 个，约束带 1 条。

（3）摆放方法如下。

① 在患者双肩下置一肩垫（平肩峰），抬高肩部 20°，使头后仰，或头板放下 10°～20°。

② 在患者颈下垫圆枕，以防颈部悬空。

③ 在患者头两侧置小沙袋或头圈，固定头部，避免晃动，术中保持患者颈部正中过伸位，暴露术野，有利于手术操作。

④ 放置器械升降托盘（代替头架）。其余同"水平仰卧位"（图 10-3）。

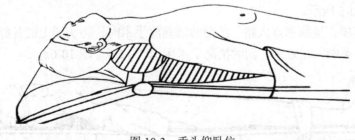

图 10-3 垂头仰卧位

（4）注意事项如下。

① 防止患者颈部过伸，引起甲状腺手术体位综合征。

②对于有颈椎病的患者，应在患者能承受的限度之内摆放体位。

③颈椎前路手术时，将患者头部稍偏向手术对侧，以便手术操作。

④全麻扁桃体摘除手术时，将手术床头调低5°～10°。

（三）斜仰卧位（45°）

（1）适用手术：前外侧入路、侧胸前壁、腋窝等部位手术。

（2）物品准备：小软垫1个、长沙袋1个、棉垫4个、托手板1个、约束带1条、束臂带1条、绷带1卷。

（3）摆放方法如下。

①在手术部位下垫一软垫，将患侧胸部抬高，有利于术野显露。

②让患者患侧手臂自然屈肘、上举，用棉垫包好，用绷带把患侧上肢悬吊固定在麻醉头架上（注意绷带不能缠绕过紧，不能将肢体裸露在麻醉头架上，以防电刀灼伤）。

③将患者健侧置一长固定沙袋，用中单固定，防止身体滑动（图10-4），根据手术需要，使患者手臂外展或内收；其余同"水平仰卧位"。

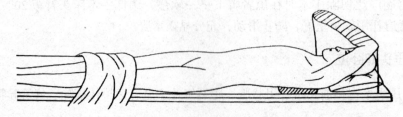

图10-4　斜仰卧位（45°）

（四）侧头仰卧位

（1）适用手术：颌面部、头部、耳部、侧颈部等手术。

（2）物品准备：头圈1个或头架1个、软垫1个、约束带1条。

（3）摆放方法：

①使患者仰卧，患侧朝上，在健侧头下垫一头圈，防止压伤耳部。

②在患者肩下置软垫，使其头偏向对侧（侧偏程度视手术部位而定），其余同"水平仰卧位"如图10-5所示。

（4）注意事项：颅脑翼点入路、凸面肿瘤摘除手术时，将头架上的各螺丝旋紧，以免头架零件滑脱，影响固定效果，同时抬高手术床10°～15°（图10-6）。

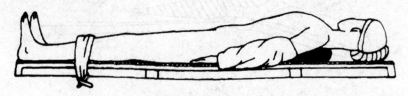

图10-5　侧头仰卧位

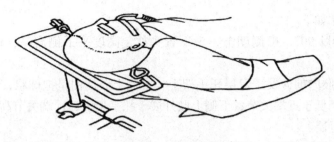

图 10-6 头架固定

（五）上肢外展仰卧位

（1）适用手术：乳腺、上肢手术。

（2）物品准备：软垫 1 个、约束带 1 条、托手器械台或托手板 1 个，并调整其高度与手术床一致。

（3）摆放方法：将患侧上肢外展于托手器械台上，远端关节略高于近端关节，有利于上肢肌肉韧带放松和静脉回流；肩关节外展不超过 90°，防止损伤臂丛神经（图 10-7）。其余同"水平仰卧位"。

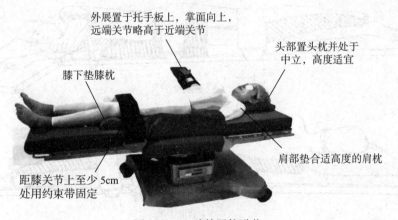

外展置于托手板上，掌面向上，远端关节略高于近端关节

头部置头枕并处于中立，高度适宜

膝下垫膝枕

距膝关节上至少 5cm 处用约束带固定

肩部垫合适高度的肩枕

图 10-7 上肢外展仰卧位

二、侧卧位

侧卧位是将患者向一侧自然侧卧，头部侧向健侧方向，双下肢自然弯曲、前后分开放置；双臂自然向前伸展，患者的脊柱处于水平线上，保持生理弯曲的一种手术体位。侧卧位包括一般侧卧位、脑外侧卧位和髋部手术侧卧位。

（一）一般侧卧位

（1）适用手术：食管、肺、侧胸壁、侧腰部（肾及输尿管中上段）手术等。

（2）物品准备：头枕 1 个、腋枕 1 个、长沙袋 2 个、双手托架 1 个、约束带 1 条、束臂带 2 条、骨盆挡板 2 个。

（3）摆放方法如下。

① 患者健侧卧 90°，患侧朝上，头下置头枕，高度平下侧肩高，使颈椎处于水平位置。

② 患者双上肢向前伸展于双层托手架上，术侧上肢屈曲呈抱球状，置于可调节托手架上，远端关节稍低于近端关节；下侧上肢外展于托手架上，远端关节高于近端关节，共同维持胸廓自然舒展。

③ 在患者腋下置一腋垫，距腋窝约 10cm，防止上臂受压损伤腋神经；用束臂带固定双上肢；头下枕一 25cm 高的枕垫，使下臂三角肌群留有空隙，以防三角肌受压引起挤压综合征。

④ 在患者胸背部两侧各垫一个大沙袋置于中单下固定（必要时加骨盆挡板，骨盆挡板与患者之间放置一小软垫，以缓冲骨盆挡板对患者造成的压力），女性患者还需考虑勿压伤乳房。

⑤ 下侧下肢伸直，上侧下肢屈曲 90°，有利于固定和放松腹部；两腿之间放一个软枕，保护膝部及骨隆突处，小腿用约束带固定。

⑥ 用约束带固定髋部（图 10-8）。

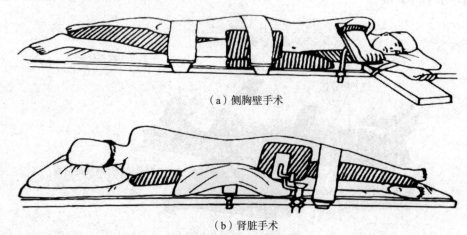

（a）侧胸壁手术

（b）肾脏手术

图 10-8　一般侧卧位

⑦ 肾及输尿管中上段手术，将患者肾区（肋缘下 3cm）对准腰桥（若无腰桥，可用软垫垫高或将手术床的头端和尾端同时摇低，这种做法又称"折床"）；上侧下肢伸直、下侧下肢屈曲 90°，使腰部平直舒展，充分显露术野；大腿上 1/3 处用约束带固定；铺无菌巾后，调高腰桥。

（4）注意事项如下。

① 注意对患者心肺功能的保护。

② 评估检查患者脊柱生理弯曲是否变形，下侧肢体及腋窝处是否悬空。

③ 注意保护患者骨突部，可根据病情及手术时间，建议使用抗压软垫及预防性敷料，预防压力性损伤。

④ 手术中调节手术床时，需密切观察，避免患者体位移位，导致重要脏器受压。

（二）脑外侧卧位

（1）适用手术：枕大孔区、后颅凹（包括小脑、天幕顶、四脑室）、肿瘤斜坡脊索瘤手术等。

（2）物品准备：腋枕 1 个、方垫 4 个、大软枕 1 个、头圈 1 个、挡板 3 个、束臂带 2 条、支臂架 2 个、约束带 1 条。

（3）摆放方法如下。

① 患者侧卧 90°，背侧靠近床缘。

② 在患者头下垫头圈、一次性胶单，下耳部置于圈中，避免受压，上耳孔塞入棉花，防止进水。

③ 在患者腋下垫一腋枕，距离腋窝 10cm，以防止下臂受压，损伤腋神经。

④ 用束臂带将患者双上肢固定于支臂架上。

⑤ 在患者背侧的背部、臀部、腹侧的胸部、腹部各安置一个挡板，固定身体（挡板与患者之间放置小方垫，以缓冲对患者的压力）。

⑥ 使患者上侧下肢屈曲、下侧下肢向后伸直，有利于腹部放松。

⑦ 在患者两腿间放置一个大软枕，保护膝部骨隆突处。

⑧ 用约束带固定患者髋部（图 10-9）。

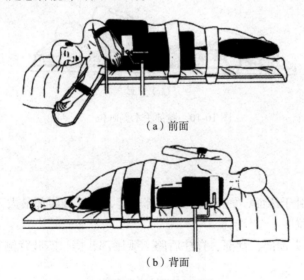

（a）前面

（b）背面

图 10-9 脑外侧卧位

（三）髋部手术侧卧位

（1）适用手术：人工髋关节置换、髋臼骨折合并、髋关节后脱位、股方肌骨瓣转位、治疗股骨头无菌性坏死、股骨干骨折切开复位内固定、股骨肿瘤、股骨颈骨折或股骨粗隆间骨折内固定和股骨上端截骨手术等。

（2）物品准备：腋垫 1 个、长沙袋 2 个、大软枕 1 个、方枕 2 个、骨盆挡板 2 个、挡板（肩托）2 个、约束带 1 条、束臂带 2 条、双层托手架 1 个。

（3）摆放方法如下。

① 患者侧卧90°，患侧朝上。

② 在患者腋下垫腋垫一个。

③ 用束臂带将患者双上肢固定于托手架上。

④ 在患者骨盆两侧上骨盆放置挡板或各垫一个长沙袋，将其固定牢靠，防止术中体位移动，影响复位效果。

⑤ 在患者胸背部两侧各垫上肩托一个，将挡板与患者之间用方垫隔开，保持患者身体稳定并防止受压。

⑥ 在患者头下垫一软枕。

⑦ 在患者两腿之间放置一个大软垫，约束带将大软垫与下侧下肢一起固定。因为切口在髋部，所以不约束上侧下肢（图10-10）。

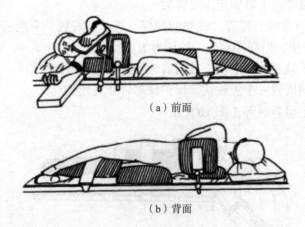

（a）前面

（b）背面

图 10-10　髋部手术侧卧位

三、俯卧位

俯卧位是患者俯卧于床面，面部朝下、背部朝上，保证胸腹部最大范围不受压，双下肢自然屈曲的手术体位。

（1）适用手术：头颈部、背部、脊柱后路、骶尾部、痔、四肢背侧等手术（图10-11、图10-12）。

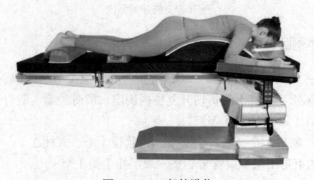

图 10-11　一般俯卧位

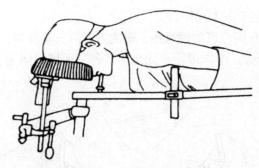

图 10-12 头架支撑俯卧位

（2）物品准备：方垫 2 个、大软垫 2 个、小软圈 2 个、约束带 1 条、束臂带 2 条。

（3）摆放方法如下。

① 患者俯卧，头侧向一边或支撑于头架上（颅后窝、颈椎后入路手术）。

② 在患者胸部垫一个大软垫，尽量靠上，髂骨两侧各垫一方垫，使胸腹部呈悬空状，保持胸腹部呼吸不受限制，同时避免患者因压迫下腔静脉致回流不畅而引起低血压。

③ 将患者双上肢自然弯曲放于头两侧，用束臂带固定；或平放于身体两侧，用中单固定。

④ 在患者双足部垫一个大软垫，使踝关节自然弯曲下垂，防止足背过伸引起足背神经拉伤，约束带置于膝关节上 5cm 处。

（4）注意事项如下。

① 对于较瘦弱的患者，双膝下各垫一小软圈，避免压伤膝关节部皮肤。

② 男性患者应注意悬空会阴部，防止阴茎、阴囊受压；女性患者则要避免压迫乳房。

③ 摆放患者双上肢时，应遵循远端关节低于近端关节的原则；约束腿部时，应避开腘窝部。

④ 骶尾部手术、痔手术时，摇低手术床尾约 60°，分开患者两腿，以便于充分显露术野。

⑤ 手术中应定时检查患者眼睛、面部等受压部位的情况，还要检查气管插管的位置，各管道是否通畅。

四、膀胱截石位

截石位是患者仰卧，双腿放置于腿架上，臀部移至床边，最大限度地暴露会阴部的体位。

（1）适用手术：直肠、肛门、会阴部及经腹会阴联合手术。

（2）物品准备：截石位腿架 2 个、体位垫 1 个、棉垫 2 块、约束带 2 条、托手板 1 个。

（3）摆放方法如下。

① 使患者仰卧，在近髋关节平面处放置截石位腿架，两腿屈髋，臀部移至手术床缘，膝放于腿架上，腿与腿架之间垫一棉垫，防止皮肤压伤。

② 两腿高度以患者腘窝的自然弯曲下垂为准，过高可压迫腘窝，两大腿外展＜ 90°，用约束带固定好下肢。

③ 放下手术床腿板，必要时，在患者臀部下方垫体位垫，以减轻局部压迫，同时臀

部也得到相应抬高，有利于手术操作。

④ 当需要头低脚高位时，可加用肩托，避免患者向头端滑动。

⑤ 一侧手臂置于身旁，中单固定于床垫下，另一手臂可固定于托手板上供静脉输液（图 10-13）。

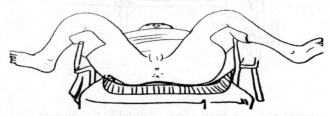

图 10-13　膀胱截石位

（4）注意事项如下。

① 将患者膝关节摆正，不要压迫腓骨小头，以免引起腓骨神经损伤，至足下垂。

② 手术中要防止重力压迫患者膝部。

③ 手术结束后，应单独、慢慢放下患者双下肢，并通知麻醉师，防止患者因回心血量减少，引起低血压。

④ 在患者臀下垫一胶单，以防冲洗液浸湿手术床。

五、常见手术体位并发症及预防

（一）常见体位并发症

常见体位并发症主要有压疮和意外伤害。

（二）预防

手术中做好"一评四防"。"一评"即术前认真检查评估患者皮肤；"四防"即防压疮、防坠床、防意外烧伤、防结膜炎等。

（1）术前认真评估患者全身情况；术中仔细观察，及时处理，及时汇报，及时记录。

（2）在患者骨隆突处置软垫，防止压伤；在摩擦较大的部位，衬以棉垫、油纱，以减小剪切力，要特别注意年老体弱的患者。

（3）摆放各种体位前，应与麻醉医师沟通，以保护患者头部及各种管道，如输液管道、气管导管等，防止管道脱落、颈椎脱位等意外发生。

（4）安置患者体位后，再次确认床单是否平整、清洁、干燥，患者身体与床面是否呈点状接触，防止患者局部受压导致压疮的发生。

（5）安置体位后，检查患者身体与手术床、金属物品等是否接触，避免意外灼伤发生。

（6）手术中注意保持患者皮肤干燥，防止消毒液、渗液、冲洗液、汗液等浸湿床单，避免压疮和意外烧伤。

（7）手术中患者的头处于低位时，尽可能垫高头部，避免长时间头低位引起眼部并发症。

（8）手术中更换各种手术体位时，应有防止身体下滑的措施。

（9）在手术允许的情况下，每 2 小时适当调整体位，如左右倾斜手术床 5°～10°，微抬高或降低手术床背板，患者的头偏向另一侧等，以缩短局部组织的受压时间。

（10）粘贴及揭除电极片、负极板及搬动患者时，动作应轻柔，勿拖拽患者，防止人为意外伤害。

（11）手术结束后，及时检查评估皮肤情况，与病房护士在床旁交接，完善患者的术后护理工作。

（12）若发生手术体位并发症，应在手术护理记录单上写明原因、症状、处理措施，并由巡回护士、医师签名确认。

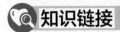 **知识链接**

手术体位培训的发展趋势

美国手术室注册护士协会（AORN）于 1998 年调查结果显示，因体位不当引起的压疮占手术室安全隐患的第四位。体位安全已引起国外手术室护士的广泛重视，德国从 20 世纪 90 年代开始正规体位培训，只有执证人员才有资格安置手术体位。国外设有受过体位安置培训的专人来安置手术体位，而不是由手术室护士完成，从而保证了体位安置的准确性。我国目前手术体位安置均由手术室护士为主体，医生协助完成，大部分护士没有接受过正规系统的体位安置培训，仍以传统安置方法为主。又由于受医院条件限制，手术体位安置附件不齐、陈旧，影响患者术中的舒适度。2003 年 10 月德国 MAQUET 公司在我国上海召开了首届手术体位培训班，对国内 20 多家医院 40 多名护士进行正规系统的标准体位理论与操作培训，起到标准体位的引入和推广作用。

（资料来源：别逢贵，李柳英，戴红霞，等. 建立标准手术体位的实施探讨 [J]. 护士进修杂志，2006，21(3).）

思考与练习

一、单项选择题

1. 妇科会阴部手术常采用的体位是（　　）。
  　A. 平卧位　　　　　　　　　　　　B. 膀胱截石位
  　C. 膝胸卧位　　　　　　　　　　　D. 臀高头低位
  　E. 自由体位

2. 患者必须取侧卧位的是（　　）。
  　A. 胸腔穿刺　　　　　　　　　　　B. 腹腔穿刺
  　C. 腰椎穿刺　　　　　　　　　　　D. 肝穿刺
  　E. 关节腔穿刺

3. 下列关于肾切除体位安置的选项错误的是（　　）。
  　A. 患侧在上，侧卧 90°　　　　　　B. 患侧腿屈曲
  　C. 肾区对准腰桥　　　　　　　　　D. 腰桥摇起

E. 两膝间垫软枕

4. 胃大部切除术的手术体位常采用（　　）。

　　A. 半坐卧位　　　　　　　　　　　　B. 水平仰卧位

　　C. 侧卧位　　　　　　　　　　　　　D. 垂头仰卧位

　　E. 半侧卧位

5. 胆囊手术时，与手术床的桥部对齐的患者部位是（　　）。

　　A. 剑突　　　　　　　　　　　　　　B. 上腹部

　　C. 肋骨下缘　　　　　　　　　　　　D. 脐部

　　E. 肋弓

6. 以下手术体位适应证不正确的是（　　）。

　　A. 截石位适用于尿道、会阴、肛门手术　　B. 俯卧位适用于背部的各种手术

　　C. 半坐卧位适用于鼻咽部手术　　　　　　D. 平卧仰卧位适用于肾切开取石术

　　E. 平卧仰卧位适用于上腹部手术

7. 不适宜用截石位的手术是（　　）。

　　A. 用于尿道手术　　　　　　　　　　B. 用于会阴手术

　　C. 用于肛门手术　　　　　　　　　　D. 用于阴道手术

　　E. 上腹部手术

8. 甲状腺手术体位应取（　　）。

　　A. 仰卧位　　　　　　　　　　　　　B. 侧卧位

　　C. 垂头仰卧位　　　　　　　　　　　D. 头高脚低位

　　E. 膝胸卧位

9. 黄先生，45 岁，因进行性吞咽困难 4 月余收入院，准备行食管癌根治术。护士小李应给患者安置的手术体位是（　　）。

　　A. 平卧位　　　　　　　　　　　　　B. 半侧卧位

　　C. 俯卧位　　　　　　　　　　　　　D. 侧卧位

　　E. 端坐位

10. 安置手术体位的原则是（　　）。

　　A. 术野暴露清楚　　　　　　　　　　B. 不影响呼吸

　　C. 不影响循环　　　　　　　　　　　D. 不压迫外周神经

　　E. 以上都对

二、简答题

1. 简述安置手术体位的原则。

2. 常用的手术体位有几种？

3. 简述水平仰卧位、垂头仰卧位、侧卧位、俯卧位、膀胱截石位的适用范围和安置方法。

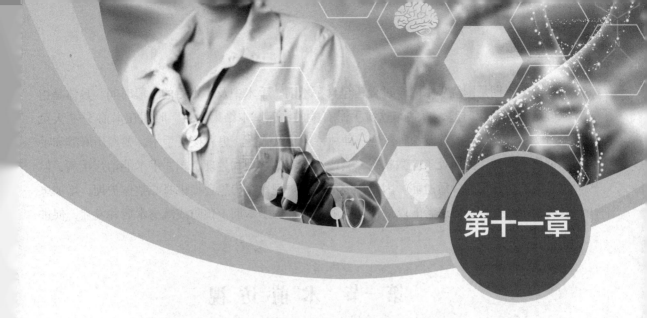

第十一章

手术室围手术期护理

第十一章

手术室围手术期护理

学习目标

1. 掌握手术患者的护理要点。
2. 熟悉手术物品的清点与记录。
3. 了解术前访视的内容及患者的保温护理。
4. 掌握良好的沟通能力和技巧，用爱心、细心、责任心守护生命。

情景导入

　　患者宋某，男性，59岁，已婚，工人，因左侧腹股沟肿块2个月，于2022年6月16日入院。患者近2个月来，左侧腹股沟肿块脱出频繁，影响了工作和生活，特来院就诊，以"左侧腹股沟斜疝"收治入院。患者有慢性支气管炎及便秘史。入院检查：患者神志清楚，焦虑不安，营养较差，咳嗽后见左侧腹股沟区有2.5cm×4cm大小的肿块，无触痛，质软，光滑，叩之呈鼓音。平卧或用手推送肿块时可回位，右侧正常。患者准备于2023年5月17日在连续硬膜外麻醉下进行左侧腹股沟斜疝疝囊高位结扎加修补手术。手术室收到通知单后，小李被指定为巡回护士。

思考：

1. 小李此时应首先到病房做什么？
2. 小李应如何对该患者进行护理？

围手术期是围绕手术的全过程，包含手术前、手术中及手术后的一段时间，具体是指从确定手术治疗时起，直到与这次手术有关的治疗基本结束为止，时间在术前5～7天至术后7～12天。手术对患者而言是一种独特经历及感受，患者接受手术，要经历麻醉和手术创伤的刺激，机体处于应激状态，会产生一定的心理和生理负担。手术能治疗疾病，但也可能产生并发症、后遗症。因此，围手术期护理旨在为患者提供身心整体护理，增加患者的手术耐受性，使患者能以最佳状态顺利度过围手术期，预防或减少术后并发症，促进患者早日康复。

第一节　术前访视

术前访视是指手术室护士通过观察、交谈、查阅医疗和护理病历等手段收集所负责患者生理、心理、社会文化等方面的资料，为患者提供合适的、有针对性的个性化护理服务。手术患者非常需要一位了解、参与手术全过程的，熟悉和信任的护士守候在身旁，并获得关心和照顾，以缓解患者的恐惧心理，增强对手术的信心。因此，术前访视最好是由第二天参与该患者手术的巡回护士负责，要了解患者的基本情况和特殊情况，做到心中有数，提前准备，保证手术安全。

一、术前评估

（一）评估目的

（1）对手术患者进行第一次身份核对和手术核对。

（2）了解患者心理活动，缓解其紧张和恐惧心理。

（3）了解患者基本情况、疾病情况及特殊问题等，做好器械、物品、药品及人员安排等准备。

（4）进行术前宣教，取得患者的知情同意。

（5）激励护士对护理工作的研究、思考和探索，提高护士专业水平和独自处理、解决问题的能力。

（二）评估方法

手术室护士在接到手术通知单后，应填写手术患者术前访视单的各项栏目，并带到病房，按照访视单的内容逐项进行访视（表11-1所示为术前访视单）。访视者为配合手术的巡回护士，访视前先与病房联系，取得配合，得到允许后可进行访视，访视时间一般为手术前一天下午。

表 11-1 手术患者术前、术后访视单

尊敬的病友：
您好！
明天您就要进入手术室治疗，手术室护士将为您提供良好的服务，为了您能更好地配合手术，请您做好以下准备。
1. 做好个人卫生，如皮肤、头发的清洁，请不要化妆。
2. 换上穿脱方便、洁净的病号服；手表、手机、饰品、假牙、钱包等贵重物品请交由家属妥善保管，勿带入手术室。
3. 术前禁食 8~12 小时，禁饮 4~6 小时，以防术中或术后胃内容物反流、呕吐、误吸造成肺部感染或窒息。
4. 手术的前晚请按时就寝，保证充足的睡眠。手术当日的早晨 7:30 以后，手术室工作人员会将您接入手术室。
请您放下思想包袱，树立战胜疾病的信心，我们将以高度的责任心及同情心伴您度过手术期。祝您手术顺利，早日康复，同时也请您对手术室及工作提出宝贵的意见。

一般资料：
科室 _____ 床号 _____ 姓名 _____ 性别 _____ 年龄 _____ 住院号 _____
术前诊断 _____ 手术名称 _____ 手术方式 _____
麻醉方式 _____ 过敏史：有 无
血型：A B AB O 乙肝两对半等阳性结果：有 无

术前访视主要内容：
1. 自我介绍；
2. 介绍手术方式和麻醉方式及体位；
3. 告知患者手术前禁食、禁水的时间；
4. 告知患者手术前晚清洁术区皮肤，保持良好睡眠；
5. 告知患者手术前穿病号服，去掉假牙、饰品、手表、眼镜，头发扎好，不准化妆；
6. 讲解进入手术室后的注意事项，心理疏导，消除紧张情绪。
访问护士签名 _____ 患者/家属签名 _____ 日期： 年 月 日

术后回访内容：
1. 伤口愈合： Ⅰ Ⅱ Ⅲ
2. 疼痛： 有 无
3. 精神状况：良好 一般 差
4. 体温： 高 较高 正常

对手术室护理工作的意见或建议：
回访护士签名 _____ 患者/家属签名 _____ 日期： 年 月 日

（三）评估的内容

1. 收集资料

手术室护士需通过查阅病历，核对术前知情同意书和手术医嘱，核对相关诊断报告和影像学资料，仔细查阅手术患者的一般生命体征、诊断、拟定手术名称、麻醉方式、现病史、既往史、家族史、手术史、过敏史、特殊化验指标（乙肝、丙肝、梅毒、艾滋病等）、与输血相关的表单是否齐全等。

2.探访患者

探访患者时首先要自我介绍、问候患者，说明访视的目的。与病房护士进行交流，了解手术患者的一般情况后与手术患者进行身份核对，包括开放式询问手术患者姓名、年龄等基本信息；询问手术患者手术部位和手术方式，与病历核对；核对身份识别腕带；核对手术标识。

（1）向患者介绍进入手术室前的要求（如术前禁食、禁水时间、去掉首饰、假牙、隐形眼镜；勿将现金、手表等贵重物品带入手术室；着医院配备的清洁病号服）。

（2）向患者说明从进入手术室到离开手术室的大体过程，其中包括入室时间、手术大致所需时间、手术及麻醉的体位和可能出现的不适、术后可能留置的管道及作用、术后可能在麻醉复苏室或 ICU 暂时留观的目的等。

（3）询问患者有无特殊需求，了解患者的心理状况，是否存在不安和担心，并根据具体问题给予正确的护理。

（4）向患者宣传疾病有关知识，介绍同种疾病患者手术的效果，尽量多用鼓励性、安慰性的语言，使患者树立康复的信心；同时还要说明术前准备的必要性，为术后减少感染和并发症等做好宣传工作。

（5）按术前访视单的各项条目逐一询问患者，并正确填写。

3.访视结束

回到手术室后，巡回护士应根据术前访视患者所获得的资料，与本次的器械护士和护理小组共同讨论，确定手术患者的护理重点和目标，制订护理计划及要实施的护理措施。

4.注意事项

（1）访视时间要适宜，应避开治疗和进食时间，会面时间一般为 10~15min，不宜过长，以免引起患者的紧张感和疲劳感。

（2）与患者交谈时，应正视患者，采用通俗易懂的日常用语，尽量少用医学术语，避免强制、教育的态度。

（3）对不清楚的事情，不要含糊地回答患者，避免说引起患者不安的话语，以免患者对医护人员产生不信任感，加重其心理负担。

（4）注意讲话的方式、态度，语言的使用，涉及手术内容的范围等。

二、术前宣教

（一）手术前准备须知

（1）手术前一日患者需配合医生、护士做好手术区皮肤的清洁、手术部位的标记等工作；注意切勿私自标记或涂抹标记；在病情允许的情况下进行沐浴、洗头。

（2）手术前一日负责麻醉的医生会进行麻醉会诊，并签署相关文书，手术室护士也会根据病情进行术前访视，患者及家属（被授权人）尽量不要外出或将去向告知病房护士。

（3）如患者在术前服用自备药物，必须告知手术医生、麻醉医生或病房护士，以明确手术当天是否需要停药。

（4）手术当日早晨，患者应在病房护士的指导下取下首饰、眼镜、手表、活动性假牙，实在无法取下的，需告知主管护士。换上清洁的病号服，勿穿内衣裤，勿化妆，头发长的患者请用皮筋束起，勿用金属发夹。

（5）如果是接台手术，患者在病房等待手术时感到饥饿，可告知主管护士酌情补充能量。

（6）当病房护士通知去手术室时，先在病房排空小便。

（二）入手术室等待时的配合方法

（1）手术室去向流程：病房→患者接待室→手术间→麻醉复苏室→病房。

（2）基于手术安全的考虑，当患者进入手术室之后，会有多个医护人员反复询问一些相同的问题，如姓名、手术部位、手术方式、禁食、禁饮、药物过敏史等，患者应配合做好手术核对工作。

（3）由于手术需要，患者应在接待室配合做好各种术前准备，如进行动静脉穿刺置管。如果患者已有静脉留置针或静脉穿刺的部位因手术原因而需要特殊保护的，务必及时告知接待室的手术室护士。

（4）出于安全的需要，患者应在接待室听从工作人员安排，不要随处走动。若有特殊需求，如上厕所、见家属等，要告知手术室工作人员。如果有头晕、心慌、出冷汗等不适感，应即刻告知接待室的工作人员，以便得到相应的处理。

（5）若术中手术医生需要找家属谈话，会在电子屏幕上显示，并有喇叭呼叫，家属（被授权人）务必在家属等待区等候，并保持通信通畅。

（三）手术中使用特殊物品的配合方法

（1）患者入手术室移至手术床后，出于安全需要，手术室护士会为患者进行适当的约束（在膝盖处固定一条约束带），同时也会套上棉脚套，盖上棉背心和棉被等。

（2）手术开始前，麻醉医生会为患者贴上心电监护的电极片，在手臂上绑上测量血压用的袖带，这些都是为了在手术中监测患者生命体征，以便及时调整补液和用药，患者无须紧张。

（3）电刀是现代手术中常用的一种仪器，可用来切割组织和止血，在使用前需要在肌肉丰厚的地方贴一块负极板，一般在小腿上，就如贴心电极片一样，贴的时候有点凉。

（4）止血仪是在四肢手术中常用的仪器，可减少术中的出血。其形状和血压计相似，通常绑在肢体近端，通过充气产生一定压力来达到止血的目的。止血仪在使用时可能会有些酸胀感，但通常可以忍受，如果感到非常不适，请及时告诉医护人员。

第二节 手术护理

手术室器械护士、巡回护士应根据手术方式将手术物品准备齐全，在手术过程中尽量避免出入手术室，保证护理质量。手术患者进入手术室期间，手术室护士应热情接待，按手术安排表仔细核查患者信息，确保手术准确无误。同时做好手术患者的保温护理，防止在手术过程中受凉感冒，影响术后康复。

一、患者的接送

（一）转运者及转运车要求

（1）手术当日手术室工作人员需前往病房接送手术患者，外出时必须严格要求穿外出衣、换外出鞋。

（2）检查推车性能完好，保持棉被清洁、整齐、无破损。

（二）交接内容

1. 三方核对

手术室巡回护士、病区护士及患者需三方核对患者并签名。核对内容如下。

（1）根据病历内的手术知情同意书和身份识别腕带核对手术患者姓名、床号、住院号、拟手术名称、药物过敏史和血型。

（2）检查手术标识是否准确无误。

（3）确认禁食情况，确认肠道准备等术前准备工作均已完成。

（4）检查手术患者衣着是否穿戴正确，是否已取下义齿、饰物等。

（5）评估手术患者神志、皮肤、导管情况。

（6）核对带入手术室的药物、影像学资料、腹带等特殊物品。

接送患者交接核对无误后，病区护士与巡回护士一同填写手术患者接送交接单并签名（表11-2）。

2. 患者交接

病房护士对手术患者的术前准备工作与手术室护士进行交班，协助手术患者移至平车并送至手术专用电梯。

3. 患者保护

转运途中应注意保证手术患者安全，推车者需站于手术患者头部，注意保暖及危重患者接送中的监护等。

表 11-2　手术患者接送交接单

患者姓名 _____　性别 _____　病区 / 床号 _____　住院号 _____　诊断 _____

病房护士 / 手术室护士核对内容	
患者核对内容	带入物品
□姓名　□性别　□年龄　□病室　□床号　□住院号 □诊断　□手术时间　□手术名称　□手术部位	□病历
□检查患者皮肤准备情况 □术前用清洁剂和温水彻底进行皮肤清洁（包括脐部） □皮肤完整　□破损部位 / 面积	□术前用药 □特殊用药
□更衣　□戴手术帽　□腕带 下列物品是否除去： □内衣裤　□假牙　□眼镜　□金属物品　□首饰	X 片（　）张、CT（　）张、 MRI（　）张
□术前医嘱执行情况　□禁食（　）小时 □药物过敏试验　□备血　□术前四项化验单	
静脉通路部位：□上肢　□下肢　□颈内外　□股静脉	
其他：	
病房护士签名 / 日期时间	
手术室护士签名 / 日期时间	

手术室 / 复苏室护士核对内容	复苏室 / 病房护士核对内容
□核对患者身份正确	□核对患者身份正确
未用完的药：□有　□无　药名：	未用完的药：□有　□无　药名：
未用完的血制品：□有　□无 剩余量：红细胞（　）u　血浆（　）ml	未用完的血制品：□有　□无 剩余量：红细胞（　）u　血浆（　）ml
术中用药有无过敏：□有　□无 术中输血有无过敏：□有　□无	复苏室用药有无过敏：□有　□无 复苏室输血有无过敏：□有　□无
□皮肤完整　□破损	□皮肤完整　□破损
手术带回： CT（　）张、MRI（　）张、X 片（　）张	复苏室带回： CT（　）张、MRI（　）张、X 片（　）张
止痛泵：□硬膜外　□静脉	止痛泵：□硬膜外　□静脉
静脉通路部位： □上肢　□下肢　□颈内外　□股静脉	静脉通路部位： □上肢　□下肢　□颈内外　□股静脉
其他：	其他：
手术室护士签名 / 日期时间	复苏室护士签名 / 日期时间
复苏室护士签名 / 日期时间	病房护士签名 / 日期时间

注：在□内打钩以示执行或所在部位。

二、患者的核对

（一）身份核对

手术前应至少同时使用两种方法核对患者信息：即腕带法和反问式核对法。应确保手术通知单信息、手术病历信息与患者本人腕带信息完全吻合，不得采用条码扫描等信息识别技术作为唯一识别方法。对于可能服用镇静剂、听力障碍、身份无法确认的昏迷手术患者，可以通过对其身份识别腕带上的姓名、住院号进行身份核对；对意识障碍、语音障碍、精神病患者、婴幼儿等特殊患者，应有身份识别标识（如腕带、指纹识别等），同时由患者家属或陪同人员参与身份确认。

1. 腕带法

手术室护士需核查患者腕带标记，手术患者必须配有带身份识别的腕带标记（图 11-1），送入手术室前需确认其是否系在手腕上。患者腕带上应提供患者的个人资料包括：科室、床号、姓名、住院号、手术名称、手术部位等。

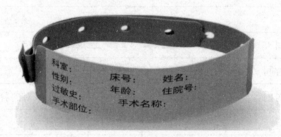

图 11-1　手术患者腕带标记

2. 反问式核对法

确认手术患者身份时，应以主动沟通的方式进行，要求手术患者亲自参与，如询问患者"您好，请问您贵姓？"由手术患者自己说出自己的姓名，手术室护士应根据其叙述的情况与腕带标记资料判断是否符合。

（二）手术部位标记

为保证手术患者、手术部位、手术方式的正确，确保手术患者安全，防止手术过程中患者及手术部位出现识别错误，手术前应由实施手术的医生在病房用记号笔标记患者的手术部位，标记时应在患者清醒和知晓（或患者家属知晓）的情况下进行，标记规范应根据手术部位识别制度与操作流程要求实施。尤其对涉及有双侧（如有左右侧之分的肢体、器官、部位等）、多重结构（手指、脚趾）的手术，必须对手术侧或手术部位做体表标识。

三、患者的手术护理

（一）患者进入手术室

1. 继续心理支持

当患者接入手术室后，巡回护士（最好是进行术前评估的巡回护士）要热情接待，若术前评估的护士未能担任该患者的巡回或器械护士时，要将当天的巡回护士介绍给患者，并将该患者情况向巡回护士交代清楚，尽量减少患者进入手术室后的陌生感和无助感。

2. 提供舒适护理

护士应尽可能使患者在手术台上感到舒适，如给患者一个枕头，直到麻醉医生认为应撤去为止；可解开患者的衣领以利于呼吸；为患者加盖棉毯注意保暖等。术前用药常包括抗分泌药物，如阿托品，以减少唾液及支气管分泌物，但常使患者感到口渴不适，护士可用湿棉签湿润患者口唇，这有助于缓解不适。此外，还需要保持手术室适宜的温度，避免室温过低和过高。用简单易懂的话告诉患者准备工作情况，什么时候开始静脉注射等。在护理操作中，要语言和蔼、表情亲切、技能熟练，给患者以信任感和安全感；保护患者身体安全，避免身体不必要的暴露等。

（二）麻醉配合

1. 认真四方核对

患者在麻醉前，需由手术医生、麻醉医生、手术室护士、患者四方共同核对并签名。需采用两种以上的方式对手术患者信息进行核对，确保手术患者与手术部位正确。核对内容包括以下几点。

（1）身份核对，如姓名、住院号、身份证号、家庭住址等，注意手术间号和床号不能用作确认手术患者身份的信息来源。

（2）手术部位标识，检查手术部位标识和手术名称，是否经腔道手术等。对于可能服用镇静剂、听力障碍、身份无法确认的昏迷手术患者，可以通过其身份识别腕带上的姓名、住院号进行身份核对。

2. 术中麻醉配合

（1）全麻的配合：患者平卧于手术床上→建立静脉通路→协助麻醉医生给药→协助气管插管。

（2）椎管内麻醉的配合：建立静脉通路→安置麻醉体位→协助铺置麻醉台→协助抽药→固定硬膜外导管。

（3）局麻的配合：协助局麻药配置→做好用药后的病情观察。

（三）做好手术中护理

1. 安置手术体位

手术体位的安置要根据手术方式和切口部位进行选择，不仅要以最佳的手术体位暴露以便于医生手术，还要保证患者在充分支撑和固定后，在手术全过程尽可能舒适和安全。

手术室护士必须熟悉手术台的机械原理、使用方法和正确体位摆放原则。注意防止患者坠床、组织受压，约束带固定松紧适宜；正确使用压力垫减少对骨隆突出部位、血管和神经的压迫；还应检查所有的管道确保畅通；定时观察肢体温度和皮肤颜色，是否有温度降低、皮肤苍白、发绀等现象。

2. 正确清点手术物品

护士应做好手术中护理记录，以防异物存留体腔内。

3. 避免意外损伤

护士应随时警惕任何突发事件，尤其在紧急情况下，若事先有所准备，在处理时就能发挥最大的作用。

（1）各种操作都应做到正确无误，如正确使用电刀及电极板，防止不必要的意外损伤。

（2）正确使用冰袋和热水袋，注意观察及护理，做好交班及记录。

（3）使用抗生素要注意皮试结果。

（4）器官、组织切除要详细核对无误。

（5）严密观察患者在术中的反应和生命体征，注意出血量、尿量、体液出入量等，要有详细记录。巡回护士和麻醉医生应共同查对血型以便输血。

（四）手术室环境管理

1. 非全麻手术患者

非全麻手术中，整个手术过程中患者的意识是清醒的，对周围环境非常敏感，可听到金属器械的撞击声、电刀切割时的"嗞嗞"声、凿骨声等，甚至特别留意工作人员的谈话内容，因此，术中的护理工作显得更为重要。根据这些情况，巡回护士应控制手术室的环境，做到说话轻、走路轻、开关门轻、拿放物品轻和操作轻。当术中出现脏器牵拉、振动等感觉时，尽量在发生前告诉患者，并予以一定的解释，使患者有心理准备。

2. 全麻手术患者

诱导期应协助患者放松并守护床旁。由于个体差异较大，有些全麻手术患者术中意识间断存在，听觉比其他感觉消失慢。因此，无论何种麻醉，均须注意保持手术室肃静。

（五）手术后患者的护理

1. 重视途中的安全

（1）要对全麻和意识不清的患者上约束带，保证静脉通道的通畅。

（2）注意危重患者的监护和病情观察。

（3）搬运患者时动作要协调一致和平稳，注意保护伤口及引流管，防止牵拉脱出。

2. 二方核对

送患者回病房时应由麻醉医生（局部麻醉由手术室护士）、病区护士双方共同核对患者并签名，核对的内容有：患者去向、意识状态、皮肤完整性、手术名称、术后留置管道、术后药品、物品、麻醉方式、患者手术中的病情，手术情况、用药、输液输血量、患者体温情况等。

3. 术后手术室的处理

（1）手术物品的整理与补充。

（2）手术室环境的整理。

（3）手术室的消毒。

（4）特殊感染物品、环境的处理。

四、手术物品的清点与记录

（一）手术物品清点时机

1. 第一次清点

第一次清点即手术开始前，无菌器械台整理后由器械护士与巡回护士对台上所有用物进行面对面、一对一唱点，巡回护士边记录边复述，有错时要及时指出并再次唱点，原则上对所有用物，尤其对纱布垫、纱布、棉片、缝针、棉球、电刀笔、吸引头、刀片等小件物品必须唱点两遍。唱点、记录双方确认用物名称、数目无误后方可使用台上用物，如有疑问时应及时当面纠正核实，杜绝错误记录的发生。

2. 第二次清点

第二次清点即关闭体腔前，器械护士与巡回护士需对手术台上所有器械、敷料至少清点两遍，并在清点单上写明清点数目，清点无误后手术医师方可关闭体腔，器械护士对手术台上物品数目及去向应做到心中有数。

3. 第三次清点

第三次清点即关闭体腔后，器械护士与巡回护士需对术前及术中添加的器械物品至少清点两遍，并在清点单上写明清点数目。

4. 第四次清点

第四次清点即缝合皮肤后，器械护士与巡回护士需清点手术使用的所有器械、敷料数目，并在清点单上写明清点数目，以防异物存留体腔内。

5. 增加清点次数时机

如术中需交接班、手术切口涉及两个及以上部位或腔隙，在关闭每个部位或腔隙时均应清点。例如，关闭膈肌、子宫、心包、后腹膜等。

（二）不同类型手术需清点的物品

（1）体腔或深部组织手术应清点手术台上所有物品。例如，手术器械、缝针、手术敷料及杂项物品等。

（2）浅表组织手术应包括但不仅限于手术敷料、缝针、刀片、针头等杂项物品。

（3）经尿道、阴道、鼻腔等腔道的内镜手术应包括但不仅限于敷料、缝针，并检查器械的完整性。

（三）手术物品清点原则

1. 双人逐项清点原则

清点手术物品时器械护士与巡回护士应遵循一定的规律，共同按顺序逐项清点。没有器械护士时由巡回护士与手术医生负责清点。

2. 同步唱点原则

器械护士与巡回护士应同时清晰地说出清点物品的名称、数目及完整性。

3. 逐项即刻记录原则

每清点一项物品，巡回护士应即刻将物品的名称和数目准确记录于手术物品清点记录单上。

4. 原位清点原则

第一次清点及术中追加需清点的无菌物品时，器械护士及巡回护士应做到即刻清点，无误后方可使用。

（四）手术敷料清点

（1）手术切口内应使用带显影标记的敷料。

（2）清点纱布、纱条、纱垫时应展开，并检查完整性及显影标记。

（3）手术中所使用的敷料应保留其原始规格，不得切割或做其他任何改型。遇特殊情况必须剪开时，应及时准确记录。

（4）在体腔或深部组织手术中使用有带子的敷料时，带子应暴露在切口外面。

（5）当切口内需要填充治疗性敷料并带离手术室时，主刀医生、器械护士、巡回护士应共同确认置入敷料的名称和数目，并记录在病历中。

（五）清点意外情况的处理

（1）物品数目及完整性清点有误时，应立即告知手术医生共同寻找缺失的部分或物品，必要时根据物品的性质采取相应辅助手段查找，确保物品不遗留于患者体内。

（2）若找到缺失的部分和物品时，器械护士与巡回护士应确认其完整性，并放于指定位置，妥善保存，以备清点时核查。

（3）如采取各种手段仍未找到，应立即报告主刀医生及护士长，通过X线辅助确认物品不在患者体内，需主刀医生、巡回护士和器械护士签字、存档，按清点意外处理流程报告，填写清点意外报告表，并向上级领导汇报。

（六）正确填写手术护理记录单

1. 手术护理记录单

手术护理记录单（表 11-3 和表 11-4）需由巡回护士逐项客观记录手术全过程的护理情况，器械护士和巡回护士均应在手术护理记录单上签名，记入病历，手术护理记录单可作为法律依据。

2. 术中护理记录内容

（1）手术物品清点登记。

（2）出血量、输血量、输液量、尿量。

（3）术中特殊用药及用量。

（4）术中置入物，包括假体、晶体、瓣膜、关节及胃管、尿管、引流管、造瘘管等。

（5）电刀负极板放置的位置，皮肤有无压伤、烫伤等意外情况。

（6）使用头托的体位，双侧颧骨处皮肤受压情况；侧卧位时髂部皮肤受压情况等。

（七）注意事项

1. 手术前

（1）巡回护士需检查手术间环境，不得遗留上一台手术患者的任何物品。

（2）原则上器械护士应提前 15～30min 洗手，保证有充足的时间进行台上物品的整理、检查和清点。在手术的全过程中，应始终知晓各项物品的数目、位置及使用情况。

（3）物品清点时，器械护士与巡回护士须双人查对手术物品的数目及完整性，由巡回护士进行记录并复述，器械护士确认。

（4）器械台上物品摆放的位置应规范，保持器械台的整洁有序。

2. 手术中

（1）应减少交接环节，手术进行期间若患者病情不稳定、抢救或手术处于紧急时刻物品交接不清时，不得交接班。

（2）严禁器械或敷料等物品用作他用，术中送冰冻切片、病理标本时，严禁用纱布等包裹标本。

（3）手术物品未经巡回护士允许，任何人都不得拿进或拿出手术室。

（4）医生不应自行拿取台上用物，暂不用的物品应及时交还器械护士，不得乱丢或堆在手术区。

（5）器械护士应及时收回暂时不用的器械，监督手术者及时将钢丝、克氏针等残端、剪出的引流管碎片等物品归还，丢弃时应与巡回护士确认。

（6）手术台上的人员发现物品从手术区域掉落或被污染时，应立刻告知巡回护士妥善处理。

（7）关闭患者体腔前、后，手术医生应配合器械护士进行物品清点，确认清点无误后方可关闭体腔。

表 11-3 手术护理记录单

病区 _____   床号 _____   住院号 _____

姓名 _____ 性别：□男 □女　年龄 ____ 岁　体重 ____ kg　手术间 ____ 手术类别：□择期 □急诊
术前诊断 _____　　　手术名称 _____
手术日期 ____ 年 ____ 月 ____ 日 麻醉方式 _____
主刀医生 _____
手术开始时间 _____　手术结束时间 _____　手术器械物品灭菌是否达标：□是 □否
患者出室时间 _____　去向：□麻醉恢复室　　□重症医学科　□病房

					器械物品查对登记				

物品名称	器械物品数目				物品名称	器械物品数目			
	术前	关体腔前	关体腔后	缝合皮肤后		术前	关体腔前	关体腔后	缝合皮肤后
布巾钳					缝针				
卵圆钳					刀片				
持针器					大纱布垫				
直血管钳					小纱布垫				
弯血管钳					纱布				
蚊式钳					棉片				
组织钳					电刀头				
鼠齿钳					血管夹				
刀柄					穿刺针				
镊子					纱布剥离球				
剪刀					钻头				
拉钩					针头				
吸引器头					阻断管				
长血管钳					阻断带				
压肠板					头皮夹				
器械护士签名					备注				
巡回护士签名									

表 11-4 手术护理记录单（反面）

<table>
<tr><td rowspan="5">术前访视</td><td>术前意识</td><td>□清醒 □嗜睡 □意识模糊 □昏睡 □浅昏迷 □深昏迷</td></tr>
<tr><td>药物过敏史</td><td>□无 □有</td></tr>
<tr><td>感染性疾病情况</td><td>□是 □否 处理：□常规 □标准预防
HBsAg：□阴性 □阳性 抗 HCV：□阴性 □阳性 抗 HIV：□阴性 □阳性
□结核 □梅毒 □其他：</td></tr>
<tr><td>皮肤情况</td><td>手术前：疖肿：□有 □无 破溃：□有 □无 部位：</td></tr>
<tr><td>健康教育</td><td>□是 □否 心理状况：□平静 □焦虑 □恐惧 访视者签名：</td></tr>
<tr><td rowspan="9">术中护理</td><td>患者信息查对
手术部位核对</td><td>麻醉前核对确认、无误→时间：____ ；手术开始前核对确认、无误→时间：____
巡回护士：____ 麻醉医生：____ 手术医生：____</td></tr>
<tr><td>静脉穿刺</td><td>种类：□留置针 □头皮针 □深静脉置管 部位：____</td></tr>
<tr><td>留置尿管</td><td>□病房带来 □手术室 □无 ┃ 留置胃管 ┃ □病房带来 □手术室 □无</td></tr>
<tr><td>手术体位</td><td>□平卧位 □侧卧位（左侧/右侧） □俯卧位 □截石位 □其他：
受压部位术中按摩：□无 □有</td></tr>
<tr><td>止血带</td><td>□驱血橡胶带 □气压止血仪 □无 部位：____ 压力：____mmHg
充气时间：____ 充气时间：____ 充气时间：____
放松时间：____ 放松时间：____ 放松时间：____</td></tr>
<tr><td>置入物</td><td>□有 □无 详细说明：</td></tr>
<tr><td rowspan="2">使用电刀
□是 □否</td><td>负极板放置位置：□大腿（左侧/右侧） □小腿（左侧/右侧） □上臂（左侧/右侧）□前臂（左侧/右侧） □臀部（左侧/右侧） □背部（左侧/右侧）
□其他：</td></tr>
<tr><td>术前负极板部位皮肤：□完好 □损伤 术后负极板部位皮肤：□完好 □损伤</td></tr>
<tr><td>输入血液制品</td><td>□有 □无 输血反应：□有 □无
全血 ____ ml 红细胞悬液 ____ U 血浆 ____ ml
血小板 ____ 个治疗量 其他 ____ 巡回护士：</td></tr>
<tr><td rowspan="6">术后交接</td><td>术中出入液量</td><td>术中输入总液量 ____ ml 手术出血量 ____ ml 术中尿量 ____ ml</td></tr>
<tr><td>标本送检</td><td>□有 □无 □常规病理检查 □冰冻切片 □细菌培养 □其他：</td></tr>
<tr><td>切口以外皮肤状况</td><td>□同术前 □有变化 部位：____ 特征：____ 面积：____ cm^2</td></tr>
<tr><td>静脉通道</td><td>□通畅 □带回液体 ____ ml □带回血液 ____ ml</td></tr>
<tr><td>引流管放置情况</td><td>□有 □腹腔管 □T 型管 □尿管
□无 □胸腔管 □脑室引流管 □其他 总数：____ 根</td></tr>
<tr><td>物品交接</td><td>□病历 □患者服 □X 光片 □血液 □其他：</td></tr>
<tr><td>签名</td><td>手术室护士：</td><td>病房护士：</td></tr>
</table>

（8）每台手术结束后应将清点物品清理出手术室，并更换垃圾袋。

（9）若术前怀疑或术中发现患者体内有手术遗留异物，取出的物品应由主刀医生、器械护士和巡回护士共同清点，详细记录，按医院规定上报。

五、患者的心理护理

手术患者既要面临生命的威胁，又要遭受躯体疼痛或伤残，心理正处于高度应激状态。此时，如果进行良好的心理护理能够有效缓和其紧张情绪，有助于转危为安。否则，如果在患者心理上高度紧张之时，再加上手术时的种种刺激，可能会加重病情，甚至造成严重后果。

（一）手术患者存在的主要心理问题

1. 紧张和焦虑

紧张和焦虑是患者手术前最主要的情绪变化。产生紧张和焦虑的原因有：对手术不了解或期望值过高；对手术室特殊环境的恐惧心理；对医护人员的信任不足等。过度的紧张和焦虑可使患者降低对手术的耐受力。

2. 疼痛

大多数患者，特别是年龄较小和女性患者，都希望术中多用些麻醉药可以减轻术中、术后疼痛，消除恐惧心理。

3. 忧郁

患者产生忧郁情绪的原因很多，如女性患者因身体器官的缺失怕影响性生活，担心以后的自身形象、生活能力受到影响。部分患者担心经济问题，因病致贫、人财两空，该类患者主要表现为忧愁、多虑，情绪极不稳定。

（二）护理措施

1. 与患者建立良好的关系

手术室护士应尊重患者，了解患者的需要，并尽可能给予满足。术前一天，手术室护士应到病房与患者进行有效交流沟通，了解患者基本情况、用通俗易懂的语言简要介绍手术室环境、麻醉方法、手术过程及需要患者配合的注意点。同时应得到家属的支持和配合，给患者创造良好的环境。合理安排好患者的休息、睡眠、饮食、营养等，良好的环境和舒适的感觉有利于患者的身心健康，使之保持最佳的心理状态。

2. 缓解患者紧张和焦虑情绪

除术前谈话外，当患者进入手术室后，护士要亲切，并热情接待，解答患者的疑问，解释说明手术的必要性和可靠性，告诉患者一般情况下手术是在充分麻醉、安全、无痛的情况下进行的，可能一觉醒来，手术就结束了。术中器械操作要轻，尽量不发出声响；污染或带血迹的敷料要摆放有序，尽量不让患者看见；无影灯不要直射患者面部；医护人员的言行要严谨有礼，术中术后不谈与手术无关且易引起患者猜忌的话题；术中巡回护士应密切观察患者反应，做到安慰和细心相结合，尊重、理解、体谅患者，尽量避免不良情绪的产生；不要过早暴露患者的阴部、乳房、臀部等隐私部位，尊重其自尊心，减轻羞涩心理。

3. 帮助患者缓解疼痛

术后的疼痛不仅与手术部位、切口方式和镇静剂应用恰当与否有关，而且与每个个体的疼痛阈值、耐受能力和对疼痛的经验有关。患者如果注意力过度集中、情绪过度紧张，就会加剧疼痛；意志力薄弱、烦躁和疲倦等也会加剧疼痛；从环境方面来说，噪声、强光等均会加剧疼痛。因此，医护人员应该多理解患者的心情，从每个具体环节来减轻患者的疼痛。比如，术后6小时内给予药物止痛，可以大大减轻术后全过程的疼痛，若等到患者体验到剧烈疼痛后再给镇痛药，就会加剧以后的疼痛。又比如，安慰剂、暗示可以减轻疼痛，听喜欢的音乐也能减轻疼痛。

4. 帮助患者克服抑郁反应

术后患者平静下来之后，可能出现抑郁反应，主要表现是不愿说话、不愿活动、食欲不振及睡眠不佳等。患者的这种心理状态如不及时地排解，必将影响患者及时下床活动，而不尽早下床活动又会影响患者的心、肺、消化等功能，容易产生营养不良、静脉血栓或继发感染等。因此要努力帮助患者解决抑郁情绪，准确地分析患者的性格、气质和心理特点，要注意他们不多的言语含义，主动关心和体贴他们。对于患者的某些生活不便处要细致照顾，如喂饭、协助下床、上厕所等。总之，使患者意识到既然已顺利度过手术关，就要争取早日恢复健康。

5. 鼓励患者积极对待人生

患者手术后大都要经过较长一段时间的恢复过程。如果手术预后良好，即使再痛苦也有补偿的希望。若手术后效果不好或预后不良（如恶性肿瘤已经转移），则还将挣扎在死亡线上。患者在极度癌苦时，经不起任何外来的精神刺激，所以对预后不良的患者，不宜直接把真实情况告诉他们。有一部分患者在手术后会带来部分机体生理功能的破坏（如胃切除、子宫切除）或残缺（如截肢），造成躯体缺陷的患者必然产生缺陷心理。尤其是人生中的突然致残，会给患者心理上带来巨大的创伤，因此，医护人员需具体分析每个患者的心理状态，并给予同情、支持和鼓励，让他们勇敢地面对现实、接纳现实，以便有针对性地做好心理护理。

六、患者的保温护理

患者在麻醉与手术过程中常有体温失调的情况发生，据统计，60%～90%的手术患者由于身体暴露、开胸腹、失血及输液等原因，导致丢失大量热量而发生术中低体温，进而导致其治疗效果大幅下降，并增加了手术中出现不良反应的概率。因此，有效维持患者体温，避免术中出现体温过低的症状，已成为医护人员关心与关注的重点问题。

（一）导致低体温的原因

1.麻醉药物导致的体温调节障碍

麻醉药会抑制血管收缩，抑制机体对温度改变的调节反应，患者只能通过自主防御反应调节温度的变化，核心体温变动范围约在4℃以内。

2.手术操作导致的固有热量流失

长时间手术，使患者体腔与冷环境的接触时间延长，机体辐射散热增加。

3.低温环境

手术室的环境温度过低也会导致患者低体温。

4.输注液体温度过低

静脉输注的液体、血制品温度过低，会导致患者低体温。

5.术中冲洗液温度过低

手术中使用未加温的冲洗液，会导致患者低体温。

6.易发生低体温的高危人群

新生儿、婴儿患者，严重创伤、大面积烧伤患者及虚弱、老年患者等，都容易导致低体温。

7.其他

术前禁饮禁食、皮肤消毒、患者紧张等因素也可能导致患者低体温。

（二）低体温对机体的影响

1.手术部位感染风险

低体温会降低机体免疫功能，引起外周血管收缩致血流量减少，从而增加外科手术部位感染的风险，导致住院时间延长。

2.心血管系统并发症

低体温可能导致心血管系统并发症，如室性心律失常、房室传导阻滞、血压下降，严重时可引起室颤、心搏骤停等。

3.提升创伤患者死亡率

据统计，低体温与创伤患者死亡发生率的升高相关。

4.凝血功能

低体温会使患者机体循环血流减慢，血小板数量和功能减弱，凝血物质的活性降低，抑制凝血功能，增加手术出血量。

5.改变药物代谢周期

低体温会增加肌肉松弛药的作用时间，延长患者麻醉后的苏醒时间。

6. 寒战

低体温会导致患者寒战，耗氧量增加。

7. 中枢神经系统

低体温会降低患者中枢神经系统的氧耗和氧需，减少脑血流量，降低颅内压。核心温度在 33℃ 以上不影响脑功能，但若降至 28℃ 以下则会导致意识丧失。

8. 内分泌系统

低体温会抑制胰岛素分泌，使得甲状腺素和促甲状腺素分泌增加，肾上腺素、多巴胺等儿茶酚胺水平随低温而增加，麻醉中易发生高血糖。

9. 其他

低体温可使肾的血流量下降，pH 值升高及呼吸减慢等。

（三）预防措施

1. 设定适宜的环境温度

手术室温度应维持在 21～25℃，根据手术不同时段及时调节温度。

2. 保暖

手术时注意患者的覆盖，尽可能减少患者皮肤暴露；使用加温设备，可采用充气式加温仪等加温设备。

3. 液体加温

用于患者静脉输注及体腔冲洗的液体宜给予加温至 37℃。

4. 高危患者

婴儿、新生儿、严重创伤、大面积烧伤患者等高危患者，除采取上述保温措施外，还需要额外的预防措施防止计划外低体温，如可在手术开始前适当调高室温，设定个性化的室温等。

（四）注意事项

（1）手术时应采用综合保温措施。

（2）在使用加温冲洗液前需再次确认温度。

（3）应使用安全的加温设备，并按照生产商的书面说明书进行操作，尽量减少对患者造成可能的损伤。

（4）装有加温后液体的静脉输液袋或灌洗瓶不应用于患者皮肤取暖。

（5）使用加温毯时，软管末端空气温度极高，容易造成患者热损伤。不能在没有加温毯的情况下直接加温或使用中软管与加温毯分离。

（6）加温后的静脉输液袋或灌洗瓶的保存时间应遵循静脉输液原则及产品使用说明。

（7）使用电外科设备需要粘贴负极板时，应注意观察负极板的局部温度，防止负极板局部过热导致的性状改变对患者皮肤造成影响。

（8）使用加温设备需做好病情观察及交接班工作。

（9）掌握预防低体温及加温设备使用的相关知识。

第三节 术后回访

术后回访是指术后 2～3 日由配合该手术的巡回护士对手术患者进行随访。访视者进入病房应先问候患者，说明回访目的，通过查阅病历、直接观察患者、与患者交谈等活动，了解患者术后的恢复情况，并对患者进行手术后康复指导。通过术后随访，可帮助患者平稳安全地度过围手术期，有效提升和改进护理质量。

一、术后回访内容

1. 了解术后情况

术后回访需了解患者切口愈合的效果，切口部位及敷料包扎情况，有无伤口疼痛、恶心呕吐、腹胀、恶逆、尿潴留等术后不适；了解引流管是否通畅，引流液的量和性状；观察其局部皮肤是否受损、有无压伤、有无烫伤等，发现异常及时报告处理。

2. 健康教育

术后回访需对患者进行健康教育，具体包括：术后镇痛对肠蠕动的影响，肛门排气后方可进食；留置管道对局部的刺激；植入假肢的注意事项及术后卧床的具体要求等。要鼓励患者早日下床活动，根据患者情况给予健康指导，避免术后并发症的发生。

3. 心理和社会支持

手术后对患者给予心理和社会支持是十分必要的，如询问术后患者和家属对手术的认知和看法，了解患者术后的心理感受，有无紧张、焦虑不安、恐惧、悲观、猜疑等心理反应，做好患者心理疏导工作，进一步评估有无引起术后心理变化的原因。

4. 征求反馈意见

如了解患者及家属对此次手术的满意度，征询患者在手术期间的意见和感受，祝福患者早日康复。

二、术后回访注意事项

（1）回访时应避开治疗时间，一般以 10～15min 为宜，以免影响患者休息。

（2）确定随访患者，根据患者的手术时间作出随访计划，确定随访患者名单。

（3）将患者反馈的问题和意见整理、反馈至科室并持续改进。

（4）对有疑义的患者及时做好解释和沟通工作。

（5）及时填写术后回访记录单。

知识链接

"Time-out"核对程序

Time-out 意为"暂停"，是在即将开始操作/手术前，在操作/手术的地方(手术室、治疗室)，由整个手术团队全体人员参加的手术核对的必要步骤。具体方法为：当主持的医生宣布"Time-out"开始时，手术团队中所有成员应停止自己手头的工作，仔细倾听核对，核对完毕，团队每位成员必须分别口头回答"核对正确"，当主持的医生宣布"Time-out"结束后，方可进行下面的工作。无论手术室工作多么繁忙、环境多么嘈杂，"Time-out"都应执行得清楚、简单和彻底，不能受任何其他事情的干扰，从而澄清事实，避免错误。

"Time-out"核对程序具体包括：麻醉实施前"Time-out"、手术实施前"Time-out"、手术患者离开手术室前实施"Time-out"。

思考与练习

一、单项选择题

1. 手术患者进入手术室以后，巡回护士不需要核对本人的信息是（　　）。

A. 姓名、性别、年龄 　　　　　　　　B. 手术名称

C. 术前用药、术前禁食 　　　　　　　D. 职业、子女情况

E. 手术部位

2. 清醒的手术患者在麻醉之前，需要对其进行四方共同身份核对并签名，这四方不包括（　　）。

A. 患者本人 　　　　　　　　　　　　B. 器械护士

C. 手术医生 　　　　　　　　　　　　D. 麻醉医师

E. 巡回护士

3. 术中护理记录单不包括以下内容（　　）。

A. 患者的职业、家庭收入及子女情况

B. 手术中的出血量、输血量、输液量

C. 术中植入物、术后有否留置各种引流管情况

D. 手术物品清点登记

E. 尿量及血压、脉搏、体温参数

4. 手术物品的清点时机是（　　）。

A. 手术开始前，关闭体腔前、后，以及缝合皮肤后

B. 手术进行中

C. 手术开始前

D. 手术结束后

E. 关闭体腔前、后

5.手术结束后巡回护士应做的工作不包括（　　　）。

    A.手术室环境的整理   B.手术物品的整理及补充

    C.手术室的终末消毒并登记   D.清洗手术器械并打包

    E.护送患者离开手术室

6.确认手术患者身份时，以下选项错误的是（　　　）。

    A.要求手术患者亲自参与   B.手术患者说出自己的真实身份

    C.可通过手腕带上的信息进行核对 D.昏迷患者不用核对

    E.精神病患者由患者家属或陪同人员参与身份确认

7.下列有关手术护理记录单的填写正确的是（　　　）。

    A.手术医生   B.麻醉医生

    C.器械护士   D.巡回护士

    E.手术室工作人员

8.下列有关手术护理记录单的记录内容错误的是（　　　）。

    A.手术物品清点登记   B.术中特殊用药及用量登记

    C.术中植入物登记   D.术中麻醉药物登记

    E.输血量、输液量、尿量

9.手术前一日巡回护士最主要的工作是（　　　）。

    A.手术前用物准备   B.手术室环境准备

    C.术前访视   D.协助麻醉

    E.准备一次性物品

10.洗手护士和巡回护士共同完成的工作是（　　　）。

    A.术中病情观察   B.安置手术体位

    C.清点器械敷料   D.术后清洗器械

    E.传递手术器械

二、简答题

1.接患者入手术室前在病房的"三方核对"为哪三方？患者入手术室后麻醉前的"四方核对"为哪四方？手术完毕护送患者回病房的"二方核对"为哪二方？

2.接手术患者的三方核对主要内容有哪些？

3.简述接患者入手术室后，巡回护士在手术未开始前应做哪些护理工作。

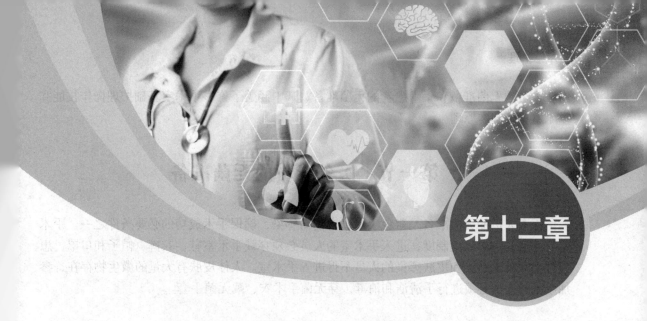

第十二章

手术人员的无菌准备

学习目标

1. 掌握手术人员无菌准备、患者皮肤准备的方法和步骤。
2. 熟悉无菌手术巾的铺置原则和方法。
3. 了解常见手术铺巾的注意事项。
4. 具有较强的无菌意识，认真负责的工作态度，树立良好的职业风尚。

情景导入

今天是小王进入手术室实习的第一天，带教老师带她熟悉了手术室环境后便开始为今天的一台阑尾切除术做准备。带教老师先进行了手臂消毒，然后在穿好手术衣、戴好无菌手套后，开始配合医生铺置好无菌巾。

思考：

1. 手术人员应该如何进行手臂清洁与消毒？
2. 患者应该进行哪些术前准备？
3. 器械护士在铺置无菌手术巾时该注意哪些问题？

规范、严格的手术前准备是成功开展手术的基础与保障，每一名手术室护士都应加强操作训练，提高专科理论知识，以确保手术前无菌准备的质量。手术人员的无菌准备包括医务人员的无菌准备和手术患者的无菌准备。其中涵盖了许多手术室基础护理操作技能和手术室护理基本原理。

第一节　医务人员的无菌准备

手术人员的无菌准备是避免手术患者伤口感染，确保手术成功的必要条件之一。手术室有严格的消毒隔离制度，进入手术室的人员必须穿戴手术室鞋、衣裤、帽子和口罩，患急性上呼吸道感染和皮肤感染的人员不得进入手术室。人体皮肤有大量的微生物存在，参加手术的人员必须进行手清洁和消毒，穿无菌手术衣、戴无菌手套。

一、一般准备

一般应该完成以下准备，方可进入洗手室。

1. 更换鞋

手术人员应先在手术室入口处更换手术室指定的清洁鞋，将个人鞋子放入外用鞋柜内，进入更衣室更衣。

2. 更换洗手衣裤

手术人员进入更衣室后应除去身上的所有饰物，脱去外衣，内衣尽可能换下，衣领衣袖应卷入洗手衣内，不可外露。穿好专用的洗手衣和洗手裤，将上衣扎入裤中，防止衣着宽大影响消毒隔离。

3. 戴手术帽和口罩

手术帽应将头发全部遮盖，口罩必须盖住口鼻，鼻孔不能露出，并夹住鼻梁。胡须剃净，防止头发、发屑落入无菌区内（图 12-1）。

4. 修剪指甲

指甲要剪短，以水平观察指腹不露指甲为度，除去甲缘下积垢。手术人员的手或臂部皮肤无破损及化脓性感染，方可进入洗手室进行手臂的清洁与消毒。

5. 区分洁净区与非洁净区

注意区分洁净区和非洁净区，预防和减少地面的再污染，经除尘后进入洁净区。手术室鞋和衣裤，在手术结束后不可穿到手术室以外区域。

二、手臂的清洁和消毒

外科洗手是指手术前医务人员用肥皂（皂液）和流动水洗手，再用手外科消毒剂清除或杀灭手部暂驻菌和减少常驻菌的过程。

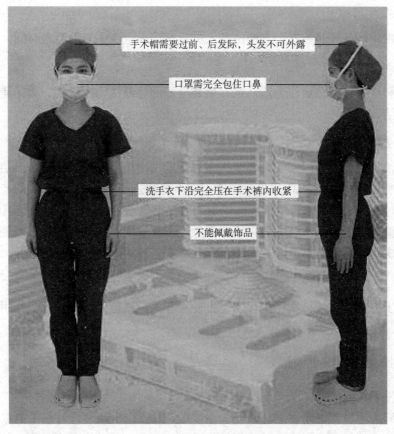

图 12-1　洗手前着装

图中标注：
- 手术帽需要过前、后发际，头发不可外露
- 口罩需完全包住口鼻
- 洗手衣下沿完全压在手术裤内收紧
- 不能佩戴饰品

（一）外科洗手消毒的设备

1. 洗手池

洗手池应设在手术室附近，每 2~4 个手术室宜配置 1 个洗手池。洗手池需大小、高低适宜，有防溅设施，管道不应裸露，池壁光滑无死角，应每日清洁和消毒。

2. 水龙头

水龙头的数量与手术室数量匹配，应不少于手术室的数量。水龙头开关应采用非手触式。

3. 洗手用水

洗手用水的水质应符合《生活饮用水卫生标准》（GB 5749—2023）要求，水温建议控制在 32~38℃，不宜使用储箱水。

4. 手刷

手刷应柔软完好，指定放置，重复使用时应一用一灭菌。

5. 镜子

洗手池正前方应配备镜子，用于刷手前整理着装。

215

6. 计时装置

洗手池内应配备计时装置，方便医务人员观察，确定洗手与手消毒时间。

7. 清洁剂

术前外科洗手可用皂液作为清洁剂，盛装皂液的容器应为一次性，如需重复使用应每次用完后清洁、消毒。

8. 外科手消毒剂

外科手消毒剂要符合国家管理要求，在有效期内使用。外科手消毒剂开启后应标明日期、时间，易挥发的醇类产品开瓶后的使用期不得超过 30 天，不易挥发的产品开瓶后使用期不得超过 60 天。用于外科手消毒的消毒剂主要有氯己定醇复合消毒液、碘伏和 2%～4% 氯己定消毒液等。消毒剂出液器应采用非手触式，宜采用一次性包装，重复使用的消毒剂容器应在每次用完后清洁与消毒。

9. 其他

洗手池上方应张贴外科洗手流程图，方便医务人员规范手消毒流程。指甲用具应在指定容器存放，每日清洁和消毒。

（二）外科手消毒的原则

（1）先洗手，后消毒。

（2）不同手术患者之间、手套破损、手被污染时，应重新进行外科手消毒。

（3）在整个外科手消毒中应始终保持双手位于胸前，低于肩，高于腰，使水由手远端自然流向肘部。

（4）冲洗双手时应避免溅湿衣裤。

（三）外科洗手方法与要求

（1）着装符合手术室要求，摘除首饰（如戒指、手表、手镯、耳环、珍珠项链等），修剪指甲，长度不超过指尖，不佩戴人工指甲或涂指甲油。

（2）取适量的皂液清洗双手、前臂和上臂下 1/3，并认真揉搓。清洁双手时，应注意清洁指甲下的污垢和手部皮肤皱褶处。

（3）用流动水冲洗双手、前臂和上臂下 1/3。从手指到肘部，沿一个方向用流动水冲洗手和手臂，不要在水中来回移动手臂。

（4）使用干手物品擦干双手、前臂和上臂下 1/3。

（四）外科手消毒方法

1. 免刷手消毒方法

（1）冲洗手消毒方法：取适量的手消毒剂揉搓至双手的每个部位、前臂和上臂下 1/3，并认真揉搓 2～6min，用流动水冲净双手、前臂和上臂下 1/3，用无菌毛巾彻底擦干

（图 12-2）。手消毒剂的取液量、揉搓时间及使用方法应遵循产品的使用说明。

（2）免冲洗手消毒方法：取适量的手消毒剂涂抹至双手的每个部位、前臂和上臂下1/3，并认真揉搓直至消毒剂干燥。手消毒剂的取液量、揉搓时间及使用方法应遵循产品的使用说明。

（3）涂抹外科手消毒液：取免冲洗手消毒剂于一侧手心，揉搓一侧指尖、手背、手腕，将剩余手消毒液环转揉搓至前臂、上臂下 1/3；用同样的方法取免冲洗手消毒剂于另一侧手心，涂抹另一侧手臂；最后取手消剂按照六步洗手法揉搓双手至手腕部，揉搓至干燥。手消毒后双手保持拱手姿势，不能下垂（图 12-3）。

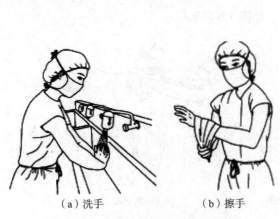

（a）洗手　　　　　（b）擦手

图 12-2　流水冲净、无菌毛巾擦干

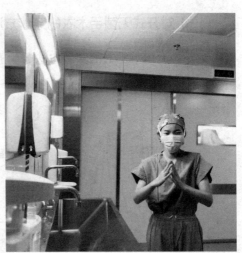

图 12-3　外科洗手后保持拱手姿势

2. 刷手消毒法（不建议常规使用）

（1）清洁洗手：具体方法参照外科洗手方法与要求中（2）、（3）的内容。

（2）刷手：取无菌手刷，取适量洗手液或外科手消毒液，刷洗双手、前臂、上臂下1/3，时间约 3min（根据洗手液说明）。刷手时稍用力，先刷甲缘、甲沟、指璞，再由拇指桡侧开始，渐次到指背、尺侧、掌侧，依次刷完双手手指，然后再分段交替刷左右手掌、手背、前臂至肘上。刷手时要注意勿漏刷指间、腕部尺侧和肘窝部，先用流动水自指尖至肘部冲洗，不要在水中来回移动手臂。冲洗后用无菌巾从手至肘上依次擦干，不可再向手部回擦。拿无菌巾的手不要触碰已擦过皮肤的巾面，同时还要注意无菌巾不要擦拭未经刷过的皮肤。同法擦干另一手臂。手消毒剂的取液量、揉搓时间及使用方法应遵循产品的使用说明。手消毒后双手保持拱手姿势，不能下垂。

（五）外科手消毒的注意事项

（1）手部皮肤应无破损。

（2）在整个过程中双手应保持位于胸前并高于肘部，保持手尖朝上，使水由指尖流向肘部，避免倒流。

（3）冲洗双手时避免溅湿衣裤。

（4）戴无菌手套前，避免污染双手。

（5）摘除外科手套后应清洁洗手。

三、穿脱手术衣

手臂皮肤消毒后，即可穿无菌手术衣，其目的是避免和预防手术过程中医护人员衣物上的细菌污染手术切口，同时保障手术人员安全，预防职业暴露。常用的无菌手术衣有两种，分别是对开式无菌手术衣和全遮式无菌手术衣。

（一）对开式无菌手术衣的穿着方法

对开式无菌手术衣的穿着方法分为五步，如图 12-4 所示。

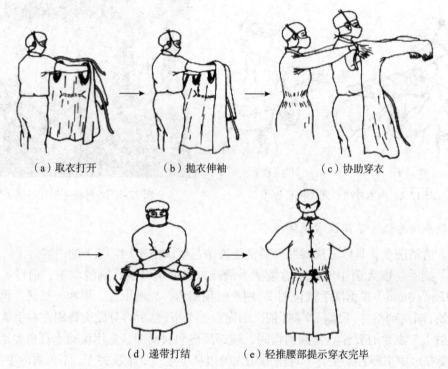

（a）取衣打开　　　　　（b）抛衣伸袖　　　　　（c）协助穿衣

（d）递带打结　　　　　（e）轻推腰部提示穿衣完毕

图 12-4　对开式无菌手术衣的穿着方法

（1）取衣提领展开：器械护士洗手后，取手术衣，选择较宽敞处站立，面向无菌台，提起衣领轻轻抖开。

（2）抛衣插袖伸展：器械护士将手术衣抖开后，轻掷向上的同时，顺势将双手和前臂深入衣袖内，并向前平行伸展。

（3）协助穿衣整理：巡回护士在其身后将手伸至手术衣内侧，协助拉衣系衣后领带，手不得触碰手术衣的外侧。

（4）交叉递带系带：器械护士双手交叉，腰带不交叉向后传递。巡回护士在身后接住腰带并系好。

（5）提示穿衣完毕：巡回护士轻推腰部提示穿衣完毕。

（6）无菌区域：肩以下，腰以上，腋前线的前胸及双手。

（二）全遮式无菌手术衣的穿着方法

全遮式无菌手术衣的穿着方法分为四步，如图 12-5 所示。

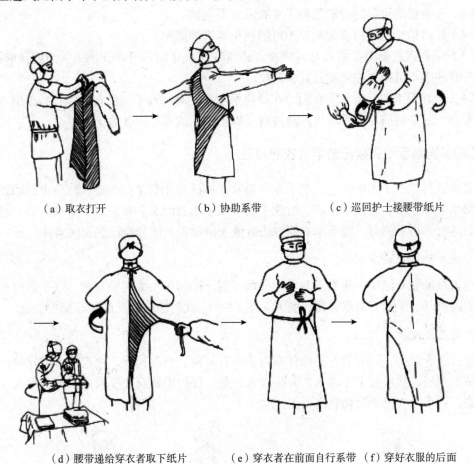

（a）取衣打开　　　　　（b）协助系带　　　　（c）巡回护士接腰带纸片

（d）腰带递给穿衣者取下纸片　　　（e）穿衣者在前面自行系带　（f）穿好衣服的后面

图 12-5　全遮式无菌手术的穿着方法

（1）取衣提领展开：穿衣者洗手后，拿取无菌手术衣，选择较宽敞处站立，面向无菌台，手提衣领，使手术衣的内侧面面对自己，将其抖开。

（2）抛衣插袖伸展：穿衣者将手术衣抖开后，轻掷向上的同时，顺势将双手和前臂深入衣袖内，并向前平行伸展。

（3）协助穿衣整理：巡回护士在穿衣者背后抓住衣领内面，协助将袖口后拉，并系好领口的一对系带及左叶背部与右侧腋下的一对系带。

（4）戴手套后递腰带：穿衣者采用无接触式方法戴无菌手套，解开腰间活结，将右叶腰带递给台上其他手术人员或交由巡回护士用无菌持物钳夹取，旋转后与左手腰带系于胸前，使手术衣右叶遮盖左叶。

（5）无菌区域：肩以下、腰以上的胸前、双手臂、侧胸及后背。

（三）穿着无菌手术衣注意事项

（1）穿着无菌手术衣必须在相应手术室进行。

（2）无菌手术衣不可触及非无菌区域。

（3）有破损或可疑污染的无菌手术衣需立即更换。

（4）巡回护士向后拉衣领时，不可触及手术衣外侧面。

（5）穿全遮式无菌手术衣时，穿衣者必须戴好手套，方可解开腰间活结或接取腰带，未戴手套的手不可拉衣袖或触及其他部位。

（6）穿好手术衣、戴好手套后，在等待手术开始时，双手应放在手术衣胸前的夹层或双手互握，置于胸前。双手不可高举过肩、垂于腰下或双手交叉放于腋下。

（四）连台手术更换无菌手术衣的方法

需要进行连台手术时，连台的手术人员首先应洗净手套上的血迹，然后由巡回护士松解背部系带和领带，先脱手术衣，后脱手套。脱手术衣时必须保持双手不被污染，否则必须重新进行外科手消毒。脱手术衣的方法有他人协助脱衣法和自己脱衣法两种。

1. 他人协助脱衣法

他人协助脱衣法中，脱衣者双手向前微屈肘，巡回护士面对脱衣者，双手握住衣领将手术衣向肘部、手的方向顺势翻转脱下（图 12-6）。此时手套的腕部正好翻于手上。

2. 自己脱衣法

自己脱衣法中，脱衣者左手抓住右肩手术衣外面，自前拉下，使衣袖由里外翻。同样方法拉下左肩，然后脱下手术衣，并使衣里外翻，保护手臂及洗手衣裤不被手术衣外侧面所污染，将手术衣扔于污物袋内（图 12-7）。

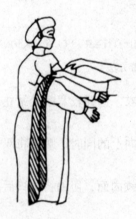

图 12-6　他人协助脱衣法

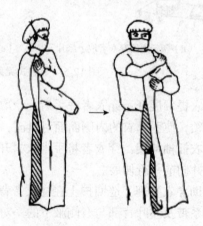

图 12-7　自己脱衣法

四、戴无菌手套

外科手消毒仅能去除和杀灭皮肤表面的暂驻菌，皮肤深处的细菌在手术过程中会逐渐移行到皮肤表面并迅速繁殖生长，因此，外科手消毒之后必须穿好无菌手术衣、戴无菌手套方可进行手术。目前，手术人员常用的戴无菌手套的方法有开放式戴无菌手套、无接触式戴无菌手套和协助戴无菌手套三种。

（一）开放式戴无菌手套法

开放式戴无菌手套法分为四步，如图 12-8 所示。

（1）穿好无菌手术衣，掀开手套袋，一手捏住手套口的翻折部（即手套的内面），取出手套并分清左、右侧，将手套拇指相对。

（2）将一只手插入手套口内，戴好，注意未戴手套的手不可触及手套的外面。

（3）用已戴上手套的手指插入另一手套口翻折部的内面（即手套的外面）帮助未戴手套的手插入手套，并戴好。

（4）分别将左、右手套的翻折部翻回，盖住手术衣的袖口。

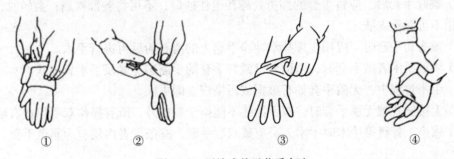

图 12-8　开放式戴无菌手套法

（二）无接触式戴无菌手套法

无接触式戴无菌手套法与开放式戴无菌手套法的区别是手术者的双手不直接暴露于无菌界面中，而是藏于无菌手术衣袖中完成无菌手套的佩戴，其可分为两步，如图 12-9 所示。

（1）穿无菌手术衣时双手不露出袖口。

（2）隔衣袖取手套置于同侧的掌侧面，指端朝向前臂，拇指相对，反折边与袖口平齐，隔衣袖抓住手套边缘并将之翻转包裹手及袖口，然后手迅速伸入手套内。同法戴另一只手套。

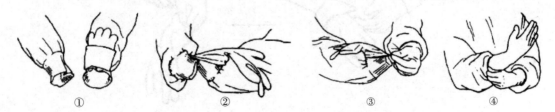

图 12-9　无接触式戴无菌手套法

（三）协助戴无菌手套法

协助戴无菌手套法分为两步，如图 12-10 所示。

（1）协助者双手指（拇指除外）插入手套返折口内面的两侧，手套拇指朝外，其余四指朝下，呈八字形，双手用力稍向外拉开以扩大手套入口，有利于手术者戴手套。

（2）被戴者手对准手套，五指向下伸入手套，协助者向上提，并将手套返折部翻转包住手术衣袖口。同法戴另一只手套。

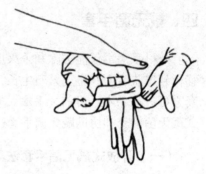

图 12-10　协助戴无菌手套法

（四）注意事项

（1）持手套时，手稍向前伸，不要紧贴手术衣。

（2）戴开放式手套时，未戴手套的手不能触及手套外面，戴手套的手不可接触手套的内面。

（3）戴好手套后，应将手套的翻折处翻转包住袖口，不可将腕部裸露；翻转时，戴手套的手指不可触及皮肤。

（4）戴有粉手套时，应用生理盐水冲净手套上的滑石粉后再进行手术。

（5）协助手术者戴手套时，协助者已戴好手套的手需避免触及手术者皮肤。

（6）手术过程中，无菌手套如有破损或污染应立即更换。

（7）无接触式戴无菌手套时，双手始终不能露于衣袖外，所有操作双手均在衣袖内。

（8）感染、骨科等手术时手术人员应戴双层手套，有条件者内层应为彩色手套。

（五）连台手术脱手套法

（1）按照连台手术脱手套法脱去手套。

（2）用戴手套的手抓取另一手套外面，翻转脱下，避免接触皮肤。

（3）用已脱手套的手伸入另一手套的内面，略向外牵拉，翻转脱下（图 12-11）。注意清洁手不要被手套外侧面所污染。

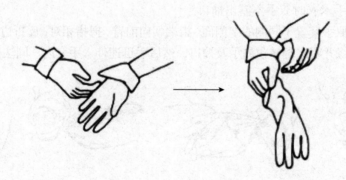

图 12-11　连台手术脱手套法

（4）若前一台手术为无菌手术，术中手套没有破损，则不必重新洗手，用0.5%的碘伏擦拭双手3min，或用75%乙醇泡手5min。若前一台为污染手术，又需连台手术，应重新刷手。

（5）更换无菌手术衣、戴无菌手套，进行下一台手术。

第二节　手术区的皮肤准备

手术患者的皮肤表面存在大量微生物，包括暂驻菌和常驻菌。通过对手术患者进行清洁皮肤、有效备皮和皮肤消毒等术前准备工作，可杀灭暂居菌，并最大限度地杀灭或减少常居菌，以避免手术部位的感染。

一、手术患者的皮肤清洁

1. 皮肤清洁的目的

手术患者术前皮肤清洁的目的是清除皮肤残留污垢，避免手术后切口感染，有利于切口愈合。

2. 皮肤清洁的方法

根据患者的情况不同可采用不同的清洁方法。

（1）活动自如的手术患者：嘱咐手术患者术前一天用含抑菌成分（氯己定、醇类）的沐浴露进行淋浴，清洗手术切口四周皮肤，清理皮肤皱褶内的污垢。

（2）活动受限的手术患者：帮助患者术前用含抑菌成分（氯己定、醇类）的沐浴露进行床上沐浴，如条件许可床上沐浴两次以上（视患者身体状况和皮肤实际洁净度而定）。

二、手术患者的术前备皮

人体皮肤表面带有各种微生物，当术前备皮不慎损伤皮肤时，容易造成暂居菌寄居繁殖，成为手术部位感染的原因之一。因此，术前备皮需要遵循严格的规范。

1. 备皮方法

（1）电动毛发去除器：备皮脱毛时尽可能使用电动毛发去除器，此方法安全可靠，不易划伤皮肤。

（2）脱毛膏：脱毛膏须谨慎使用，使用前应严格按照生产商的说明进行操作，并对手术患者进行相关的过敏试验。

（3）剃毛刀：尽量避免使用剃毛刀，防止手术患者手术区毛囊受损，继发感染。如需使用，应在备皮前用温和型肥皂对皮肤和毛发进行湿润。

备皮刀一人一用一更换或消毒。对于毛发稀疏的患者，不主张术前备皮，但必须做皮肤清洁。

2. 备皮时间

手术当日，越接近手术时间越好。

3. 备皮地点

建议在手术室的术前准备室进行，不具备条件的医院可在病区治疗室内进行。

三、手术区皮肤消毒

手术区皮肤消毒应在麻醉完成（除局部麻醉）、充分暴露手术切口标识、体位安置妥当后进行，由巡回护士和器械护士共同协助手术医生或第一助手完成。

（一）皮肤消毒的目的

清除手术切口处及其周围皮肤上的暂居菌，并抑制常居菌的移动，最大限度减少手术部位相关感染。严格进行手术区皮肤消毒是降低手术部位感染的重要环节。

（二）常用皮肤消毒剂

皮肤所处的部位不同，所使用的皮肤消毒剂也有所不同，具体如下。

（1）一般皮肤消毒：目前，临床上一般皮肤消毒通常用 0.5%～1% 碘伏直接涂擦手术区至少 2 遍，但对于无菌程度要求高的骨科手术，仍主张采用 2%～3% 碘酊涂擦手术区，待其干燥后用 75% 乙醇涂擦 2～3 遍进行脱碘。

（2）供皮区消毒：植皮供皮区消毒方法为用 75% 乙醇擦拭 2～3 次，碘过敏者需选用不含碘皮肤消毒剂。

（3）颜面部皮肤消毒：颜面部皮肤消毒采用 1% 碘酊、75% 乙醇或 2%～3% 碘伏消毒。

表 12-1 所示为不同类型皮肤消毒剂的用途和特点。

表 12-1　手术患者皮肤消毒常用的药品、用途和特点

药　名	主　要　用　途	特　点
2%～3% 碘酊	皮肤消毒（需乙醇脱碘）	杀菌谱广、作用力强、能杀灭部分芽孢
0.2%～0.5% 碘伏	皮肤、黏膜的消毒	杀菌力较碘酊弱，不能杀灭芽孢，无须脱碘
0.02%～0.05% 碘伏	黏膜、伤口的冲洗	杀菌力较弱，腐蚀性小
75% 乙醇	颜面部、取皮区消毒、使用碘酊后脱碘	杀灭细菌、病毒、真菌，对芽孢无效，对乙肝病毒等部分亲水病毒无效
0.1%～0.5% 氯己定	皮肤消毒	杀灭细菌，对结核杆菌、芽孢有抑制作用

（三）消毒方式

（1）环形或螺旋形消毒：用于小术野的消毒。

（2）平行形或叠瓦形消毒：用于大术野的消毒。

（3）离心形消毒：用于清洁切口皮肤消毒，应从术野中心部开始向周围涂擦。

（4）向心形消毒：用于污染手术、感染伤口或肛门、会阴部消毒，应从手术区外周清洁部向感染伤口或肛门、会阴部涂擦。以原切口为中心，自上而下，自外而内进行消毒。

（四）消毒原则

（1）消毒顺序：无论消毒顺序是由中心向四周或由四周向中心，已接触污染部位的消毒纱球，不得再返擦清洁处。如切口有延长的可能，应事先相应扩大皮肤的消毒范围。每一次的消毒均不能超过前一遍的范围，操作时至少使用两把消毒钳。

（2）消毒剂选择：婴儿、碘过敏者，以及面部、会阴、生殖器等处的消毒，可选 0.1% 氯己定、75% 酒精、0.1% 硫柳汞酊、0.5% 水溶性碘剂等。

（3）特殊部位消毒：消毒腹部皮肤时，可先将消毒液滴入脐部，待皮肤涂擦完毕后，再将脐部消毒液蘸净。

（五）皮肤消毒方法

1. 操作步骤

（1）手术体位安置后，由巡回护士检查备皮清洁情况，如有油垢较多或有胶布痕迹者，应用松节油擦净。若备皮不净者，应重新备皮。

（2）器械护士将盛有消毒纱球的消毒杯及敷料钳递给医生。

（3）由医生夹取消毒纱球，按消毒原则消毒。

（4）待干后进行手术区铺单。

2. 皮肤消毒注意事项

（1）采用碘伏皮肤消毒时，应涂擦 2 遍，作用时间 3min。

（2）脐、腋下、会阴等皮肤皱褶处应注意加强消毒。

（3）在消毒过程中，操作者双手不可触碰手术区或其他物品。

（4）遇有结肠造瘘口的手术患者，皮肤消毒前应先将造瘘部位用无菌纱布覆盖，使之与手术切口及周围区域隔离，再进行常规皮肤消毒。

（5）遇烧伤、腐蚀或皮肤受创伤的手术患者，应使用 0.9% 的生理盐水进行术前冲洗准备。

（6）皮肤消毒后，应使消毒剂与皮肤有充分时间接触后，再铺无菌巾，以使消毒剂发挥最大消毒效果。

（7）实施头面部、颈后入路手术时，应在皮肤消毒前用防水眼贴（或眼保护垫）保护双眼，防止消毒液注入眼内，损伤角膜。

（8）皮肤消毒时，应避免消毒液注入手术患者身下、止血袖带下或电极板下，防止发生化学性烧伤或诱发压疮。消毒过程中一旦弄湿床单，应及时更换，以免术中患者皮肤长时间接触浸有消毒液的床单，造成皮肤灼伤（婴幼儿手术应尤其注意）。

（9）遇糖尿病或有皮肤溃疡的手术患者，手术医生在进行皮肤消毒时，动作应尽可能轻柔。

（10）用于皮肤消毒的海绵钳使用后不可再放回无菌器械台。

（六）手术区皮肤消毒范围

手术区皮肤消毒是由清洁区向相对不清洁区稍用力消毒。消毒范围是以手术切口为中心向外 15～20cm 的区域。如清洁手术，一般以拟定的切口区为中心向周围涂擦；关节手术消毒的范围要超过上或下一个关节；污染手术或肛门、会阴处手术，则涂擦顺序相反，由手术区周围向切口中心涂擦。不同部位手术的消毒范围具体如下。

（1）头部手术皮肤消毒范围：头部及前额（图 12-12）。

（2）口、颊面部手术皮肤消毒范围：面、唇及颈部（图 12-13）。

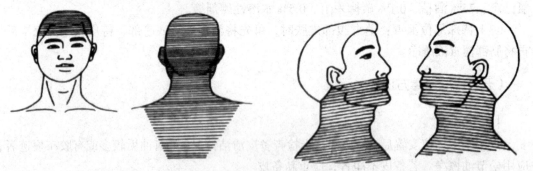

图 12-12　头部手术消毒范围　　　　　　　　图 12-13　口、颊面部手术消毒范围

（3）耳部手术皮肤消毒范围：术侧头部、面颊及颈部（图 12-14）。

（4）颈前部手术皮肤消毒范围：上至下唇，下至乳头，两侧至斜方肌前缘，如甲状腺手术（图 12-15）。

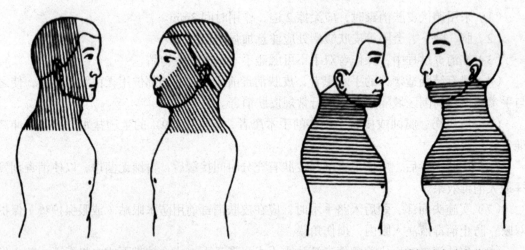

图 12-14　耳部手术消毒范围　　　　　　　　图 12-15　颈前部手术消毒范围

（5）颈椎手术皮肤消毒范围：上至颅顶，下至两腋窝连线（图 12-16）。

（6）锁骨部手术皮肤消毒范围：上至颈部上缘，下至上臂上 1/3 处和乳头上缘，两侧过腋中线（图 12-17）。

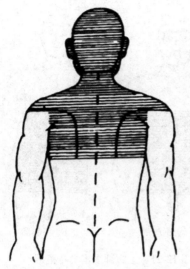

图 12-16　颈椎手术消毒范围

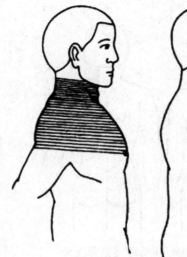

图 12-17　锁骨部手术消毒范围

（7）侧卧位胸部手术皮肤消毒范围：前、后胸壁各过中线 5cm 以上，上至肩及上臂 1/3 处，下过肋缘，包括同侧腋窝（图 12-18）。

（8）仰卧位胸部手术皮肤消毒范围：上至锁骨及上臂，下过脐平行线，左右过腋中线（图 12-19）。

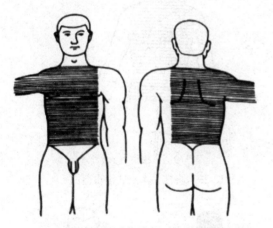

图 12-18　侧卧位胸部手术消毒范围

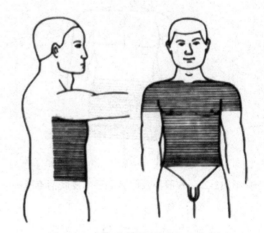

图 12-19　仰卧位胸部手术消毒范围

（9）乳癌根治手术皮肤消毒范围：前至对侧锁骨中线，后至腋后线，上过锁骨及上臂，下过肚脐平行线（图 12-20）。

（10）上腹部手术皮肤消毒范围：上至乳头，下至耻骨联合，两侧至腋中线（图 12-21）。

（11）下腹部手术皮肤消毒范围：上至剑突，下至大腿上 1/3，两侧至腋中线（图 12-21）。

（12）腹股沟及阴囊部手术皮肤消毒范围：上至肚脐线，下至大腿上 1/3，两侧至腋中线（图 12-22）。

（13）胸椎手术皮肤消毒范围：上至肩，下至髂嵴连线，两侧至腋中线（图 12-23）。

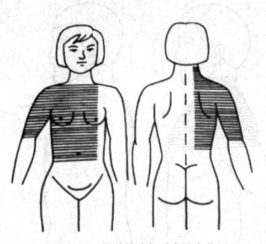

图 12-20 仰卧位胸部手术消毒范围

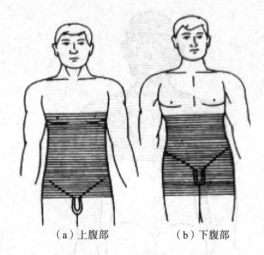

（a）上腹部　　（b）下腹部

图 12-21 上腹部手术消毒范围

（14）腰椎手术皮肤消毒范围：上至两腋窝连线，下过臀部，两侧至腋中线（图 12-24）。

（15）肾脏手术皮肤消毒范围：前后过中线，上至腋窝，下至腹股沟（图 12-25）。

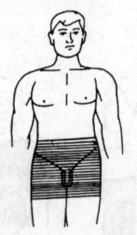

图 12-22 腹股沟及阴囊部手术皮肤消毒范围

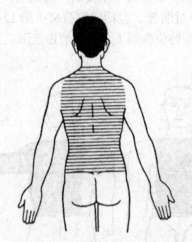

图 12-23 胸椎手术皮肤消毒范围

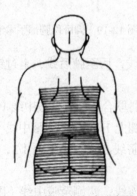

图 12-24 腰椎手术皮肤消毒范围

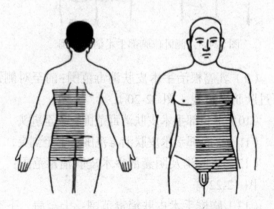

图 12-25 肾脏手术皮肤消毒范围

（16）会阴部手术皮肤消毒范围：耻骨联合、肛门周围及臀，大腿上 1/3 内侧（图 12-26）。

（17）髋部手术皮肤消毒范围：前后过正中线，上至剑突，下过膝关节，周围消毒（图 12-27）。

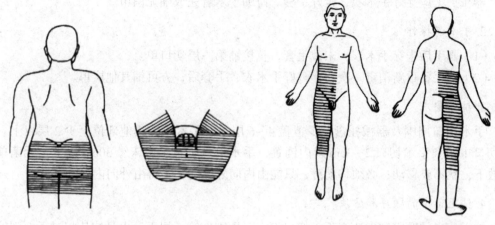

图 12-26　会阴部手术皮肤消毒范围　　　　图 12-27　髋部手术皮肤消毒范围

（18）四肢手术皮肤消毒范围：周圈消毒，上下各超过一个关节（图 12-28）。

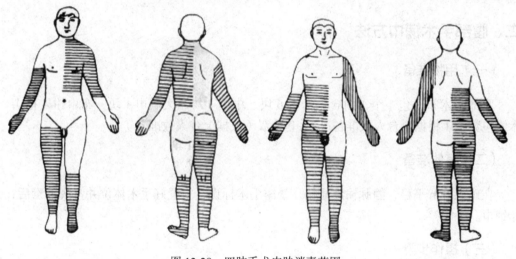

图 12-28　四肢手术皮肤消毒范围

第三节　手术区铺无菌巾

手术区铺无菌巾的目的是显露手术切口所必需的最小皮肤区域，建立无菌屏障，以减少和避免手术中的污染。该步骤由器械护士和第一助手共同完成，皮肤消毒完毕后开始铺无菌手术巾。

一、无菌手术巾的铺置原则

1. 铺巾前准备

器械护士应穿好手术衣，戴好手套。协助手术者完成铺无菌巾。

2. 手术者操作

（1）刷手后未穿手术衣，未戴手套，直接铺第一层切口单。

（2）双手臂重新消毒一次，穿戴好手术衣、手套后，方可铺其他层单。

3. 铺巾要求

手术切口周围及器械托盘至少覆盖 4~6 层无菌手术单，其他部位至少 2 层以上。手术切口巾距离手术切口 2~3cm 以内铺置，手术单悬垂至手术床缘 30cm 以下，无菌单一旦放下，就不要移动；必须移动时，只能由内向外移动，不得由外向内移动。

4. 铺无菌巾的顺序和方法

铺无菌巾的顺序和方法视手术切口而定，原则上第一层无菌巾是按从相对干净到较干净、先远侧后近侧的方法进行遮盖。例如，腹部治疗巾的铺巾顺序为：先下后上，先对侧后同侧（未穿手术衣）；先同侧后对侧（已穿手术衣）。

二、腹部手术铺巾方法

（一）用物准备

腹部手术布类包 1 个（内含手术巾 6 块、中单 4 块、大洞巾 1 块、布巾钳 4 把），手术衣包数个（根据上台人数准备），手套数双（根据上台人数准备）。

（二）其他准备

在确认麻醉平稳，静脉输液通畅，暴露手术标识，安置好手术体位并常规消毒后，开始铺巾。

（三）操作步骤

1. 铺手术巾

手术巾又称无菌巾，也称切口巾，习惯称治疗巾。铺巾时用 4 块无菌巾遮盖切口周围，2 块铺在器械台上。

（1）手术部位消毒后，器械护士站立于无菌器械台边，器械托盘可先铺 1 块无菌巾，再进行无菌巾传递。传递时把手术巾折边 1/4，前 3 块的折边朝向医生传递，第 4 块的折边朝向自己传递，两手夹住两端递出，不可与医生的手相碰（图 12-29）。

（2）医生接过折边的无菌巾后，分别按顺序铺在切口下方、上方、对侧，最后铺近侧。每块无菌巾的边缘距切口线 3cm 以内，铺下的无菌巾若需调整，只允许自切口近端向远端移动。如果铺巾的手术者已穿好手术衣，则应先铺近操作者一侧，再按顺序依次铺巾。

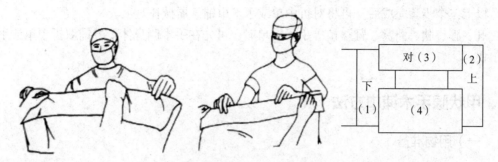

图 12-29 腹部手术铺手术巾

（3）器械护士向医生递 4 把布巾钳，医生将布巾钳固定在无菌巾 4 个交角处。目前临床多用无菌塑料薄膜粘贴（不用布巾钳），将薄膜放于切口一侧，撕开一头防粘纸并向对侧拉开，贴于切口位置，皮肤切开后薄膜仍黏附在切口边缘，可防止皮肤上残存的细菌进入伤口。铺完无菌巾后，医生应再次消毒手臂并在穿无菌手术衣、戴无菌手套后再铺其他层无菌单。

2. 铺中单

铺中单时器械护士和医生分别立于患者两侧，器械护士将中单对折面翻开，双手托住中单，一手前伸递给医生。在这一过程中，身体不可触及手术床，一边平切口，另一边以中单角包住手向外展开后松手，让中单自然下垂，切口上下两端各 1 块中单，第 3 块中单一边平器械托盘的内边，另一边中单角包住手向外展开后松手（图 12-30）。中单应分别遮盖上身及麻醉架、遮盖下身、器械托盘及床尾。

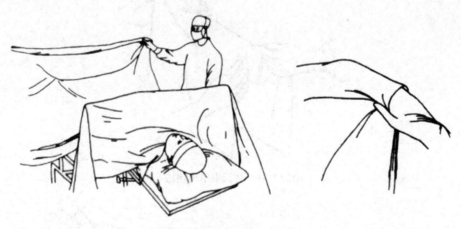

图 12-30 铺中单包裹手法

3. 铺大洞巾

大洞巾又称剖腹单。铺大洞巾时护士应将大洞巾的开孔对准切口，短端向头部，长端向下肢，翻开对折面，与医生分别展开，展开时手卷在大洞巾的里面，以免污染。铺大洞巾要求上端遮盖住麻醉架，下端遮盖住器械托盘及床尾，两边和足端应下垂手术床边 30cm。

4. 铺器械托盘

以上三个步骤完成后，再将对折中单或手术巾铺于器械托盘上。

肝、脾、胰、髂窝、肾移植等手术铺单时，可先在手术侧身体下方铺双折中单或手术巾1块。

三、甲状腺手术铺巾方法

（一）用物准备

甲状腺手术布类包1个（内含领式单1块、手术巾8块、中单6块、颈单1块、布巾钳4把,组织钳2把），手术衣包数个（根据上台人数准备），手套数双（根据上台人数准备）。

（二）其他准备

在确认麻醉平稳，静脉输液通畅，暴露手术标识，安置好手术体位并常规消毒后，开始铺巾。

（三）操作步骤

1. 中单铺于头、肩下

手术部位消毒后，由器械护士对折中单1块（图12-31），递给医生铺于手术患者头、肩下方（图12-32），巡回护士协助手术患者抬头，安放好托盘架。

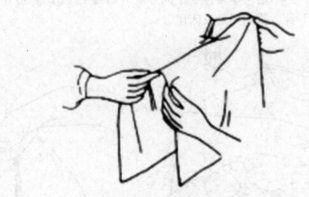

图12-31　对折中单传递法

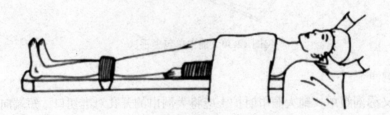

图12-32　对折中单铺于患者头肩下

2. 铺中单于患者胸前

器械护士和医生应分别立于患者两侧，器械护士将中单对折面翻开，双手托住中单，一手前伸递给医生，中单角包住双手向外展开后松手，中单自然下垂，将中单横铺于手术患者胸前（图 12-33）。

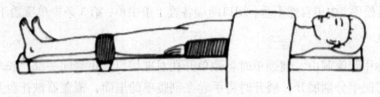

图 12-33　中单横铺于患者胸前

3. 铺领式单于切口上端

铺领式单时，器械护士和医生分别立于患者两侧，器械护士将领式单对折面翻开，双手托住领式单，一手前伸递给医生，将领式单向两侧牵开（图 12-34），巡回护士握住领式单的带子，将领式单的领部固定于下颌下缘，固定带由耳后系于头顶上；将领式单上部向头顶翻转，盖住面部上方的托盘（图 12-35）。

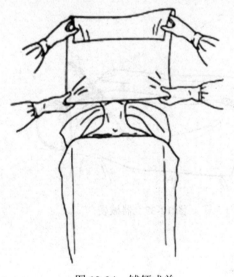

图 12-34　铺领式单

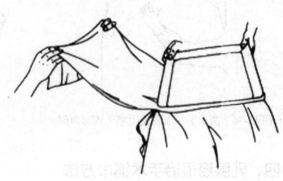

图 12-35　覆盖器械托盘

4. 堵塞颈部两侧空隙

器械护士将 2 块手术巾卷成团状，递给医生分别塞于颈部两侧空隙，起到隔离和固定作用（图 12-36）。

5. 铺无菌巾

铺无菌巾时，器械护士将第 1 块无菌巾横折 1/4，将反折边朝向医生传递，铺于切口对侧；第 2 块无菌巾横折 1/4，将反折边朝向自己传递，铺于切口近侧；第 3 块无菌巾竖折 1/4，反折边朝向医生传递，竖铺于手术部位的上方，器械护士递 4 把布巾钳，由医生进行固定（或在切口处覆盖皮肤保护膜）。

6. 铺中单

铺中单时器械护士和医生分别立于患者两侧，器械护士将中单对折面翻开，双手托住中单，一手前伸递给医生，身体不可触及手术床，中单一边平切口，另一边以中单角包住手向外展开后松手，中单自然下垂，切口两端各置 1 条中单，第 3 条中单覆盖于器械托盘上。

7. 铺颈单

颈单又称甲状腺洞巾，铺颈单时将颈单开孔对准切口，短端向头部，长端向下肢，翻开对折面，与医生分别展开，展开时将手卷在剖腹单的里面，覆盖器械托盘及全身。铺颈单要求上端遮盖住器械托盘，下端遮盖住床尾，两边和足端应下垂至手术床边 30cm。

8. 铺器械托盘

上述操作完成后，将对折中单（或无菌巾）铺于器械托盘上，再折叠做成器械袋，用2 把组织钳固定（图 12-37）。

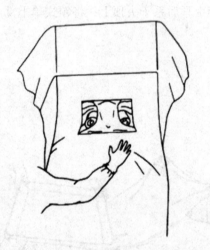

图 12-36　两块手术巾卷成团塞于颈部两侧

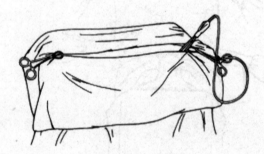

图 12-37　器械袋

四、乳腺癌根治手术铺巾方法

（一）用物准备

乳腺癌根治手术布类包 1 个（内含无菌绷带 1 卷、中单 8～10 块、手术巾 11 块、大洞巾 1 块、布巾钳 7 把）、手术衣包数个（根据上台人数准备）、手套数双（根据上台人数准备）。

（二）其他准备

在确认麻醉平稳，静脉输液通畅，暴露手术标识，安置好手术体位并常规消毒后，开始铺巾。

（三）操作步骤

1. 铺双折中单

（1）巡回护士抬起患侧上肢，手术部位消毒后，器械护士递1块四折中单，医生铺于术侧胸壁下方及肩下。

（2）器械护士递1块双折中单，医生铺于腋下及支臂架台面。

（3）器械护士递1块双折中单，医生铺于上一中单的上方。

（4）器械护士递1块双折中单，医生铺于上一中单的上方，放下手及前臂，用一中单将手及前臂包好，并用无菌绷带包扎固定（图12-38）。

2. 铺手术巾

铺手术巾时器械护士依次递手术巾，由医生交叉铺盖切口四周（即锁骨以上、胸骨中线、肋缘下、腋后线及肩部等），一般需用手术巾5块，递5把布巾钳由医生固定或在切口处覆盖皮肤保护膜（图12-39）。

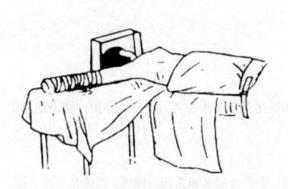

图 12-38　用绷带包裹手及前臂

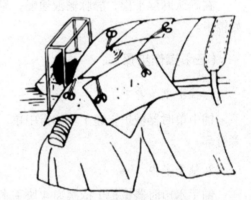

图 12-39　用5把布巾钳固定手术巾

3. 铺中单

铺中单时器械护士和医生分别立于患者两侧，器械护士将中单对折面翻开，双手托住中单，一手前伸递给医生。

（1）第1块中单平切口上端铺盖身体上部及麻醉架。

（2）第2块中单平切口下端，遮住肋缘以下、器械托盘。

（3）第3块中单平器械托盘内边，遮住器械托盘、下肢及床尾。

（4）第4～5块中单双折铺于手术部位两侧，以布巾钳或组织钳固定。

4. 铺大洞巾

铺大洞巾时护士将大洞巾开孔对准切口，短端向头部，长端向下肢，翻开对折面，与医生分别展开，展开时将手卷在大洞巾的里面，以免污染。要求上端遮盖住麻醉架，下端遮盖住器械托盘及床尾，两边和足端应下垂至手术床边30cm。

5. 铺器械托盘

上述步骤完成后，将对折中单（或手术巾）铺于器械托盘上。

6. 做无菌帐帘

最后递中单 1 块，横拉至术侧头架一方，2 把布巾钳固定于头架及输液架上，形成无菌帐帘。

五、会阴部手术铺巾方法

（一）用物准备

会阴部手术布类包 1 个（内含中单 4 块，手术巾 5 块、托盘套 1 个、会阴单 1 块或腿套 2 个、大洞巾 1 块、布巾钳 4 把）、手术衣包数个（根据上台人数准备）、手套数双（根据上台人数准备）。

（二）其他准备

在确认麻醉平稳，静脉输液通畅，暴露手术标识，安置好手术体位并常规消毒后，开始铺巾。

（三）操作步骤

1. 铺中单（身下）

铺中单时器械护士递 1 块四折中单，由医生垫于手术患者臀下，巡回护士协助抬高患者臀部。

2. 铺手术巾

铺手术巾时器械护士依次递 4 块手术巾，手术者交叉铺盖切口四周，再递布巾钳 4 把，由医生固定。

3. 铺中单

铺中单时器械护士和医生分别立于患者两侧，器械护士将中单对折面翻开，双手托住中单，一手前伸递给医生，身体不可触及手术床，中单一边平耻骨联合，另一边以中单角包住手向上展开后松手，中单自然下垂，覆盖患者上身及麻醉架。

4. 递器械托盘套

巡回护士要协助铺器械托盘套，将器械托盘置于患者右膝上方（图 12-40）。

5. 铺会阴单

铺会阴单时器械护士将会阴单开孔对准切口，翻开对折面，与医生分别展开，展开时手要卷在会阴单的里面，以免污染。要求铺盖器械托盘、双下肢、会阴部及耻骨联合以上身体。

若无会阴单，可用腿套代替，即用腿套 2 个，套住双腿（图 12-41），然后再铺普通大洞巾。

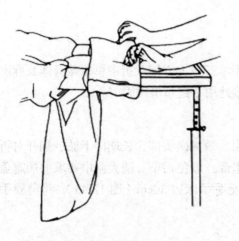

图 12-40 铺器械托盘

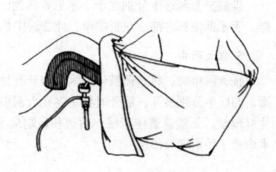

图 12-41 铺腿套

6. 铺器械托盘

上述步骤完成后，将对折中单（或手术巾）铺于器械托盘上。

注意： 铺托盘套和腿套时，器械护士不能触及托盘套和腿套的内面。

六、下肢手术铺巾方法

（一）用物准备

会阴部手术布类包 1 个（中单 5 块、手术巾 5 块、大洞巾 1 块、无菌绷带 1 卷、布巾钳 2 把）、手术衣包数个（根据上台人数准备）、手套数双（根据上台人数准备）。

（二）其他准备

在确认麻醉平稳，静脉输液通畅，暴露手术标识，安置好手术体位并常规消毒后，开始铺巾。

（三）操作步骤

1. 铺中单（身下）

铺中单时由巡回护士抬起患者患侧下肢，手术部位消毒后，器械护士和医生分别立于手术患者两侧，递双折中单自患者臀部往下横置，盖住手术台及对侧下肢。

2. 包扎腿部止血带

包扎腿部止血带时由器械护士递四折手术巾围绕包扎大腿根部止血带，并用布巾钳固定（图 12-42）。

3. 包裹术侧肢体末端

包裹术侧肢体末端时，器械护士和医生分别立于手术患者两侧，铺双层中单包裹术侧肢体末端未消毒区，无菌绷带包扎固定（图12-42）。

4. 铺中单

器械护士和医生分别立于手术患者两侧，在手术部位上方铺双折中单覆盖身体及麻醉架，手术部位下方铺一双折中单，此2块中单连接处用2把布巾钳固定。

5. 铺大洞巾

铺大洞巾时，将术侧肢体从大洞巾开孔处伸出。短端向头部，长端向下肢，翻开对折面，与医生分别展开，展开时将手卷在大洞巾的里面，以免污染。铺大洞巾要求上端遮盖住麻醉架，下端遮盖住床尾，两边和足端应下垂至手术床边30cm（图12-43），将薄膜手术巾敷于手术切口部位。

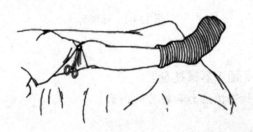 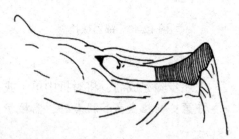

图12-42　包扎腿部止血带和肢体末端　　　　　图12-43　肢体从大洞巾洞口穿出

知识链接

外科消毒法的由来

约瑟夫·李斯特（Joseph Lister，1827—1912）是英国维多利亚时代的外科医师，外科消毒法的创始人及推广者。在他生活的那个年代，医学界普遍缺乏消毒意识，使得当时外科手术的成功率不高，无法得到普遍实行。

李斯特经过观察发现，皮肤完好的骨折患者一般不易发生感染，便提出设想，即感染是因为外部因素造成的。1865年，当时他在格拉斯哥大学担任外科医学教授，首先提出缺乏消毒是手术后发生感染的主要原因。1867年他发表论文公布了这一成果，不到10年就使外科手术的手术后死亡率从45%下降到15%。挽救了无数人的生命。1877年李斯特被聘为伦敦国王学院外科学教授，并于1895—1900年任英国皇家学会会长。1893年李斯特被封为男爵，是首位获此殊荣的英国医生。

思考与练习

一、选择题

1. 手术室人员洗手、穿无菌衣、戴无菌手套之后，双手应保持的姿势是（　　）。

　　A. 手臂向上高举　　　　　　　　　　　　B. 手臂自然下垂

C.胸前拱手姿势　　　　　　　　　　　　D.夹在腋下

E.放在背后

2.在无菌操作原则中，下列选项错误的是（　　）。

A.手术者的上肢前臂一旦触及有菌物后，应更换手套

B.发现手套有破口时，应立即更换

C.无菌手术单湿透时，应加干无菌单

D.禁止越过术者头部或从术者背后传递无菌器械物品

E.坠落在手术台边缘以下的器械及物品不能拾回再用

3.关于手术进行中的无菌原则的叙述，下列选项错误的是（　　）。

A.不可在手术人员背后传递器械　　　　B.手术台平面以下为污染区

C.术中被肠内容物污染的器械必需冲洗后再用　D.手套破损立即更换

E.皮肤切开前及缝合之前均要用 70% 乙醇消毒皮肤一次

4.肾脏手术采用的体位是（　　）。

A.仰卧位　　　　　　　　　　　　　　B.俯卧位

C.侧卧位　　　　　　　　　　　　　　D.半卧位

E.截石位

5.胃手术常采用的手术体位是（　　）。

A.半卧位　　　　　　　　　　　　　　B.仰卧位

C.侧卧位　　　　　　　　　　　　　　D.俯卧位

E.半侧卧位

二、简答题

1.简述手术人员手臂清洁与消毒要点。

2.简述患者皮肤准备的方法和步骤。

3.简述常见手术铺巾的注意事项。

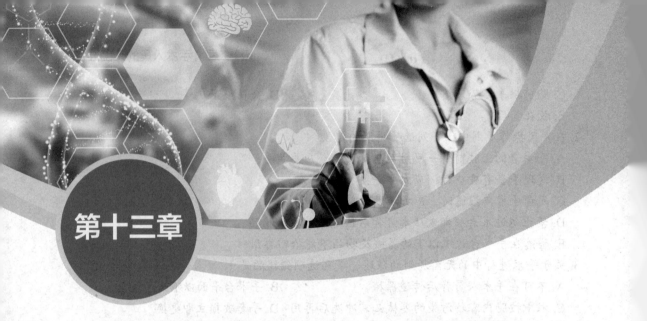

第十三章

器械护士的基本技术操作

学习目标

1. 掌握手术物品传递的原则及方法。
2. 熟悉无菌器械台的铺置与管理。
3. 了解器械台的种类。
4. 具有团队合作意识、灵活的应变能力及默契配合手术的能力。

情景导入

　　小白在手术室实习，今天由冯老师带教，做器械护理工作。冯老师在做好手术人员的无菌准备后，打开无菌器械包，把无菌器械和物品按要求放置好，小白询问冯老师为何要这样铺置，又该如何管理？冯老师详细地给予讲解。

思考：

1. 无菌器械台该如何铺置？
2. 手术中器械台和升降托盘如何分区？
3. 器械护士在铺置和管理器械台时该注意哪些问题？

　　器械护士又称洗手护士，器械护士的基本技术操作，是手术配合的基础，是手术质量与效率的基本保证。器械护士常用的基本技术有无菌器械台的准备、手术刀的安装与拆卸、穿针引线、器械传递和敷料传递等。

第一节 无菌器械台的铺置

为了保证手术全程所有物品的无菌状态，防止术中污染，在手术开始前器械护士必须先建立无菌器械台，形成无菌区域，保证手术的安全。术前铺置器械台要求台面保持干燥、整洁、无污染；器械安放分区明确、心中有数、使用方便。

一、器械台的种类

手术器械台要求结构简单、轻便、坚固且易于清洁消毒。目前手术器械台多为不锈钢制品，台面光洁，周边有 5cm 高的护栏，下配小轮，移动和制动均方便。无菌器械台有多种型号，按其形状可分为扇形器械台（图 13-1）、长方形器械台（图 13-2）和升降式器械台（图 13-3）。

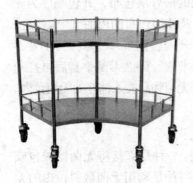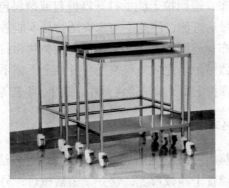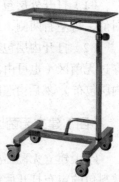

图 13-1 扇形器械台　　　　图 13-2 长方形器械台　　　　图 13-3 升降式器械台

（1）扇形器械台：常用于大手术，安放器械包。

（2）长方形器械台：常用于小手术。

（3）升降式器械台：又称为升降器械托盘，常放于手术床上方，用于摆放正在使用和即将使用的器械和物品。

二、器械台的铺置方法

（一）无菌器械台的铺置原则

1. 开包要求

手术时，要求操作者穿着整洁，符合要求，选择范围较为宽敞、洁净的区域，并在手术体位安置完成后再开启无菌器械包和敷料包。

2. 开包时机

无菌器械台铺置应现用现备，如特殊情况下不能立即使用，必须用无菌巾覆盖，有效期为 4h。

3. 保持无菌

无菌器械台应保持干燥，一旦敷料潮湿必须更换或重新覆盖无菌巾。无菌包打开后物品未用完、未被污染的，可用"一"字形重新包裹，有效期不超过24h。

（二）开包前检查

无菌包开启前由巡回护士负责"四查"工作。

（1）查名称：检查无菌包的名称，是否为所需的器械包或敷料包。

（2）查灭菌：检查包外化学灭菌指示胶带的变色情况。

（3）查日期：检查包外标签的灭菌有效期。

（4）查包装：检查外包装是否存在破损、潮湿或污秽。

（三）开无菌包顺序

（1）打开外层包布：巡回护士徒手打开器械包或敷料包的最外层包布，开包顺序为先对侧，再左右两侧，最后近侧，注意手与未灭菌物品不能触及外层包布的内面。

（2）打开内层包布：巡回护士用无菌镊或无菌持物钳打开内层包布，注意保持手臂不穿过无菌区（也可由器械护士完成外科洗手，并穿上无菌手术衣、戴上无菌手套后再打开内层包布），然后由巡回护士用无菌长镊将刀片、缝针、手套等无菌物品夹入铺好的无菌台内。

（四）建立无菌区域

（1）建立无菌器械台：建立无菌器械台一般有两种方法 一种是直接将无菌器械包或敷料包的包布打开后铺置于器械台上，建立无菌器械台；另一种是利用无菌敷料包内的无菌敷料先建立无菌台面，然后打开无菌器械包将无菌器械移至无菌台上。

（2）无菌器械台铺置要求：器械台必须保持清洁、干燥。铺无菌器械台时，铺在器械台面上的无菌单不少于4层，台面要求平整，无菌单应垂过台缘30cm。

（3）无菌手术托盘的铺置：在手术铺巾时，用无菌治疗巾、双层中单和大洞巾直接铺置其上，建立无菌手术托盘，也可用双层无菌托盘套铺置。

（五）整理无菌器械台

器械护士按照常规整理一般手术敷料和器械。特殊手术器械和物品，可按术中使用顺序、频率分类分区放置，以便器械护士在手术配合中及时拿取所需器械及物品。

第二节　无菌器械台的管理

无菌器械台铺置好后，应保持台面干燥、整洁、无菌，器械物品要放置有序，以便器械护士能够迅速、准确、有效地传递和回收手术器械和物品，查对数量，防止感染，缩短手术时间，避免差错。

一、无菌器械台的管理原则

1. 位置固定

器械物品要分区放置，器械用完及时收回，打开轴节擦干血迹后扣紧放回原位。

2. 放置有序

要按使用顺序分类排列放置器械物品，将急用物品放在器械托盘上，常用物品放在身体近处，暂不用的物品放在床旁无菌器械台上。

3. 防止潮湿

无菌器械台的台面一般铺置 4～6 层无菌布类，浸湿后立即加铺无菌单；盐水纱布放在弯盘内。

4. 心中有数

术中要清楚各类器械物品的数量，易丢失的物品如针、线、纱布块、剥离子等小件物品传出后要心中有数，并及时收回清点。手术全过程要清点四遍，如数目不符，应立即报告手术医生及时查找，防止异物遗留于患者体腔内。

二、无菌器械台的分区

为了便于器械护士方便取放手术器械和物品，通常按手术器械、物品的使用顺序、使用频率对器械台面进行分区管理。

（一）器械台面的分区

器械台一般分为 4 个区域（图 13-4）。

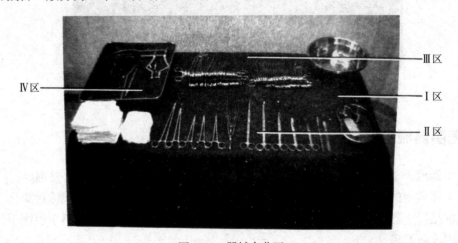

图 13-4　器械台分区

Ⅰ区：放置碗、弯盘、杯、缝针盒、刀片、线轴、消毒纱球、KD 粒、注射器等。碗在上，弯盘在下，针和刀片等小物件放于弯盘或小量杯中。

Ⅱ区：放置刀、剪、镊、持针钳等。

Ⅲ区：放置各种血管钳、消毒钳等。

Ⅳ区：放置各种拉钩、探针、咬骨钳，纱布、纱垫，皮肤保护巾等。拉钩、探针等零散器械最好用不锈钢方盘盛装，保持整齐。

（二）器械托盘的分区

器械托盘又称升降器械台，是手术器械台的补充形式，用于摆放正在使用或即将使用的物品，器械托盘按照手术步骤、放置器械物品的种类和数量，一般分为4个区域（图13-5）。

Ⅰ区：放置缝合线，将1、4、7号丝线束备于治疗巾夹层，线头露出1~2cm，朝向术野，方便器械护士抽取。治疗巾上放置弯盘，盘内放置浸湿或备用的纱布（垫）。

Ⅱ区：放置血管钳，卡在器械托盘近术野边缘，弧边向近侧。

Ⅲ区：放置刀、剪、镊、持针钳等。

Ⅳ区：放置拉钩、皮肤保护巾等。

其中，Ⅰ区物品相对固定，Ⅱ区、Ⅲ区、Ⅳ区物品按手术进展随时更换。

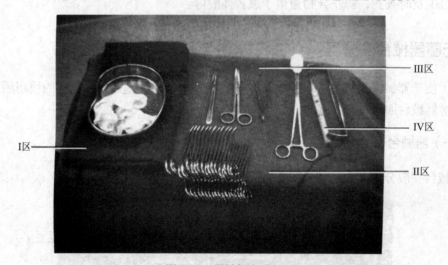

图 13-5　器械托盘分区

三、无菌器械台的使用注意事项

（1）器械护士要先穿好无菌手术衣、戴好无菌手套后，再进行器械台整理。

（2）器械台的无菌区仅限于台面，台缘以外或垂于台缘下的部分应视为污染区，不可将器械物品置于器械台外侧缘，手术人员不可触碰台缘以下的布单，垂落于台缘下的物品不可再用或向上提拉。

（3）小件物品应放弯盘中，防止丢失。缝合针应妥善保管，放置在针盒内或别在专用布巾上；若针离开针盒，必须保持针不离持针钳。

（4）湿敷料应放在无菌盘内，无菌布单如被水或血浸湿，应更换或加铺新的无菌巾。

（5）术中被污染的器械、物品应放置于弯盘内，不能和其他器械放在一起。要随时清理器械、物品，保持无菌器械台整洁有序。

（6）手术开始后，该无菌器械台仅对此手术患者是无菌的，而对其他患者，则属于污染的。

第三节　手术刀安装、拆卸及穿针带线法

一、手术刀安装、拆卸法

器械护士在安装手术刀片时，用持针钳夹持刀片背侧前端，将刀片与刀槽对合，向下嵌入；拆卸刀片时，用持针钳夹持刀片背侧尾端，向上稍稍提起刀片，顺势上推取出刀片（图 13-6）。

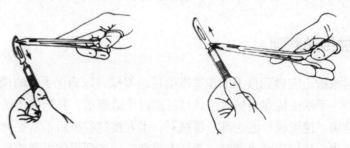

图 13-6　手术刀安装、拆卸法

二、穿针带线法

（一）持针钳夹针穿线方法

（1）夹针：右手拿持针钳，用持针钳开口端的前 1/3 夹住缝针的后 1/3 处。

（2）穿针：将持针钳交于左手，握住中部，右手拇指与食指捏住缝线的前端，中指扶住持针钳，将缝线穿入针孔（图 13-7）。

（3）带线：右手拇指顶住针孔，食指顺势将线头拉出针孔，并反折合并缝线卡入持针钳的头部，反折线长度为总长度的 1/3。

（4）弹线：右手拇指与食指捏住缝线尾端，中指向下用力弹断线尾（图 13-8）。

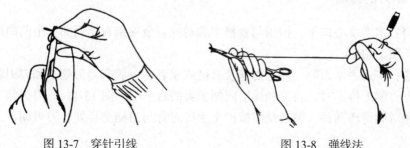

图 13-7　穿针引线　　　　　　　　　　　图 13-8　弹线法

（5）备用：针尖向上置于无菌台上备用。

（二）穿针带线原则

标准的穿针带线过程中要做到3个1/3（图13-9）。

（1）用持针钳开口前端1/3处夹持缝合针。

（2）缝针被夹部位在针尾的中后1/3。

（3）缝线的反折线占总线长的1/3。

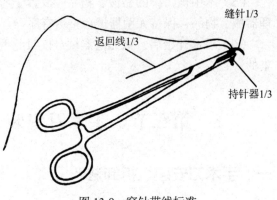

图13-9 穿针带线标准

第四节 手术中手语及器械传递

一、手术器械传递原则

手术中，器械护士应做到按手术步骤准确传递器械，以确保手术的顺利进行。为了保持手术室内安静，手术中传递器械时应该尽可能以手语表示，并严格遵循以下原则。

（1）及时准确：速度快、方法准、器械对，术者接过器械后不需要调整即可使用。

（2）力度适当：将柄递给术者时，要轻击手掌，以达到提醒术者的注意力为度。

（3）器械调整：根据手术部位及时调整手术器械。

（4）术野整洁：已使用的器械要及时收回，避免手术切口周围堆积，防止滑落。

（5）传递技巧：有弧度的弯侧朝上；有手柄的手柄朝向术者；锐利器械刃口向下水平传递；禁止从术者后背传递。

二、手术中手语与器械传递方法

术中手语与器械传递方法主要有手术刀的传递、持针钳的传递、血管钳的传递、手术镊的传递、手术剪的传递、结扎线的传递、拉钩的传递、咬骨钳的传递、锤和凿的传递九类。

（一）手术刀的传递

（1）手语：术者掌心向下，拇指与食指末端对捏，余三指自然屈曲，由前向后作"切开"的动作（图13-10）。

（2）传递：传递手术刀时，注意勿伤及自己或术者，一般有刀刃朝上和刀刃朝下两种传递方法。刀刃朝上传递时，将刀柄递给同侧术者的右手中（图13-11）。刀刃朝下传递法有同侧传递和对侧传递两种，前者是器械护士手持刀背与刀柄交界处，刀刃朝下，将刀柄递给手术者的右手中（图13-12）；后者是器械护士将手术刀放于弯盘内进行传递。手术刀用完后，应及时收回并放在适当位置，以免滑落手术台下，造成手术者损伤。

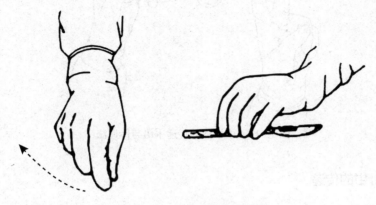

图 13-10　手术刀的传递手语

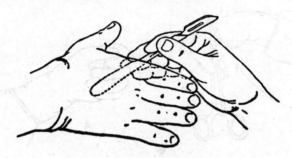

图 13-11　手术刀刀刃朝上传递

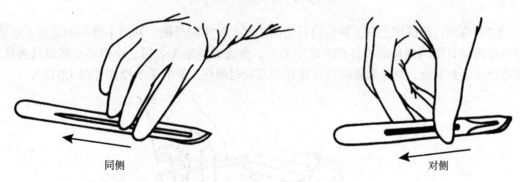

同侧

对侧

图 13-12　手术刀刀刃朝下传递

（二）手术剪的传递

（1）手语：术者食、中指伸直，并作内收、外展"剪刀"动作，其余手指屈曲对握（图13-13）。

（2）传递：器械护士右手握住剪刀的前中部，利用手腕的运动，以适当力度将手术剪的柄环部拍打在术者掌心上；弯剪刀应将弯侧朝上传递。

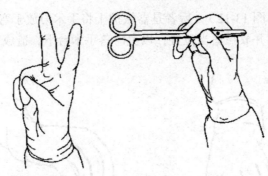

图 13-13　手术剪的传递手语与传递法

（三）持针钳的传递

（1）手语：术者各指呈握拳状，前臂及手腕作旋前动作（图 13-14）。

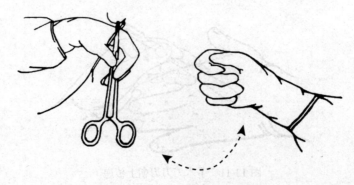

图 13-14　持针钳的传递手语

（2）传递：器械护士右手握住持针钳的中部，针尖向外侧，利用手腕部的运动，以适当力度将持针钳的柄环部拍打在术者掌心上。传递时注意无名指、小指不要将缝线夹住，或将缝线绕到手背，避免术者将持针钳和缝线同时握住，影响手术操作（图 13-15）。

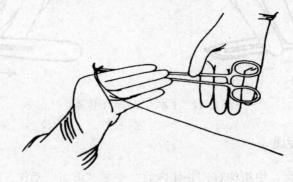

图 13-15　持针钳的传递

（四）血管钳的传递

（1）手语：术者掌心向上，拇指外展，其余四指伸出（图 13-16）。

（2）传递：

① 对侧传递法：器械护士右手握住血管钳上部 1/3 处，弯侧朝向掌心，手腕运动，以适当力度将血管钳的柄环部拍打在术者掌心上（图 13-17）。

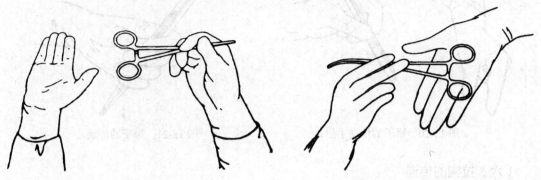

图 13-16　血管钳的传递手语　　　　　　　图 13-17　血管钳的对侧传递

② 同侧传递法：器械护士右手拇指、无名指握凹侧，食指、中指握凸侧上 1/3 处，通过腕下传递。左手则相反（图 13-18）。

③ 交叉传递：器械护士同时递 2 把血管钳时，递对侧器械的手在上，同侧的手在下，切不可从术者的肩或背后传递（图 13-19）。

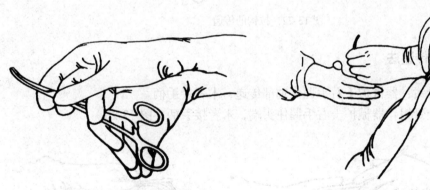

图 13-18　血管钳的同侧传递　　　　　　图 13-19　血管钳的交叉传递

（五）手术镊的传递

（1）手语：术者拇指、食指平行伸直，作"夹持"动作，余三指自然屈曲（图 13-20）。

（2）传递：器械护士右手握住镊子开口端并闭合开口，水平式或直立式传递，让术者持住镊子的中上部。术中紧急时，也可用拇指、食指、中指握住镊子尾部，闭合镊子前端，让术者持住镊子的中部（图 13-21）。

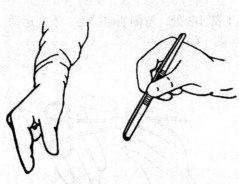

图 13-20　镊子的传递手语

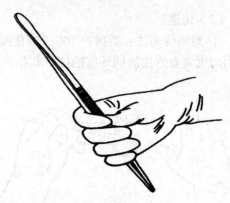

图 13-21　镊子的传递

（六）拉钩的传递

（1）手语：术者除拇指外其余四指自然弯曲，利用四指关节前后移动，作"拉开"动作。

（2）传递：器械护士右手握住中部，浸湿拉钩前端，将柄端水平传递给术者（图 13-22）。

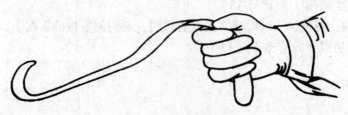

图 13-22　拉钩的传递

（七）咬骨钳传递法

（1）枪状咬骨钳：器械护士右手握住轴部传递，术者接手柄。

（2）双关节咬骨钳：器械护士右手握住头端，术者接手柄（图 13-23）。

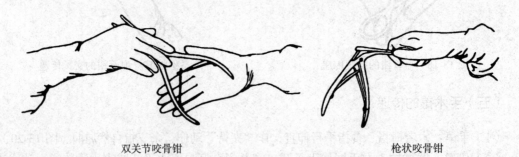

双关节咬骨钳　　　　　　　　　　　　　　　　　　　　枪状咬骨钳

图 13-23　咬骨钳的传递

（八）骨锤、骨凿传递法

器械护士右手递骨锤，左手递骨凿，手握凿及锤，水平递给术者（图 13-24）。

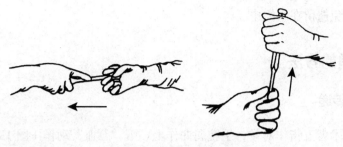

图 13-24 骨锤、骨凿的传递

（九）缝线的传递

缝线传递的手语是术者掌心向下，拇指外展余四指并拢微屈，并由前向后作掌屈动作。传递的方法有两种，分别是徒手传递法和血管钳带线传递法。

1. 徒手传递法

（1）线束传递：器械护士先用生理盐水浸湿，抹平，左手拇指与食指捏住缝线的前1/3处并拉出缝线，右手持线的中后1/3处，水平传递给术者，术者在线的中后1/3交界处接线（图13-25）。

（2）线轴传递：器械护士要拉出线头后送至术者手掌中。

2. 血管钳带线传递法

带线传递法传递血管钳时器械护士左手拇指与食指捏住线的前端，右手打开弯血管钳，夹住线头约2mm，传递方法同持针钳传递法（图13-26）。血管钳尖端夹持缝合线要紧，以结扎时不滑脱、不移动为准。此方法常用于深部组织结扎血管。

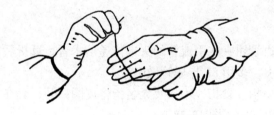

图 13-25 徒手传递手术缝线

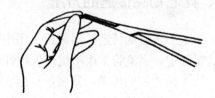

图 13-26 血管钳带线传递

第五节 敷料及其他物品的传递

一、敷料传递的原则

（1）准确：速度快、方法准、物品对，不带碎屑和杂物。

（2）及时：切口及其他部位的敷料及时更换，避免堆积。

（3）规范：纱布类敷料应打开、浸湿、成角传递；纱布、纱垫、脑棉片进行填塞止血时，要做到心中有数，提醒术者将纱布带子或尾线留置于切口外，并按数取出，切不可全部塞入体腔，以免遗留在组织中。

二、敷料传递的方法

（一）纱布传递

（1）手语：术者五指作对掌，手腕屈曲作上、下"蘸血"动作（图13-27）。

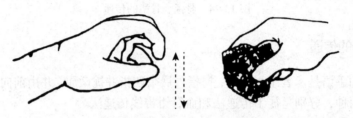

图13-27　纱布的传递手语

（2）传递：打开纱布，浸湿后拧干，展开后成角传递。由于纱布被血浸湿后体积小，不易被发现，所以不主张在切口深、视野窄、体腔或深部组织手术中使用。必须使用时，器械护士应特别注意使用纱布的数量，做到心中有数，避免遗留在组织中。

（二）纱布垫的传递

浸湿拧干后，成角传递。纱布垫要求缝制20cm长的带子，使用时将其留在切口外，防止遗留体腔。目前临床使用显影纱布，可防止手术遗留，增加手术的安全性。

三、其他物品传递的方法

（1）引流管的传递：器械护士用中弯血管钳夹住引流管的头端传递给术者，反折后用蚊式钳固定。引流管常用于组织保护性牵引，多用8F导尿管做引流。

（2）橡皮筋的传递：器械护士用右手拇指、食指、中指及无名指将皮圈撑开，套在术者右手上。橡皮筋常用于多把血管钳的集束固定（图13-28）。

（3）KD粒的传递法：KD粒又称"花生米"，由器械护士用18～22cm的弯血管钳夹持（图13-29），传递给术者，KD粒常用于深部组织的钝性分离。

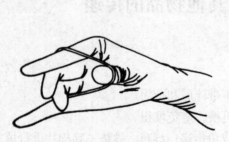

图13-28　橡皮筋的传递

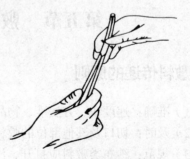

图13-29　KD粒的传递

（4）脑棉片传递：脑棉片多用于开颅手术，用法是将脑棉片贴放于脑组织表面进行保护性吸引。脑棉片一端要求带有黑色丝线，以免遗留。传递前，器械护士应稍用力牵拉，检查棉片质量。使用时应先将棉片浸湿，器械护士用右手捏住尾线，平放于左手食指（或手背），水平传递，术者用枪状镊夹持棉片的尾部（图 13-30）。

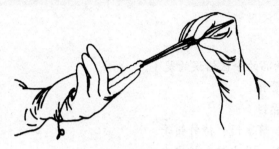

图 13-30　脑棉片的传递

四、手术物品传递的基本规律

几乎所有手术均由切开、止血、结扎、分离、缝合等基本操作组成，因此手术所需的器械物品也有一定的规律性，器械护士掌握了这些规律，就基本掌握了术中配合的主动权，就能够积极、有效地配合术者顺利完成手术。以下为手术的不同阶段中，器械护士需要进行的传递工作。

（1）皮肤切开：递酒精纱球、有齿镊、干纱布、刀、直血管钳、1号线轴、线剪、皮肤巾或保护膜。

（2）其他组织切开：递无齿镊、刀、纱布、弯血管钳、组织剪、1号或4号线轴、线剪。

（3）组织分离：递2~3把弯血管钳、组织剪或刀、线（结扎或缝扎）、线剪。

（4）组织缝合：递镊（无齿或有齿）、缝针（圆针或三角针）、线剪。

（5）切开腹膜：递2把弯血管钳、刀、组织剪、拉钩、吸引器头、湿盐水纱垫、洗手水。

（6）深部组织止血：递长弯血管钳、4号或7号线结扎（或中圆针、4号线缝扎）、线剪。

（7）污染手术的隔离：在切开消化道、泌尿道、子宫颈部等空腔前，递纱垫保护周围组织，注意吸除外流的内容物，并提醒术者更换手套。

（8）残端处理：包括胃、肠切除后的残端消毒等，一般用0.5%碘伏棉球。

🔍知识链接

带显影标志的敷料

《手术室护理实践指南》中第七篇5.1明确规定，手术切口内应使用带显影标志的敷料。手术显影纱布由医用纱布和含有显影药的显影线组成，显影线由天然橡胶或塑料和硫酸钡、碘油等成分混合制成，可在X线照射下显影。当手术完成后，清点纱布数目与手术前不相符时，可以通过透视或拍片从图像中明显准确判断纱布是否遗留在患者体内，避免由此引起的重大医疗责任事故。因此，手术室护士必须具备娴熟的操作技术、严谨的工作作风、敏锐的观察能力，在物品清点时严格按照物品清点要求和原则，防止手术物品遗留。

（资料来源：郭莉.手术室护理实践指南[M].北京：人民卫生出版社，2022.）

✴ 思考与练习

一、选择题

1. 器械托盘手术物品的分区错误的是（　　）。
   A. Ⅰ区放置血管钳
   B. Ⅱ区放置血管钳
   C. Ⅲ区放置刀、剪、镊、持针钳等
   D. Ⅳ区放置拉钩、盐水垫、护皮巾
   E. Ⅰ区物品相对固定，Ⅱ、Ⅲ、Ⅳ区物品按手术进展随时更换

2. 下列选项中不符合手术无菌要求的是（　　）。
   A. 切口周围铺巾4层以上
   B. 切开空腔脏器前，用纱布覆盖周围组织
   C. 缝针别在无菌布上，避免丢失
   D. 无菌布单垂缘30cm以上
   E. 器械台的无菌区仅限于台面，器械台平面以下视为污染区

3. 器械护士在传递手术物品时错误的一项是（　　）。
   A. 将器械柄轻击手术者手掌
   B. 将手术刀锋端递给术者
   C. 弯钳、弯剪刀应将弯曲部向上
   D. 传递锐利器械时，刃口向下或向上
   E. 根据手术部位及时调整手术器械

4. 以下关于手术中传递器械的说法错误的是（　　）。
   A. 做到主动迅速、准确无误
   B. 有弧度的弯曲部朝下
   C. 传递时，以器械柄端轻击术者伸出的手掌
   D. 弯针应以持针器夹住中后1/3交界处
   E. 术者接过器械后不需要调整即可使用

5. 下列关于器械托盘管理错误的选项是（　　）。
   A. 器械托盘要保持干燥、整齐无菌
   B. 器械应按使用顺序先后放置
   C. 各类物品应分类放置
   D. 器械用毕及时擦净后暂留在手术台周围
   E. 器械托盘摆放正在使用或即将使用的物品

6. 手术准备铺无菌器械台时，无菌台布四周边缘下垂不少于（　　）cm。
   A. 30　　　　　B. 20　　　　　C. 40　　　　　D. 60　　　　　E. 50

7. 手术准备铺无菌器械台时，无菌台布至少覆盖（　　）层。

A. 2　　　　　　B. 4　　　　　　C. 6　　　　　　D. 8　　　　　　E. 10

8. 以下器械台管理原则中不正确的选项是（　　）。

A. 器械物品分区放置位置固定

B. 按使用顺序排列放置

C. 一般台面铺 4~6 层无菌布类，浸湿后立即加铺无菌单

D. 清楚各类器械物品的数量，做到心中有数

E. 无菌区仅限于器械桌面及周围边缘

9. 以下穿针带线的标准中不正确的选项是（　　）。

A. 缝线的返回线占总线长的 1/3

B. 持针钳开口前端的 1/3 夹持缝针

C. 持针钳夹持针尾后 1/3

D. 持针钳开口前端的 1/2 夹持缝针

E. 持针钳开口前端 1/3 夹持针尾后 1/3

10. 以下器械传递原则中错误的选项是（　　）。

A. 传递器械时，有弧度的弯侧向上

B. 已使用的器械不要收回，堆积在手术切口周围，方便使用

C. 力度适当，达到提醒术者的注意力为度

D. 根据手术部位及时调整手术器械

E. 及时准确，术者接过器械后不需要调整即可使用

二、简答题

1. 简述无菌器械台的铺置方法。

2. 简述器械台和器械托盘的管理中的分区。

3. 简述手术物品传递的基本规律。

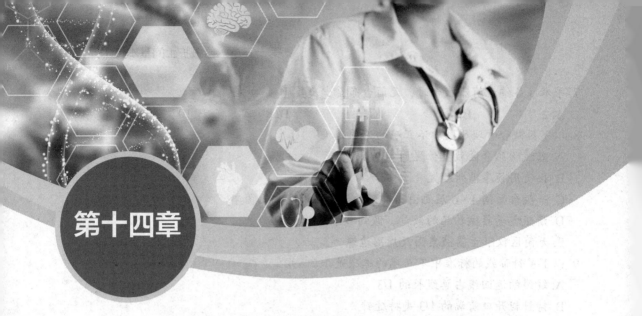

第十四章

常见手术案例与护理配合

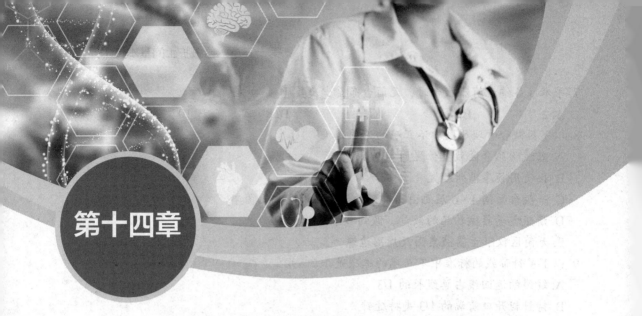学习目标

1. 掌握常见手术的手术步骤和护理配合。
2. 熟悉常见手术的手术体位、切口及腹腔镜设备的操作流程。
3. 了解常见手术的相关解剖、适应证和麻醉方式。
4. 具有熟练的操作技术、良好的团队合作意识、能正确使用各项仪器设备，默契地配合医生顺利完成手术。

第一节　普外科手术的护理配合

一、常用腹部切口的切开与缝合

（一）腹正中切口

表 14-1 所示为腹正中切口手术的手术步骤与手术配合。

表 14-1　腹正中切口手术的手术步骤与手术配合

手术步骤	手术配合
1. 皮肤消毒，铺无菌手术单	递无菌卵圆钳及消毒盘，用 0.5% 碘伏消毒纱依次消毒皮肤、铺置无菌手术单

续表

手 术 步 骤	手 术 配 合
2. 沿腹正中线切开皮肤及皮下组织	递 23 号刀，切开皮肤，干纱布拭血，递电刀电凝或 3-0 号丝线结扎或缝扎止血，递皮肤拉钩牵拉暴露术野
3. 切开腹白线及腹膜	更换手术刀片，递 23 号刀片切开，组织剪扩大，盐水纱布垫将腹膜外脂肪推开，递 2 把血管钳将腹膜提起，递 23 号刀片或电刀头切开腹膜
4. 探查腹腔	递生理盐水用于术者湿手探查，递湿盐水纱布、更换进腹深部器械
5. 关腹	递温盐水冲洗腹腔，清点器械、纱布等物品
6. 缝合腹膜及腹白线	递血管钳提起腹膜，递圆针和 2-0 号丝线间断缝合或圆针 2-0 号可吸收线连续缝合
7. 冲洗切口	用生理盐水冲洗，递吸引器吸引，更换干纱布
8. 缝合皮下组织	递圆针和 3-0 号丝线间断缝合
9. 消毒	递 0.5% 碘伏消毒纱消毒皮肤
10. 缝合皮肤	递有齿镊、角针和 3-0 号丝线间断缝合或用皮肤钉缝合
11. 覆盖切口	用切口敷料覆盖切口

（二）旁正中切口

表 14-2 所示为旁正中切口手术的手术步骤与手术配合。

表 14-2　旁正中切口手术的手术步骤与手术配合

手 术 步 骤	手 术 配 合
1. 皮肤消毒，铺无菌手术单	递无菌卵圆钳及消毒盘，用 0.5% 碘伏消毒纱依次消毒皮肤、铺置无菌手术单
2. 于腹直肌内侧距中线 1～2cm 切开皮肤及皮下组织	递 23 号刀片，切开皮肤，干纱布拭血，递电刀电凝或 3-0 号丝线结扎或缝扎止血，递皮肤拉钩牵拉暴露术野
3. 切开腹直肌前鞘	更换手术刀片，递 23 号刀片切开，组织剪扩大，盐水纱布拭血
4. 分离腹直肌	递血管钳，递圆针和 2-0 号丝线结扎或缝扎
5. 切开后鞘及腹膜	递血管钳提起腹膜，递 23 号刀片或电刀头切开腹膜，组织剪扩大
6. 探查腹腔	递生理盐水用于术者湿手探查，递湿盐水纱布、更换进腹深部器械，递腹壁拉钩暴露术野，必要时递腹腔自动牵开器
7. 关腹	递温盐水冲洗腹腔，清点器械、纱布等物品
8. 缝合后鞘及腹膜	递血管钳提起腹膜，递圆针和 2-0 号丝线间断缝合或 2-0 号可吸收线连续缝合
9. 缝合腹直肌前鞘	递血管钳、圆针和 2-0 号丝线间断缝合
10. 冲洗切口	递生理盐水冲洗，递吸引器吸引，更换干纱布

手 术 步 骤	手 术 配 合
11. 缝合皮下组织	递圆针和 3-0 号丝线间断缝合
12. 消毒	递 0.5% 碘伏消毒纱消毒皮肤
13. 缝合皮肤	递有齿镊、角针和 3-0 号丝线间断缝合或用皮肤钉缝合
14. 覆盖切口	用切口敷料覆盖切口

（三）肋缘下斜切口

表 14-3 所示为肋缘下斜切口手术的手术步骤与手术配合。

表 14-3　肋缘下斜切口手术的手术步骤与手术配合

手 术 步 骤	手 术 配 合
1. 皮肤消毒，铺无菌手术单	递无菌卵圆钳及消毒盘，用 0.5% 碘伏消毒纱依次消毒皮肤、铺置无菌手术单
2. 自剑突与肋缘平行向下、向外斜行切开皮肤及皮下组织	递 23 号刀片切开皮肤，干纱布拭血，递电刀电凝或 3-0 号丝线结扎或缝扎止血，递皮肤拉钩牵拉暴露术野
3. 切开腹直肌前鞘及腱膜	更换手术刀片，递 23 号刀片切开，组织剪扩大，盐水纱布拭血
4. 切断腹直肌，切开腹内斜肌肌膜	递血管钳，递 23 号刀片切断，递圆针和 2-0 号丝线结扎或缝扎
5. 切开后鞘及腹膜	递血管钳提起腹膜，递 23 号刀片或电刀头切开腹膜，组织剪扩大
6. 探查腹腔	递生理盐水用于术者湿手探查，递湿盐水纱布、更换进腹深部器械，递腹壁拉钩暴露术野，必要时递腹腔自动牵开器
7. 关腹	递温盐水冲洗腹腔，清点器械、纱布等物品
8. 缝合后鞘及腹膜	递血管钳提起腹膜，递圆针和 2-0 号丝线间断缝合或 2-0 号可吸收缝合线连续缝合
9. 缝合腹直肌前鞘及腹内斜肌膜、腹外斜肌膜	递血管钳，递圆针和 2-0 号丝线间断缝合
10. 冲洗切口	递生理盐水冲洗，递吸引器吸引，更换干纱布
11. 缝合皮下组织	递圆针和 3-0 号丝线间断缝合
12. 消毒	递 0.5% 碘伏消毒纱消毒皮肤
13. 缝合皮肤	递有齿镊、角针和 3-0 号丝线间断缝合或用皮肤钉缝合
14. 皮肤，覆盖切口	用切口敷料覆盖切口

（四）腹直肌切口

表 14-4 所示为腹直肌切口手术的手术步骤与手术配合。

表 14-4 腹直肌切口手术的手术步骤与手术配合

手 术 步 骤	手 术 配 合
1. 皮肤消毒，铺无菌手术单	递无菌卵圆钳及消毒盘，用 0.5% 碘伏消毒纱依次消毒皮肤、铺置无菌手术单
2. 距中线 3~4cm，腹直肌内外缘之间切开皮肤及皮下组织	递 23 号刀片切开皮肤，干纱布拭血，递电刀电凝或 3-0 丝线结扎或缝扎止血，递皮肤拉钩牵拉暴露术野
3. 切开腹直肌前鞘	更换手术刀片，递圆针和 23 号刀片切开，组织剪扩大，盐水纱布垫拭血
4. 分离腹直肌，结扎血管	递血管钳止血，递圆针和 2-0 号丝线结扎或缝扎，递电刀凝血
5. 切开腹直肌后鞘及腹膜	递血管钳及 23 号刀片或电刀头切开腹膜，组织剪扩大
6. 探查腹腔	递生理盐水用于术者湿手探查，递湿盐水纱布、更换进腹深部器械，递腹壁拉钩暴露术野，必要时递腹腔自动牵开器
7. 关腹	递温盐水冲洗腹腔，清点器械、纱布等物品
8. 缝合腹直肌后鞘及腹膜	递血管钳提起腹膜，递圆针和 2-0 号丝线间断缝合或 2-0 可吸收线连续缝合
9. 缝合腹直肌前鞘	递血管钳圆针 2-0 丝线间断缝合
10. 冲洗切口	递生理盐水冲洗，递吸引器吸引，更换干纱布
11. 缝合皮下组织	递圆针和 3-0 号丝线间断缝合
12. 消毒	递 0.5% 碘伏消毒纱消毒皮肤
13. 缝合皮肤	递有齿镊、角针 3-0 丝线间断缝合或用皮肤钉缝合
14. 覆盖切口	用切口敷料覆盖切口

二、阑尾切除手术的护理配合

 情景导入

　　小张同学在上晚自习前突然感觉恶心、腹胀伴有腹痛、体温 37.7℃，前几天患有感冒，无不良饮食。在同学的陪同下前往医院急诊科就诊，腹部体征：右下腹压痛反跳痛明显。彩超提示：阑尾增粗，考虑阑尾炎。拟收入住院行手术治疗。

 思考：

　　1. 阑尾炎的典型症状是什么？

　　2. 麦氏点的位置在哪里？

　　（1）手术适应证：急性阑尾炎（包括单纯性、化脓性及坏疽性阑尾炎）、阑尾穿孔、阑尾脓肿、慢性阑尾炎反复发作者、右下腹痛怀疑阑尾炎患者。

　　（2）麻醉方式：椎管内麻醉。

（3）手术体位：仰卧位。

（4）手术切口：右下腹麦氏点切口或腹部探查切口。

（5）手术物品：腹部布类包、手术衣包、腹部基础器械包、吸引器、高频电刀、皮肤钉等。

（6）手术步骤及手术配合：如表 14-5 所示。

表 14-5　阑尾切除手术步骤及手术配合

手 术 步 骤	手 术 配 合
1.皮肤消毒，铺无菌单	递无菌卵圆钳及消毒盘，用 0.5% 碘伏消毒纱依次消毒皮肤、铺置无菌手术单
2.在脐与右髂前上棘连线的中外 1/3 处切开皮肤、皮下组织	递 23 号刀，切开皮肤，递血管钳及电刀头依次切开皮下组织，递皮肤拉钩进行牵拉，暴露切口，干纱布拭血，遇有出血用电刀电凝止血或带丝线结扎
3.顿性分离腹内斜肌及腹直肌	用皮肤拉钩牵拉，递血管钳撑开，用手探查协助分离，推开腹外组织，暴露腹膜
4.切开腹膜，进入腹腔	递两把血管钳进行腹膜提拉，递 23 号刀或电刀将腹膜切开进入腹腔，递湿纱布保护切口周围，递血管钳提拉腹膜，拉钩牵拉切口
5.探查腹腔，寻找阑尾	递解剖镊及湿纱布探查寻找盲肠再找到阑尾
6.处理阑尾周围	递卵圆钳将阑尾提至切口外，垫湿纱布保护周围组织；递血管钳及 23 号刀片切断肠系膜，递 3-0 号丝线结扎或缝扎
7.切除阑尾	在阑尾根部做荷包缝合，递小圆针和 2-0 号丝线缝扎，递线剪剪线；递 23 号刀切断阑尾，递弯盘接刀片及阑尾，处理残端：依次递蘸有苯酚、酒精、生理盐水的棉签依次擦拭消毒阑尾残端黏膜面，收紧荷包，酌情递小圆针和 2-0 号丝线进行缝扎加固
8.探查腹腔，准备关腹	递温盐水酌情进行腹腔冲洗，清理腹腔，递解剖镊湿纱布进行蘸拭积液
9.清点物品、关腹	递血管钳、圆针 2-0 号丝线间断缝合或 2-0 号可吸收线连续缝合，线剪剪线
10.缝合皮肤	递中三角针 3-0 号丝线缝合皮肤或用皮肤钉缝合

注：目前临床上已很少用"三棒法"处理阑尾残端，各医院处理方法各不相同，如用碘伏或用电刀处理。

三、腹股沟疝修补手术的护理配合

 情景导入

王叔今年 50 岁，是一名建筑工人，患有右阴囊肿块 2 年了，腹部用力时阴囊就会出现肿块（如搬重物、咳嗽、长时间站立等），平卧时可以自行消失。今日王叔到医院就诊，被诊断为右腹股沟疝，拟收入住院行手术治疗。

思考：

1. 什么是腹股沟疝？

2. 疝的内容物是什么？

3. 手术后需要特别交代的注意事项？

（1）手术适应证：腹股沟斜疝、腹股沟直疝、股疝，包括各种初发和复发疝。

（2）麻醉方式：硬膜外或全麻。

（3）手术体位：仰卧位。

（4）手术切口：腹股沟切口。

（5）手术物品：腹部布类包、手术衣包、腹部基础器械包、吸引器、高频电刀、皮肤钉等，必要时备补片。

（6）手术步骤及手术配合：如表 14-6 所示。

表 14-6　腹股沟疝修补手术步骤及手术配合

手 术 步 骤	手 术 配 合
1. 皮肤消毒，铺无菌手术单	递无菌卵圆钳及消毒盘，用 0.5% 碘伏消毒纱依次消毒皮肤、铺置无菌手术单
2. 再次消毒皮肤	递有齿镊夹持 0.5% 碘伏消毒纱再次消毒皮肤
3. 切开皮肤	递 23 号刀片，在髂前上棘至耻骨联合上 2～3cm 处切开皮肤、皮下组织及筋膜，递干纱布拭血；遇有出血用电刀电凝止血或带丝线结扎
4. 切开腹外斜肌腱膜	递皮肤拉钩拉开暴露术野，递血管钳提起腹外斜肌腱膜，递 23 号刀片，在腹外斜肌腱膜内环与外环连线处做切口，递组织剪剪开，显露腹股沟韧带的反折部分
5. 分离提睾肌，暴露疝囊	递电刀纵行切开提睾肌后显露精索及疝囊；递血管钳提起疝囊，用纱布包裹食指，钝性将疝囊与输精管、精索血管及周围组织分开；将精索提起，游离至内环口处
6. 切开疝囊将内容物回纳	递解剖镊提起疝囊，组织剪剪开疝囊，将疝内容物回纳
7. 放置补片并固定	递解剖镊夹持补片平放置于腹股沟后壁，圆形口两侧围绕精索，递圆针和 3-0 号丝线可吸收线缝合固定
8. 清点物品、关腹	递血管钳、圆针和 2-0 号丝线间断缝合或 2-0 号可吸收缝合线连续缝合，用线剪剪线
9. 缝合皮肤	递角针和 3-0 号丝线缝合皮肤或用皮肤钉缝合

四、乳腺癌根治手术的护理配合

情景导入

刘阿姨今年 48 岁，前两天洗澡时无意摸到右乳腺处有一大小约鹌鹑蛋大小的包块，未感疼痛，质硬，活动度不好，不易推动。随后刘阿姨到医院就医，遵医嘱行乳腺彩超、钼靶等检查，初步诊断为右乳腺癌，拟进行手术治疗。

思考：

1. 乳腺癌的高发年龄是多少岁？
2. 男性会患乳腺癌吗？
3. 乳腺癌术后如何进行患侧肢体的功能锻炼？

（1）手术适应证：临床Ⅰ期、Ⅱ期、部分Ⅲ期乳腺癌（此时肿瘤未累及胸肌筋膜）。

（2）麻醉方式：气管插管全麻。

（3）手术体位：仰卧位，患侧上肢外展，肩胛部垫腋垫，显露腋后线部位。

（4）手术切口：以肿瘤为中心环绕乳头和乳晕做一梭形切口。

（5）手术物品：腹部布类包、手术衣包、腹部基础器械包、吸引器、高频电刀、弹力绷带、硅胶引流球等。

（6）手术步骤及手术配合：如表 14-7 所示。

表 14-7　乳腺癌根治手术步骤及手术配合

手 术 步 骤	手 术 配 合
1. 皮肤消毒，铺无菌手术单	递无菌卵圆钳及消毒盘，用 0.5% 碘伏消毒纱依次消毒皮肤、铺置无菌手术单
2. 再次消毒皮肤	递有齿镊夹持 0.5% 碘伏消毒纱再次消毒皮肤
3. 切皮，以肿瘤为中心做横向切口	递 23 号手术刀片切皮，递两块干纱布拭血
4. 游离皮瓣，上至锁骨，内侧至胸骨旁，外至背阔肌前缘，下至腹直肌上缘	递皮肤拉钩拉起皮缘，递电刀头紧贴皮肤沿脂肪组织浅层进行锐性剥离，递电刀电凝止血或用 3-0 号丝线结扎血管
5. 切除乳房	递 S 形拉钩暴露术野，递组织钳夹住乳房组织，递血管钳和电刀头将乳腺从胸大肌表面切除，递电刀电凝止血或用 3-0 号丝线结扎血管
6. 清扫腋窝淋巴结及脂肪组织保护胸长神经及胸背神经	递血管钳、电刀头切开筋膜，解剖腋静脉，分离周围淋巴结、脂肪组织及腋动静脉分支，递电刀电凝止血或用 3-0 号丝线结扎血管
7. 冲洗	递生理盐水冲洗创面，递干纱布擦拭
8. 放置引流管，缝合切口	递有齿镊夹持 0.5% 碘伏消毒纱消毒置管处皮肤，递血管钳放置引流管，用角针和 2-0 号丝线缝扎固定引流管

五、甲状腺次全切除手术的护理配合

 情景导入

刘阿姨今年 42 岁，最近化妆照镜子时感觉自己的左侧脖子更饱满了，用手触摸到一个包块，没有触痛、吞咽困难等不适。遂往医院进行体检。体检彩超发现其左侧甲状腺有一结节大小约 3.5mm×5.8mm 的无血运囊性肿块，医生建议进行手术治疗。

思考：

1. 青春期的甲状腺肿大适合做手术吗？
2. 甲状腺手术后的观察重点是什么？
3. 甲状腺结节分几类？
4. 基础代谢率怎么计算？

（1）手术适应证：

① 单纯甲状腺肿压迫气管、食管、喉返神经、颈部大静脉而引起临床症状者，气管已变形或移位，喉镜检查有声带麻痹现象；

② 巨大的单纯性甲状腺肿影响参加生产劳动者；

③ 青春期后单纯甲状腺肿明显增大；

④ 结节性甲状腺肿伴有甲亢或疑似恶变；

⑤ 有比较严重的甲状腺腺功能亢进，经药物治疗无效者；

⑥ 并发心功能紊乱的甲亢。

（2）麻醉方式：气管插管全麻。

（3）手术体位：头颈过伸仰卧位。

（4）手术切口：在胸骨切迹上二横指沿颈部皮肤横纹做正中弧形切口。

（5）手术物品：腹部布类包、手术衣包、甲状腺器械包、吸引器、高频电刀、超声刀、过伸体位垫、硅胶引流球、美容缝线等。

（6）手术步骤及手术配合：如表 14-8 所示。

表 14-8 甲状腺次全切除手术步骤及手术配合

手 术 步 骤	手 术 配 合
1. 皮肤消毒，铺无菌手术单	递无菌卵圆钳及消毒盘，用 0.5% 碘伏消毒纱依次消毒皮肤、铺置无菌手术单
2. 再次消毒皮肤	递有齿镊夹持 0.5% 碘伏消毒纱再次消毒皮肤
3. 切开皮肤及皮下组织、颈阔肌	递23号手术刀片及组织镊切皮，递两块干纱布拭血，依次切开皮下组织及颈阔肌
4. 分离皮瓣	递组织镊提起皮缘，电刀游离上下皮瓣，血管钳止血，3-0 号丝线结扎或递电刀电凝止血

手术步骤	手术配合
5.暴露甲状腺	递23号刀片电刀或超声刀纵行打开颈白线，递甲状腺拉钩牵开两侧颈前带状肌群，暴露甲状腺
6.处理甲状腺上极、下极及周围血管	递蚊氏钳、超声刀分离上、下极组织，处理甲状腺上动静脉、下动静脉和甲状腺中静脉，近心端用双重2-0号丝线结扎
7.处理甲状腺峡部	递电刀或超声刀贴气管壁前分离甲状腺峡部并切除
8.切下甲状腺组织	递血管钳或蚊氏钳数把，沿预定切线依次钳夹，递23号刀片切除，取下标本，切除时避免损伤喉返神经，递3-0号丝线结扎残留甲状腺腺体，圆针可吸收缝合线间断缝合甲状腺被膜
9.冲洗切口	递生理盐水冲洗，吸引器头吸引，更换干净纱布，清点用物，去除颈垫
10.放置引流管	递三角针和2-0号丝线缝扎固定引流管
11.缝合切口	递3-0号丝线缝合颈阔肌、皮下组织，3-0丝线进行皮内缝合或美容缝线缝合，递敷料贴加压覆盖切口

第二节 妇产科常见手术的护理配合

一、剖宫产手术的护理配合

 情景导入

　　手术室冯老师接到通知，妇产科一名产妇需要立刻进行急诊剖宫产手术。该产妇33岁，第一胎，孕40周+1天，臀位，胎膜早破，脐带脱垂，B超检查胎儿估重约3.7公斤。

思考：

1.脐带脱垂对孕妇及胎儿有何影响？

2.剖宫产手术需要哪些用物准备？

3.应该如何进行手术配合？

　　（1）手术适应证：骨盆狭窄、头盆不称、横位、臀位、产道异常、前置胎盘、胎盘早剥、脐带脱垂、胎儿窘迫、过期妊娠等。

　　（2）麻醉方式：腰麻或硬膜外麻醉。

　　（3）手术体位：仰卧位。

　　（4）手术切口：下腹耻骨上横切口或腹正中切口。

　　（5）手术物品：腹部布类包，手术衣包，剖宫产手术器械包，切口膜，吸引器，0号、2-0号、3-0号可吸收缝合线，5ml注射器，缩宫素等。

（6）手术步骤及手术配合：如表 14-9 所示。

表 14-9　剖宫产手术步骤及手术配合

手 术 步 骤	手 术 配 合
1. 皮肤消毒，铺无菌手术单	递无菌卵圆钳及消毒盘，用 0.5% 碘伏消毒纱依次消毒皮肤、铺置无菌手术单，贴切口膜
2. 切开皮肤皮下组织	递手术刀切开皮肤，递有齿镊、血管钳、组织剪，两块干纱条拭血；出血点用血管钳钳夹，递 3-0 号丝线结扎或递电刀电凝止血
3. 切开腹直肌前鞘	递手术刀切开，剪刀扩大
4. 分离腹白线	递组织钳提起前鞘，组织剪剪开
5. 分离腹直肌	递血管钳分离，组织剪剪开
6. 切开腹膜	递血管钳牵起腹膜，手术刀切开，剪刀扩大
7. 洗手探查腹腔，暴露子宫下段	递生理盐水，洗手探查子宫大小、下段扩张情况、胎头方向等；递盐水纱垫，以推开肠管和防止羊水及血液进入腹腔，并递腹腔拉钩暴露子宫
8. 切开子宫下段	递手术刀在已暴露的子宫下段正中做切口
9. 刺破羊膜	钝性分离子宫下段，递血管钳刺破羊膜
10. 胎儿娩出	递吸引器，术者右手伸入宫腔扶起胎儿向上捞出并娩出，挤出胎儿口、鼻内分泌物，递干纱布 1 块擦拭
11. 断脐	协助医生断脐，递血管钳 2 把、脐带剪剪断脐带，新生儿交台下接生者处理
12. 娩出胎盘	递 20IU 缩宫素，宫体注射；递组织钳止血，递碗接胎盘，检查胎盘是否完整
13. 清理宫腔	递卵圆钳，夹纱条彻底清理宫腔
14. 缝合子宫	正确清点器械、敷料等数目，纱垫用于擦拭血，递长镊、0 号可吸收缝合线连续缝合子宫肌层、浆肌层及反折腹膜
15. 探查腹腔	更换纱垫，检查双侧附件有无异常，清理积血块，清点手术用物，准备关腹
16. 清点用物，逐层关腹	① 递血管钳数把、甲状腺拉钩、2-0 号可吸收缝合线连续缝合腹膜，间断缝合肌肉，连续缝合前鞘，间断缝合皮下组织 ② 清点器械、纱布、纱垫、缝针，递 3-0 号可吸收缝合线连续进行皮内缝合 ③ 递 0.5% 碘伏消毒纱再次消毒皮肤，用敷料覆盖，包扎伤口

二、卵巢切除手术的护理配合

 情景导入

　　某患者体检查出左侧附件囊肿 5 年，绝经 4 年，近一年发现左侧卵巢增大明显。复查超声提示左侧卵巢囊肿大小为 8.4cm×5.6cm。入院诊断为卵巢囊肿（左侧），手术指征明确，需要进行手术治疗，经科室术前讨论后决定对该患者行卵巢切除手术。

思考:

1. 卵巢切除手术的手术适应证是什么?

2. 卵巢切除手术需要哪些用物准备?

3. 应该如何进行手术配合?

（1）手术适应证：卵巢肿瘤、卵巢非赘生性囊肿扭转或破裂不能保留该侧卵巢者等。

（2）麻醉方式：腰麻或硬膜外麻醉。

（3）手术体位：仰卧位。

（4）手术切口：腹部横切口或正中切口。

（5）手术物品：腹部布类包，手术衣包，剖腹手术器械包，高频电刀，切口膜，吸引器，23 号刀片，2-0 号、3-0 号可吸收缝合线，手术防粘连液等。

（6）手术步骤及手术配合：如表 14-10 所示。

表 14-10　卵巢切除手术步骤及手术配合

手 术 步 骤	手 术 配 合
1. 皮肤消毒，铺无菌手术单	递无菌卵圆钳及消毒盘，用 0.5% 碘伏消毒纱依次消毒皮肤、铺置无菌手术单，贴切口膜
2. 开腹	递 23 号刀切皮，递有齿镊、血管钳、电刀笔，干纱条拭血，逐层分离至腹直肌及腹横肌，打开腹腔
3. 探查腹腔	递湿纱垫保护切口两侧，腹部拉钩、压肠板显露术野；递生理盐水湿手探查
4. 卵巢切除	递无齿卵圆钳，提起患侧卵巢肿物，显露卵巢输卵管系膜、卵巢固有韧带；递中弯血管钳钳夹系膜及韧带，递手术刀切断骨盆漏斗韧带血管、系膜及卵巢固有韧带，0 号丝线缝扎，完整切除卵巢及肿物
5. 冲洗腹腔	递盐水冲洗，清点器械、纱布、纱垫、缝针等用物；递手术防粘连液注入腹腔、盆腔
6. 清点用物，逐层关腹	① 递 2-0 号可吸收缝合线，间断缝合腹膜和筋膜，间断缝合皮下组织 ② 清点器械、纱布、纱垫、缝针等用物，递 3-0 号可吸收线连续皮内缝合 ③ 递 0.5% 碘伏消毒纱再次消毒皮肤，敷料覆盖，包扎伤口

第三节　腔镜外科手术的护理配合

一、腹腔镜下阑尾切除手术的护理配合

情景导入

小白今天由冯老师带教，跟台做腹腔镜阑尾切除手术，小白询问冯老师是否所有阑尾炎都可以采取腹腔镜下阑尾切除手术，手术该准备哪些手术器械及用物，又该如何配合手术？冯老师详细地给予了讲解。

思考:

1. 腹腔镜阑尾切除手术的适应症有哪些?

2. 腹腔镜阑尾切除手术需要准备哪些手术器械及用物?

3. 腹腔镜阑尾切除手术应该如何配合?

（1）手术适应证：急性单纯性阑尾炎，急性化脓性或坏疽性阑尾炎，急性阑尾穿孔并发腹膜炎，复发性阑尾炎。

（2）麻醉方式：气管插管全身麻醉。

（3）手术体位：平卧位（建立气腹后采用头低足高 $10° \sim 20°$，左倾 $10° \sim 15°$）。

（4）手术切口：

① 脐孔上缘；

② 耻骨联合中点上方 5cm 左右；

③ 左下腹反麦氏点。

（5）手术物品：腹部布类包、手术衣包、基础器械包、腹腔镜器械包、腹腔镜设备、超声刀、穿刺器、可吸收夹、11 号刀片、3-0 号可吸收缝合线、吸引器、标本袋等。

（6）手术步骤及手术配合：如表 14-11 所示。

表 14-11　腹腔镜下阑尾切除手术步骤及手术配合

手 术 步 骤	手 术 配 合
1. 皮肤消毒，铺无菌手术单	递无菌卵圆钳及消毒盘，用 0.5% 碘伏消毒纱依次消毒皮肤、铺置无菌手术单
2. 准备腹腔镜器械，连接腔镜系统、固定各种连线及管道	① 递腔镜保护套、镜头、导光束、气腹管、冲洗吸引管、超声刀，并用直血管钳固定于台上 ② 递组织钳或有齿镊夹 0.5% 碘伏消毒纱再次消毒皮肤
3. 建立气腹，探查	① 递 2 把巾钳，提起脐孔周围腹壁组织；递 11 号尖刀片于脐孔内下切开，于脐孔切口（A孔）插入气腹针，建立 CO_2 气腹 ② 递 10mm 穿刺器，建立观察孔；经穿刺器置入镜头，观察腹腔有无粘连，确定阑尾位置，取头低足高 $10° \sim 20°$，向左倾斜 $10° \sim 15°$
4. 建立操作孔 观察孔 主操作孔 辅操作孔	① 递 11 号手术刀，于左下腹反麦氏点处做一切口，递 10mm 穿刺器建立第一操作孔 ② 于耻骨联合中点上方 5cm 处做一切口，递 5mm 穿刺器建立第二操作孔

手 术 步 骤	手 术 配 合
5.处理阑尾系膜及阑尾动脉 	递无损伤钳及分离钳，探查腹腔，寻找并暴露阑尾；无损伤钳用于提起阑尾，分离钳用于游离阑尾系膜及阑尾动脉；递超声刀切断阑尾根部系膜
6.处理阑尾根部，切除阑尾 	递可吸收夹钳，夹闭阑尾根部，递剪刀剪断阑尾
7.取出标本 	递标本袋、抓钳，用抓钳钳夹阑尾置入标本袋内，从第一操作孔取出
8.清理术野，检查有无出血	检查阑尾断端，处理阑尾残端；探查腹腔，有无出血；递冲洗吸引器，清理腹腔，必要时放置引流管
9.清点用物，关闭切口	清点用物，放出 CO_2 气体，拔出穿刺器；递持针器、3-0 可吸收线缝合切口

二、腹腔镜下胆囊切除手术的护理配合

情景导入

小白在手术室实习器械护士四周了，今天由张老师带教，配合腹腔镜下胆囊切除手术。小白既兴奋又忐忑，张老师带着她有条不紊地准备手术用物，耐心讲解手术步骤及配合注意事项，小白逐渐放松心态，全神贯注地投入到手术配合当中。

思考：

1. 胆囊切除手术有哪些适应证？
2. 何为胆囊三角？
3. 操作孔位置应该放在哪里？

（1）手术适应证：反复发作引起临床症状的慢性胆囊炎，结石嵌顿于胆囊颈部或胆囊管，无症状，但结石已充满整个胆囊。

（2）麻醉方式：气管插管全身麻醉。

（3）手术体位：先平卧位建立通道，建立气腹后采用头高足低30°，向左倾斜10°～15°特殊仰卧位。

（4）手术切口：

① 观察孔：脐孔内下缘或内上缘。

② 主操作孔：上腹正中线剑突下3cm。

③ 辅助操作孔：右锁骨中线与肋弓交点处下方2cm。

（5）手术物品：腹部布类包、手术衣包、基础器械包、腹腔镜器械包、腹腔镜设备、套管针、钛夹、Hem-o-Lock夹（或可吸收夹）、标本袋、11号刀片、吸引器等。

（6）手术步骤及手术配合：如表14-12所示。

表14-12　腹腔镜下胆囊切除手术步骤及手术配合

手 术 步 骤	手 术 配 合
1. 皮肤消毒，铺无菌手术单	递无菌卵圆钳及消毒盘，用0.5%碘伏消毒纱依次消毒皮肤、铺置无菌手术单
2. 连接设备 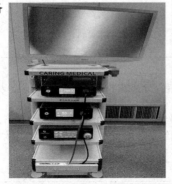	视频系统置于患者右侧，摄像连线、气腹管固定于主刀左侧，电凝、吸引器固定于主刀右侧

手术步骤	手术配合
3.建立气腹，探查 	①递2把巾钳，提起脐孔周围腹壁组织；递11号尖刀片于脐孔内下切开，于脐孔切口（A孔）插入气腹针，建立CO_2气腹 ②置入保护穿刺套管，放入30度镜头观察腹腔胆囊情况
4.建立操作孔，调整体位 	①递11号尖刀作第二切口（B孔）置入10mm套管针、第三切口（C孔）置入5mm套管针 ②穿刺完毕，取头高脚低30°，向左倾斜10°～15°，利用重力因素使小肠向左下腹部移位，显露胆囊，必要时取第四切口（备用孔：右腋前线肋缘下）
5.分离、切除胆囊，处理胆囊床 	①递弹簧钳夹住胆囊底部，分离钳游离胆囊管及胆囊动脉，胆囊管、胆囊动脉分别别上钛夹，靠近胆总管侧用Hem-o-Lock夹（或可吸收夹）结扎，剪刀剪断 ②递电凝勾沿胆囊底部将胆囊体部自胆囊床剥离，完全切割游离胆囊，递电凝棒电凝胆囊床止血
6.取出胆囊 	①递标本袋，分离钳将胆囊装入标本袋，从第二切口带出 ②若胆囊及结石体积较大，无法一次性拖出，则递中弯止血钳、组织剪、取石钳取出石头或分割标本待体积缩小后再取出

续表

手 术 步 骤	手 术 配 合
7.清点用物，缝合穿刺孔	① 根据需要准备温生理盐水冲洗手术创面，再次检查有无活动出血或渗血 ② 放出 CO_2 余气，按清点流程正确清点器械、敷料等手术用物，选择合适的缝线缝合穿刺孔

三、腹腔镜下胃大部分切除手术的护理配合

 情景导入

　　李明到手术室实习的第 1 周，就已经掌握了基础手术器械的识别与使用，今天李明跟随冯老师上台学习腹腔镜下胃大部分切除手术的护理配合，冯老师带领李明重点了解了腔镜器械的组装与拆卸、腹腔镜器械的使用、胃大部分切除手术的隔离措施。

思考：

　　1.腹腔镜手术的配合要点有哪些?

　　2.腹腔镜手术有哪些优势及不足?

　　3.什么是沾染手术的隔离技术?

　　（1）手术适应证：

　　① 内科治疗无效、较大的胃溃疡，慢性、疑有恶变的胃溃疡；

　　② 药物无法控制症状的顽固性十二指肠溃疡；

　　③ 伴有幽门梗阻及反复出血、穿孔的胃十二指肠溃疡；

　　④ 确诊的穿孔性溃疡、球后溃疡、巨大溃疡、复合溃疡、胃泌素所致的溃疡；

　　⑤ 早期胃癌及部分进展期胃癌；

　　⑥ 无腹腔镜禁忌证者。

　　（2）麻醉方式：气管插管下全身麻醉。

　　（3）手术体位：头高脚低人字位，双下肢分开45°，以能站立一人为宜。

　　（4）手术切口：

　　① 观察孔：脐下缘；

　　② 主操作孔：左肋缘下；

　　③ 辅助孔：左腹中部、右腹中部、右肋缘下行 5mm 切口。

　　（5）手术物品：人字位布类包，手术衣包，开腹器械包，腹腔镜器械包，超声刀，Hem-o-lok 钳（夹），10mm、5mm 套管针，2-0 号、3-0 号、4-0 号可吸收缝线，荷包钳（线），一次性腔内切割吻合器，一次性管型吻合器等。

　　（6）手术步骤及手术配合：如表 14-13 所示。

表 14-13　腹腔镜下胃大部分切除手术步骤及手术配合

手 术 步 骤	手 术 配 合
1. 皮肤消毒，铺无菌手术单	递无菌卵圆钳及消毒盘，用 0.5% 碘伏消毒纱依次消毒皮肤、铺置无菌手术单
2. 正确连接各种导线	连接、检查、调节腹腔镜摄像系统、CO_2 气腹系统、吸引器及电外科设备
3. 于脐下作弧形切口，置入 10mm 套管针作为观察孔，探查腹腔	递布巾钳 2 把提起腹壁，递 11 号刀切开皮肤，干纱条 1 块拭血，递气腹针穿刺至腹膜，递抽吸盐水的注射器，证实气腹针是否进入腹腔，连接 CO_2 输入管建立气腹，递 10mm 套管针置入，递 30° 观察镜，用碘伏纱块擦拭后经此穿刺器孔进入，探查腹腔
4. 在内镜监视下建立主操作通道 1 个，辅助通道 3 个	递 11 号刀切开，置入 10mm 穿刺器建立主操作通道，递 11 号刀片切开，置入 5mm 套管针建立辅助通道
5. 游离大网膜	递腔镜无损伤钳夹持大网膜向上牵拉，递超声刀沿结肠缘分离胃结肠韧带，向左至胃大弯脾下极处，向右至胃大弯幽门下
6. 切断胃网膜右动静脉	递超声刀紧贴胰头表面分离并解剖出胃网膜右动、静脉，递 Hem-o-lok 夹夹闭，超声刀离断
7. 在胃窦及幽门上游离小网膜，显露并切断胃右动脉	递超声刀游离小网膜，递腔镜直角钳分离出胃右动脉，递 Hem-o-lok 夹夹闭，近端两个，远端一个，递超声刀离断
8. 游离并显露胃左动静脉 胃网膜左血管	递超声刀游离并显露胃左动静脉，递 Hem-o-lok 夹夹闭，近端两个，远端一个，递超声刀离断
9. 沿胃小弯游离肝胃韧带至与胃大弯相对处	递超声刀游离
10. 游离十二指肠段约 2cm，待切断十二指肠	递超声刀游离
11. 关闭气腹，在上腹部做 4~6cm 腹正中切口	关闭气腹，撤回腹腔镜器械，准备开腹器械；递 23 号刀切开皮肤、皮下组织，干纱条拭血，递甲状腺拉钩牵开显露术野，电刀切开腹白线及腹膜，递切口保护圈保护切口
12. 离断十二指肠	递直线切割缝合器距幽门远侧端 2cm 处离断闭合十二指肠并行浆肌层间断缝合加固
13. 断胃	距癌肿近侧端约 6cm 离断胃移去手术标本。残胃大弯侧用直线切割闭合器离断闭合并行全层间断缝合加固

续表

手 术 步 骤	手 术 配 合
14. 胃－空肠吻合	近端空肠用荷包钳行荷包缝合后置入吻合器钉砧头，从残胃小弯侧残端置入吻合器柄端从残胃大弯侧残端穿出，激发吻合器完成胃空肠端侧吻合并行全层间断缝合加固，一次性直线切割闭合器关闭残胃小弯侧并行全层间断缝合加固行浆肌层间断缝合包埋
15. 放置引流管，冲洗腹腔	引流管用丝线固定，并连接引流袋，用加温的灭菌注射用水冲洗腹腔
16. 缝合并覆盖切口	递有齿镊、持针器、2-0 号可吸收缝合线缝合，敷料贴覆盖切口

四、腹腔镜下全子宫切除手术的护理配合

 情景导入

　　李明来手术室实习的第 2 周，就已经掌握了腹腔镜器械的组装与拆卸。今天李明跟随冯老师上台学习腹腔镜下全子宫切除手术的护理配合，冯老师带领李明重点了解了妇科手术的相关解剖知识、举宫器的使用，以及腹—会阴联合手术的护理配合要点。

 思考：

　　1. 举宫器的作用是什么，有哪些注意事项？

　　2. 手术中的隔离技术要点有哪些？

　　3. 手术体位的摆放有哪些注意事项？

　　（1）手术适应证：子宫良性病变及早期子宫恶性肿瘤的患者。

　　（2）麻醉方式：气管插管下全身麻醉。

　　（3）手术体位：改良截石位、头低足高位。

　　（4）手术切口

　　① 观察孔：脐缘。

　　② 主操作孔：左侧麦氏点。

　　③ 辅助孔：右侧麦氏点、左侧髂前上棘与脐连线的中外 2/3 处。

　　（5）手术物品：截石位布类包，手术衣包，基础器械包，腹腔镜器械包，杯状举宫器，超声刀，双极电凝钳，10mm、5mm 套管针，0 号可吸收缝合线等。

　　（6）手术步骤及手术配合：如表 14-14 所示。

表 14-14 腹腔镜下全子宫切除手术步骤及手术配合

手 术 步 骤	手 术 配 合
1.皮肤消毒	递无菌卵圆钳及消毒盘，用 0.5% 碘伏消毒纱依次消毒皮肤
2.铺无菌手术单	同腹会阴手术铺单
3.经尿道留置 16F 气囊尿管，排空膀胱内尿液	递 16F 气囊尿管，注射器抽取 10ml 生理盐水充盈气囊并连接引流袋
4.准备腹腔镜器械，超声刀主机，高频电刀主机	检查、调节腹腔镜摄像系统，CO_2 气腹系统，连接超声刀、双极电凝
5.做第 1 个切口，建立气腹，放置腹腔镜镜头进行观察	消毒脐部皮肤，两把提皮钳提起脐部，递 11 号刀片切开皮肤，插入气腹针，连接气腹管，建立人工气腹，设置压力，打开冷光源；10mm 穿刺器穿刺入腹腔，拔出穿刺器芯，置入镜头
6.在内镜监视下做第 2、3 个手术切口，置入套管针，做相应器械操作通道	递 11 号刀片切开，分别递两个 5mm 套管针
7.经阴道置入窥阴器撑开阴道，暴露宫颈，夹持宫颈前唇，消毒宫颈后探测子宫深度，置入举宫器	递窥阴器牵开阴道，暴露宫颈，递宫颈钳夹持宫颈前唇，递海绵钳夹持碘伏纱球消毒；递子宫探针探测子宫深度、递举宫器举宫
8.切断双侧圆韧带、卵巢固有韧带（骨盆漏斗韧带）及阔韧带达宫颈内口水平，打开膀胱腹膜反折，下推膀胱	递分离钳、剪刀，递电凝钩、双极电凝钳、超声刀分离并切断
9.打开双侧宫旁组织，切断双侧子宫血管	递分离钳、剪刀，递电凝钩、双极电凝钳、超声刀分离并切断
10.切断主韧带及宫骶韧带，环形切断宫颈阴道穹隆处	递双极、超声刀切断；用电钩环形切开宫颈阴道穹隆处
11.自阴道取出子宫，缝合阴道残端，放置引流管	递阴道拉钩（上叶、下叶）拉开阴道，取出子宫后，递 0 号可吸收缝合线缝合阴道残端
12.在内镜下检查盆腔内有无脏器损伤或出血，冲洗并吸净腹腔血块和冲洗液	递冲洗器冲洗盆腔，检查手术野，出血处递双极电凝止血
13.退出腹腔镜及手术器械，放出腹腔内的 CO_2 气体，退出套管针	清点手术器械和物品数目，撤回腹腔镜及手术器械
14.缝合并覆盖切口	递有齿镊、持针器、缝针缝合，敷料贴覆盖切口

🏥 思考与练习

1. 简述阑尾切除术的麻醉方式、手术体位、手术切口。
2. 剖宫产术中为什么使用子宫收缩剂？
3. 产妇仰卧位时为什么易发生低血压？该如何预防？
4. 妇科手术为什么常规插导尿管并留置导尿？
5. 简述卵巢切除术的手术步骤与护理配合要点。

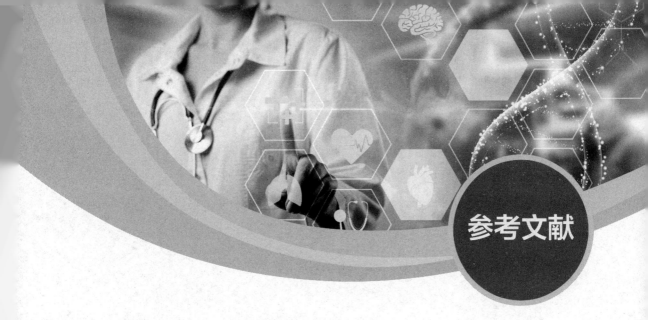

参考文献

[1] 郭莉. 手术室护理实践指南 [M]. 北京：人民卫生出版社，2022.

[2] 黄一凡. 手术室护理 [M]. 北京：人民卫生出版社，2018.

[3] 赵爱平. 手术室护理 [M]. 北京：人民卫生出版社，2012.

[4] 郭书芹，方志美，潘君君. 外科护理 [M]. 北京：高等教育出版社，2019.

[5] 张青，钱黎明. 消毒供应中心管理与技术指南 [M]. 北京：人民卫生出版社，2021.

[6] 中华人民共和国卫生行业标准. WS 310.1—2016 医院消毒供应中心 第 1 部分：管理规范 [S]. 2016.

[7] 中华人民共和国卫生行业标准. WS 310.2—2016 医院消毒供应中心 第 2 部分：清洗消毒及灭菌技术操作规范 [S]. 2016.

[8] 中华人民共和国卫生行业标准. WS 310.3—2016 医院消毒供应中心 第 3 部分：清洗消毒及灭菌效果监测标准 [S]. 2016.

[9] 中华人民共和国卫生行业标准. WS/T 医疗机构消毒技术规范 [S]. 2012.

[10] 余发珍. 新编手术室护理学 [M]. 南昌：江西科学技术出版社，2012.

[11] 刘保江. 麻醉护理学 [M]. 北京：人民卫生出版社，2013.

[12] 马涛洪，韩文军. 麻醉护理工作手册 [M]. 北京：人民卫生出版社，2017.

[13] 陈慕瑶，陈旭素，丁红. 麻醉专业护理技能培训手册 [M]. 北京：科学出版社，2020.

[14] 郭曲练，姚尚龙. 临床麻醉学 [M]. 北京：人民卫生出版社，2016.

[15] 高兴莲，田莳. 手术室专科护士培训与考核 [M]. 北京：人民卫生出版社，2018.

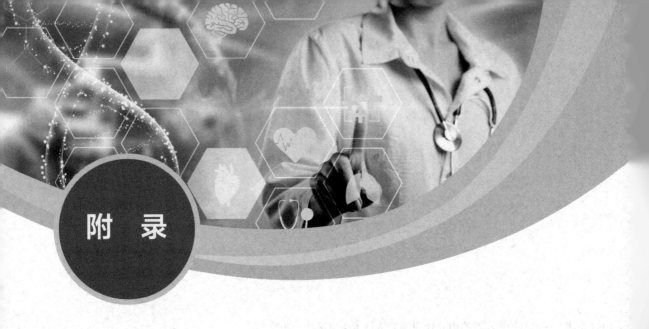

附　录

实训一　手术器械的辨认

【目的】

正确辨认和熟练使用、传递常用手术器械；说出常用手术器械的主要用途，器械清洁、保管方法，使用注意事项。

【用物准备】

（1）常用外科器械：手术刀、手术剪、持针钳、血管钳、镊子、拉钩。

（2）专科手术器械。

【操作流程和要点】

手术器械辨认的操作流程和要点如附表 1-1 所示。

附表 1-1　手术器械辨认操作流程和要点

操作流程	操作要点
识别手术刀	刀柄种类、型号及用途，刀片种类、型号及用途
识别手术剪	手术剪种类、型号及用途
识别止血钳	种类与用途
识别持针钳	种类与用途
识别手术镊	种类与用途
识别拉钩	种类与用途
识别专科手术器械	种类与用途

操 作 流 程	操 作 要 点
识别吸引器头	种类与用途
识别缝针	种类与用途
识别缝线	种类与用途
识别敷料	种类与用途

【实训考核评价标准】

手术器械辨认的考核评价标准如附表 1-2 所示。

附表 1-2　手术器械辨认考核评价标准

项　目	考核评价要点		标准分	扣分	备注
素质要求 （5分）	责任心强，无菌意识强，应变能力强		5		
操作前准备 （10分）	1.护士准备：戴口罩、帽子、穿无菌手术衣、戴无菌手套		5		
	2.用物准备：常用手术器械、专科手术器械		5		
操作要点 （75分）	识别手术刀	准确辨认刀柄型号	5		
		准确辨认刀片类型及型号	5		
	识别手术剪	准确辨认各类手术剪	5		
	识别止血钳	准确辨认各类止血钳	10		
	识别持针钳	准确辨认持针钳	10		
	识别手术镊	准确辨认各类手术镊	5		
	识别拉钩	准确辨认各类手术拉钩	10		
	识别专科手术器械	准确辨认常用专科手术器械	10		
	识别缝针	准确辨认缝针类型及型号	5		
	识别缝线	准确辨认分型号缝线	5		
	识别敷料	准确辨认纱布、棉花类敷料	5		
最终质量 （10分）	1.器械辨认速度快、准确率高		5		
	2.辨认器械种类多		5		
总分			100		

实训二　高频电刀的使用

【目的】

利用高频电流经过人体时产生的热效应使组织被切开和凝血。

【用物准备】

高频电刀、负极板。

【操作流程和要点】

高频电刀使用的操作流程和要点如附表 1-3 所示。

附表 1-3　高频电刀的使用操作流程和要点

操作流程	操 作 要 点
准备	接好电源，检查机器性能
接负极板	将负极板完全覆贴于患者大腿或臀部肌肉丰满处
检查	检查患者有无接触导电物体，如手术床、体位架等金属部分，以防灼伤
调节	打开机器开关，调整电流量
使用	用手柄或脚踏控制开关使用
整理	使用完毕，关闭开关，切断电源，收好线路擦净后备用

【注意事项】

（1）机器使用前要认真检查接口、插头是否牢固。

（2）负极板应避免贴在皮肤体毛过多、瘢痕、骨突处，而应贴在肌肉组织丰富的部位。

（3）检查负极板是否平整、牢固，防止松脱。

（4）使用中应注意手控所摆放的位置，防止灼伤局部皮肤。

实训三　电动气压止血仪的安全使用

【目的】

通过暂时阻断主要血管中的血液流向肢体，造成"无血区"，达到减少出血、手术解剖部位清晰的目的，常用于四肢手术。

【用物准备】

电动气压止血仪、气囊止血带、绷带、棉垫。

【操作流程和要点】

电动气压止血仪的操作流程和要点如附表 1-4 所示。

附表 1-4　电动气压止血仪的操作流程和要点

操作流程	操 作 要 点
准备	备齐用物，接电源，打开开关
核对	核对患者床号、姓名，评估并解释
连接	选择大小合适的气囊止血带缚于所需肢体部位，将气囊止血带胶管接头接到主机出气口
调节	按相对应的"△""▽"键，设定所需手术止血压力及时间
充气	按"充气"键（保持 1s），"运行"指示灯亮，定时器工作（"计时"指示灯亮），开始向止血带充气至设定压力，气压充气至设定压力时，充气自动停止
放气	手术结束，按"放气"键，待工作压力下降到"0"附近时，再关闭电源开关，拆除止血气带

【注意事项】

（1）止血带应紧扎在肢体上才能充气，否则会使止血带破裂。

（2）如止血带漏气，应及时更换，否则会造成仪器持续工作，影响使用寿命。

（3）仪器应置于干燥区，保持清洁。

实训四　手术体位的安置

【目的】

通过正确的手术体位安置，充分显露术野，保证手术顺利进行。

【操作前评估】

（1）评估手术部位、手术名称、心理状态及患者在麻醉后对安置手术体位的配合程度，移动体位可能对手术产生的影响。

（2）评估参加手术医生的站立习惯。

（3）评估手术床各部件是否完好。

【用物准备】

以安置平卧位为例：手术床、软垫 3~5 个、宽约束带 1 条、手部约束带 1 条，必要时备臂托 1 个。

【操作流程和要点】

手术体位安置的操作流程和要点如附表 1-5 所示。

附表 1-5　手术体位的安置操作流程和要点

操作流程	操 作 要 点
核对	巡回护士根据手术通知单核对患者姓名、床号、住院号、诊断、手术名称、手术部位、术前用药、科室、病历、手术室、患者手腕带、手术区皮肤准备等情况进行核对，解释操作目的、配合方法
垫体位垫	患者取平卧位，巡回护士在头、腰曲、膝关节、足跟下各置一软垫；头部垫枕，腰曲、腘窝处放合适的软垫，足跟部视手术时间用软垫保护
暴露术野	根据手术部位暴露术野，如肝、胆、胰、脾的手术，将患者剑突对准手术床的腰桥，手术时把腰桥摇高，使术野显露充分
固定上肢	双上肢置于身体两侧，掌心向下，用中单固定，如上肢需输液、测血压等，把一侧上肢放在托臂架上，腕部用约束带固定
固定下肢	下肢在距离膝关节上 5cm 处用膝部约束带固定，松紧适宜，可插入一指即可

【注意事项】

（1）手术室护士需了解手术台的机械原理，会熟练操作手术床。

（2）手术体位安置时要按手术要求充分显露术野，减少不必要的裸露。

（3）安置手术体位时，患者的上肢应位置于身体两侧或置于支臂架上，避免颈、胸、腹部受压，以免影响呼吸。

（4）约束带固定时要松紧适宜，避免压迫神经、血管及造成压疮。

（5）骨隆突处、肌肉脂肪薄弱处等地方常规垫一块海绵垫加以保护，让患者舒适安全。

（6）手术床一般较窄，巡回护士要注意防止患者坠床。

【实训考核评价标准】

手术体位安置的考核评价标准如附表 1-6 所示。

附表 1-6　手术体位的安置考核评价标准（以安置平卧位为例）

项　　目	考核评价要点	标准分	扣分	备注
素质要求 （5分）	责任心强、有爱心、有团队合作精神	5		

续表

项　目	考核评价要点	标准分	扣分	备注
操作前准备 （15分）	1. 护士准备：戴口罩、帽子，穿手术室工作衣，无上呼吸道感染	5		
	2. 用物准备：手术室内备软垫4个、约束带2条	10		
操作要点 （60分）	1. 巡回护士根据手术通知单核对患者情况并解释	10		
	2. 患者取平卧位，巡回护士在头、腰曲、膝关节、足跟下各垫1软垫	15		
	3. 根据手术部位如肝脏手术时摇起腰桥等，暴露术野	15		
	4. 双上肢置于身体两侧，用中单固定，把一侧上肢放在托臂架上，腕部用约束带固定	10		
	5. 下肢用约束带固定膝部，松紧适宜	10		
最终质量 （10分）	1. 安置体位熟练、正确	5		
	2. 按照体位安置的原则进行	5		
提问 （10分）	1. 说出体位安置的原则	5		
	2. 说出该卧位的手术适应证	5		
总分		100		

实训五　手术区皮肤消毒与铺巾

【目的】

通过手术区皮肤消毒与铺巾，建立无菌安全区，避免术后切口感染。

【操作前评估】

（1）评估切口部位及消毒范围，选择合适的皮肤消毒液。

（2）评估手术区有无皮肤破损及感染。

（3）评估患者手术区皮肤准备情况。

【用物准备】

手术室内备0.5%碘伏消毒液、消毒液纱球的消毒杯、敷料、无菌腹部布类包一个。

【操作流程和要点】

手术区皮肤消毒的操作流程和要点如附表1-7所示。

附表 1-7　手术区皮肤消毒与铺巾操作流程和要点（以腹部手术为例）

操作流程	操作要点
核对	巡回护士核对患者信息、解释操作目的、配合方法，取得配合
检查	重点检查手术区皮肤准备等情况
暴露	尽量脱去手术患者的衣服，充分显露消毒范围
准备	器械护士从手术布类包中取出消毒药杯、纱球及敷料钳，将盛有消毒液纱球的消毒杯和敷料钳递给医生
消毒	消毒顺序一般是以切口为中心、由内向外、由上到下，但感染部位及肛门区消毒，则是由外向内
递手术巾	器械护士站立于无菌桌边，把 4 块手术巾依次传递给第一助手
递布巾钳	器械护士递 4 把布巾钳，医生将布巾钳固定在手术巾 4 个交角处
铺中单	两人分立于患者两侧，器械护士双手托住中单，一手前伸递给医生，然后一边平切口，另一边以中单角包住手向外展开后松手，中单自然下垂
铺剖腹单	有孔的剖腹单的开孔处对准切口，短端向头部、长端向下肢，翻开对折面后先向上方再向下方分别展开，展开时手卷在剖腹单里面，以免污染

【注意事项】

1. 消毒时必须按规定的方向擦拭，擦拭消毒时应稍用力；注意脐、腋下、会阴等皮肤皱褶处的消毒；已接触边缘的消毒纱球，不得返回中央涂擦。

2. 消毒者的手、臂不能与患者皮肤或其他未消毒的物品接触，消毒用敷料钳不能再放回到器械桌上。

3. 器械护士应穿好手术衣再配合医生铺巾，由于铺手术巾时医生尚未戴手套，因此两人在手术巾的交接与铺放时应注意勿相互触及双手，以免发生污染。

【实训考核评价标准】

手术区皮肤消毒的考核评价标准如附表 1-8 所示。

附表 1-8　手术区皮肤消毒与铺巾考核评价标准（以腹部手术为例）

项目	考核评价要点	标准分	扣分	备注
素质要求（5分）	责任心强、无菌意识强、有团队合作精神、灵活的配合能力	5		
操作前准备（15分）	1. 护士准备：戴口罩、帽子，穿无菌手术衣，戴无菌手套	5		
	2. 用物准备：0.5% 碘伏消毒液、无菌的腹部布类包	10		
操作要点（60分）	1. 巡回护士核对、解释	5		
	2. 手术患者体位安置好后，巡回护士检查皮肤清洁情况	5		

续表

项 目	考核评价要点	标准分	扣分	备注
操作要点 （60分）	3. 充分暴露消毒区域	5		
	4. 器械护士取出消毒药杯、纱球及敷料钳，请巡回护士倒上消毒液后递给医生	5		
	5. 按消毒顺序及范围进行消毒	5		
	6. 器械护士站立于无菌桌边，把4块手术巾按要求递给第一助手	10		
	7. 器械护士递4把布巾钳，医生将布巾钳固定在手术巾4个交角处	5		
	8. 两人分立于患者两侧，器械护士和医生铺中单，先铺患者头侧后足侧	10		
	9. 将有孔的剖腹单的开孔处对准切口，短端向头部、长端向下肢，先向上方再向下方分别展开	10		
最终质量 （10分）	1. 无菌观念强	5		
	2. 消毒范围、顺序及铺巾的顺序正确、熟练	5		
提问 （10分）	1. 皮肤消毒的顺序及范围	5		
	2. 常用皮肤消毒液的种类	5		
总分（100分）		100		

实训六　手术物品的传递

【目的】

手术物品的传递可以保障手术顺利进行，缩短手术时间，提高手术成功率。

【用物准备】

（1）常用外科器械：手术刀、手术剪、持针钳、血管钳、镊子、拉钩。
（2）敷料及其他物品：缝线、缝针、纱布、纱垫。

【操作流程和要点】

手术物品传递的操作流程和要点如附表1-9所示。

附表 1-9　手术物品传递操作流程和要点

操作流程	操作要点
手术刀的安装、拆卸与传递	1. 手术刀的安装：用持针钳夹持刀片背侧前端，将刀片与刀柄槽相对合，向下嵌入 2. 手术刀的拆卸：用持针钳夹持刀片背侧尾端，向上轻抬，推出刀柄槽，取出刀片 3. 手术刀的传递：手持刀背与刀柄交界处，刀刃向下，将刀柄递给术者的右手中；或采用弯盘进行无触式传递方法，水平传递给术者，防止职业暴露
手术剪传递	右手握住剪刀的前中部，利用手腕的运动，将手术剪的柄环部拍打在术者掌心上；弯剪应将弯侧朝上传递
持针钳的传递	右手握住持针钳的中部，针尖向外侧，将持针钳的柄环部拍打在术者掌心上
血管钳的传递	1. 对侧传递法：右手握住血管钳上部 1/3 处，弯侧朝向掌心，手腕运动，将血管钳的柄环部拍打在术者掌心上 2. 同侧传递法：右手拇指、环指握凹侧，食指、中指握凸侧上 1/3 处，通过腕下传递 3. 交叉传递：同时递 2 把血管钳时，递对侧器械的手在上，同侧的手在下
手术镊的传递	右手握住镊子开口端并闭合开口，以水平式或直立式传递，让术者持住镊子的中上部
拉钩的传递	右手握住中部，浸湿拉钩前端，将柄端水平传递给术者
纱布的传递	打开纱布，浸湿后拧干，展开后成角传递
纱垫的传递	浸湿拧干后，成角传递，使用时将纱垫带子留在切口外

【实训考核评价标准】

手术物品传递的考核评价标准如附表 1-10 所示。

附表 1-10　手术物品的传递考核评价标准

项　目	考核评价要点		标准分	扣分	备注
素质要求（5 分）	责任心强，无菌意识强，有团队合作意识，灵活的应变能力，默契配合手术的能力		5		
操作前准备（15 分）	1. 护士准备：戴口罩、帽子，穿无菌手术衣，戴无菌手套		5		
	2. 用物准备：手术刀、手术剪、持针钳、血管钳、镊子、拉钩、缝针、缝线、纱布、纱垫		10		
操作要点（60 分）	手术刀的安装、拆卸与传递	手术刀的安装：用持针钳夹持刀片背侧前端，将刀片与刀柄槽相对合，向下嵌入	3		
		手术刀的拆卸：用持针钳夹持刀片背侧尾端，向上轻台，推出刀柄槽，取出刀片	3		
		手术刀的传递：手持刀背与刀柄交界处，刀刃向下，将刀柄递给手术者的右手中；或采用弯盘进行无触式传递方法，水平传递给术者，防止职业暴露	4		

续表

项　目		考核评价要点	标准分	扣分	备注
操作要点 （60分）	手术剪传递	右手握住剪刀的前中部，利用手腕的运动，将手术剪的柄环部拍打在术者掌心上；弯剪应将弯侧朝上传递	10		
	持针钳的传递	右手握住持针钳的中部，针尖向外侧，将持针钳的柄环部拍打在术者掌心上	10		
	血管钳的传递	1. 对侧传递法：右手握住血管钳上部 1/3 处，弯侧朝向掌心，手腕运动，将血管钳的柄环部拍打在术者掌心上 2. 同侧传递法：右手拇指、环指握凹侧，食指、中指握凸侧上 1/3 处，通过腕下传递 3. 交叉传递：同时递 2 把血管钳时，递对侧器械的手在上，同侧的手在下	10		
	手术镊的传递	右手握住镊子开口端并闭合开口，以水平式或直立式传递，让术者持住镊子的中上部	5		
	拉钩的传递	右手握住中部，浸湿拉钩前端，将柄端水平传递给术者	5		
	纱布的传递	打开纱布，浸湿后拧干，展开后成角传递	5		
	纱垫的传递	浸湿拧干后，成角传递，使用时将纱垫带子留在切口外	5		
最终质量 （10分）	1. 无菌观念强		5		
	2. 传递做到稳、准、轻、快、用力适度		5		
提问 （10分）	器械传递的原则		5		
	敷料传递的原则		5		
总分			100		

实训七　穿针引线

【实训考核评分标准】

穿针引线的考核评价标准如附表 1-11 所示。

附表 1-11 穿针引线（一针一线法）考核评价标准

项　　目	考核评价要点	标准分	扣分	备注
准备 （15分）	着装整齐、戴手套	5		
	指甲短	5		
	物品准备齐全	5		
穿针引线（3个1/3） （70分）	缝针：缝针被持针器夹持部位在针尾的中后1/3	15		
	持针器：用持针器开口前端1/3处夹持缝合针	15		
	反折线：反折缝线长度为总线长的1/3	15		
	卡线标准：缝线及反折线同时卡入持针器末端开口	15		
	夹持缝针放置标准：针尖向上置于无菌台上备用	10		
最终质量 （15分）	精神面貌好	5		
	穿针姿势正确	5		
	拿放物品动作轻	5		
总分		100		

注：1. 每分钟穿13针且总分85分为达标；

2. 每多穿一针加一分。